疾 病 观 察 与 护 理 技 能 丛 书

儿 科

疾病观察与护理技能

主 编 王亚平 孙 洋

中国健康传媒集团
中国医药科技出版社

内容提要

本书论述了儿科常见疾病的概述、临床特点、辅助检查及治疗原则，列举常见护理问题，再针对各护理问题给出相应的护理措施。全书条理清晰，重点突出，简洁实用。

本书是儿科护理人员、基层医护工作者、护理管理人员、护理教学人员的实用参考书，同时也是护理本科生、大专生及进修生的学习用书。

图书在版编目（CIP）数据

儿科疾病观察与护理技能/王亚平，孙洋主编．—北京：中国医药科技出版社，2019.3

（疾病观察与护理技能丛书）

ISBN 978－7－5214－0787－7

Ⅰ.①儿…　Ⅱ.①王…　②孙…　Ⅲ.①小儿疾病－护理　Ⅳ.①R473.72

中国版本图书馆 CIP 数据核字（2019）第 023163 号

美术编辑　陈君杞

版式设计　南博文化

出版　**中国健康传媒集团**｜中国医药科技出版社

地址　北京市海淀区文慧园北路甲 22 号

邮编　100082

电话　发行：010－62227427　邮购：010－62236938

网址　www.cmstp.com

规格　710×1000mm 1/16

印张　18 3/4

字数　264 千字

版次　2019 年 3 月第 1 版

印次　2019 年 3 月第 1 次印刷

印刷　三河市万龙印装有限公司

经销　全国各地新华书店

书号　ISBN 978－7－5214－0787－7

定价　42.00 元

编委会

主　编　王亚平　孙　洋

副主编　冯晓燕　杨春艳

编　者　孙　洲　胡金秀　王美玲　张秋艳
张海杰　李淑会　王　童　于　慧
王丽娟　李金萍　李彩霞　翟俊霞
翟俊轻　王亚平　孙　洋　冯晓燕
杨春艳　孙志茹　王　绅　刘爱玲
刘　钗　刘素粉

前言

随着社会的发展，医药卫生体制改革的不断深入，护理工作面临着极大的机遇与挑战。为了适应新形势及现代化医疗护理服务的要求，提高护理人员的整体素质和业务水平，达到工作标准化、管理制度化、技术操作规范化的目标，确保病人安全，促进疾病康复，我们组织长期从事儿科临床护理工作、有丰富临床经验的高年资护理人员共同编写了本书。

本书内容包括新生儿疾病、营养障碍性疾病、传染性疾病、呼吸系统疾病、消化系统疾病、循环系统疾病、内分泌系统疾病、神经系统疾病、泌尿系统疾病、造血系统疾病、外科疾病、免疫性疾病、遗传代谢性疾病、寄生虫病、常见肿瘤及小儿急症的观察与护理技能。全书以临床疾病特点为基础，病情观察是重点，护理知识与技能是关键要点，临床实用性强，易于理解和掌握，方便查阅。

全书结构清晰、文字简洁精练，紧密结合临床护理工作实践，以病人为中心，以具体疾病为纲，重点介绍护理措施，特别注意描述护理关键环节、难点及护理细节。在结构上改变了按照护理程序为框架的编写模式，根据医护人员的临床思维，在综合以往护理常规与理论的基础上，创建符合现代临床需要的科学模式，是临床儿科护理人员的重要参考书。

由于编写时间仓促，编写人员经验积累存在差异，因此书中难免存在不足之处，敬请广大读者批评指正！

编　者

2018 年 9 月

/目录/

第六章 循环系统疾病的护理 / 110

第七章 内分泌系统疾病的护理 / 122

第八章 神经系统疾病的护理 / 135

第九章 泌尿系统疾病的护理 / 149

第十章 造血系统疾病的护理 / 166

第十四章 寄生虫病的护理 / 237

第十五章 常见肿瘤的护理 / 242

第十六章 小儿急症的护理 / 266

第一章

新生儿疾病的护理

第一节　新生儿黄疸

一、疾病概述

【概念与特点】

新生儿黄疸又称新生儿高胆红素血症，是新生儿期最常见的一种临床现象。它是由于血清胆红素浓度增高所致，主要表现为皮肤、黏膜及巩膜发黄，包括生理性与病理性 2 种。

【临床特点】

足月儿生理性黄疸多于出生后 2～3 日出现，黄疸程度较轻，先见于面颈部，偶有重者，可涉及躯干、四肢和巩膜。有时呕吐的胃内容物和脑脊液亦呈黄色。粪便多呈黄色。一般无任何症状，如血清胆红素超过 136.8μmol/L（8mg/dl），也可有轻度嗜睡或纳差。黄疸在出生后 4～5 日为高峰，7～10 日消退。早产儿生理性黄疸较足月儿多见，于出生后 3～5 日出现，黄疸程度较重，消退也较慢，可延长到 2～4 周。胎龄小的早产儿有时血胆红素虽只有 170～205.2μmol/L（10～12mg/dl），但也有并发核黄疸的危险，应予以注意。

【辅助检查】

1. 实验室检查

（1）新生儿溶血病时，血红细胞、血红蛋白可以降低，网织红细胞和有核红细胞可增高。有感染时，血白细胞计数及中性粒细胞常增高，C 反应蛋白（CRP）明显增高，血培养可阳性；高未结合胆红素血症者血清胆红素足月儿≥222μmol/L（13mg/dl），早产儿≥257μmol/L（15mg/dl），并以未结合胆红素增高为主；新生儿肝炎时血清氨基转移酶升高，血清胆红素增加，结合胆红素和未结合胆红素均增高，甲胎蛋白持续升高；宫内感染时 HBsAg 及 TORCH 感染的特异性 IgM 抗体可阳性；先天性胆管闭锁者血清胆红素增加，结合胆红素升高，尿胆红素阳性。

（2）血型鉴定　若母为 Rh 阴性，子为 Rh 阳性，要考虑 Rh 血型不合；若母子均为 Rh 阳性，还应进一步排除 E、C 等母子血型不合；若母为 O 型，子为 A 型或 B 型，应考虑 ABO 血型不合；若子为 O 型，可排除 ABO 溶血病。

（3）血型特异性免疫抗体检查　为确诊本病的依据。可取患儿红细胞做直接抗人体免疫球蛋白试验（阳性时，说明红细胞已被致敏）、红细胞抗体释放试验及血清中游离抗体测定试验。前两项试验阳性即可确诊，后一项试验阳性，表明小儿体内有免疫性抗体存在，但并不一定说明红细胞被致敏，故不能仅据此而确诊。

2. 特殊检查　可做肝胆 B 超、CT 和放射性核素扫描，以发现有无胆管阻塞。

【治疗原则】

一般生理性黄疸无须治疗。病理性黄疸须积极去除病因，维持内环境的稳定，采用综合措施，降低血清中胆红素的水平，防止胆红素脑病的发生。

二、主要护理问题

（1）皮肤黄染　与血清胆红素浓度升高有关。

（2）潜在并发症——胆红素脑病　与中枢神经系统受损有关。

（3）知识缺乏　与家长缺乏新生儿黄疸的知识有关。

三、护理措施

1. 常规护理

（1）遵医嘱给予肝酶诱导剂和白蛋白。

（2）近年有护理学者研究后认为，抚触有明显降低黄疸指数及新生儿高胆红素血症的作用，其方法为每日 2 次，每次 15 分钟，均在婴儿进食 1 小时后进行，连续5日。

（3）做好光疗和换血疗法的准备及护理工作。

（4）加强喂养。指导家长正确喂养，以利肠道正常菌群的建立。

2. 病情观察

（1）密切观察患儿神志、肌张力及进奶量的动态变化，发现异常及时通知医生。

（2）注意患儿皮肤、巩膜、大小便的色泽变化，观察黄疸的进展及消退情况。

3. 健康指导

（1）向家长提供黄疸的相关知识。

（2）确认家长学会黄疸的观察。

（3）确认家长了解正确喂养对于减少肠肝循环的重要性。

第二节　新生儿窒息

一、疾病概述

【概念与特点】

新生儿窒息是指婴儿由于产前、产时或产后的各种病因引起气体交换障碍，在出生后1分钟内无自主呼吸或在数分钟后仍有呼吸抑制，未能建立规律呼吸，伴有低氧血症、高碳酸血症和酸中毒。新生儿窒息多为胎儿窒息（宫内窘迫）的延续。本病是围生期小儿死亡和导致伤残的重要原因之一。窒息的本质是缺氧，凡是造成胎儿或新生儿血氧浓度降低的任何因素均可引起窒息，包括孕母、胎盘、脐带异常、分娩及胎儿等因素。

【临床特点】

根据窒息的程度，可分为轻度和重度两个阶段，两个阶段可以相互转化。轻重度的评估往往采用Apgar的评分，对新生儿五项观察指标，即出生5分钟评分，有助于诊断及判断预后。

（1）轻度窒息　又称青紫窒息，Apgar评分为4～7分。全身皮肤呈青紫色，呼吸表浅或不规律，心跳规则，强而有力，心率常减慢（80～120次/分），肌肉有强度，对外界刺激有反应，喉反射存在，若不及时治疗，可转变为重度窒息。

（2）重度窒息　又称苍白窒息，Apgar 评分为 0 ~ 3 分，皮肤苍白厥冷，指（趾）端及口唇暗紫，无呼吸或仅有喘息样微弱呼吸，心跳不规则，心音弱，心率少于 80 次/分，喉反射消失，肌肉张力松弛，对外界刺激无反应，如不及时抢救可致死亡。

【辅助检查】

（1）实验室检查　对宫内缺氧胎儿，可通过羊膜镜或在胎头露出宫颈时取头皮血，或取脐动脉血进行血气分析，血 pH < 7.0。出生后动脉血气分析 pH 值降低、氧分压降低、二氧化碳分压增高。可有低血糖、电解质紊乱、血尿素氮和肌酐升高等生化指标异常。

（2）特殊检查　对出现呼吸困难者摄 X 线胸片，常见两肺纹理增粗紊乱，或见斑片状阴影。头颅 B 超、CT、MRI 检查可发现并发新生儿缺氧缺血性脑病或颅内出血等征象。对心率减慢者查心电图、二维超声心动图、心肌酶谱，可有异常变化。

【治疗原则】

尽快完成对患儿及时有效的复苏抢救，尽可能缩短机体缺氧的时间，监测体温、呼吸、心率、尿量等多项指标，了解各脏器受损程度并及时处理。

二、主要护理问题

新生儿：

（1）清理呼吸道无效　与呼吸道中吸入羊水黏液有关。

（2）体液不足　与有效体液量丧失、调节机制无效有关。

（3）有感染的危险　与新生儿抵抗力下降有关。

（4）潜在并发症——心力衰竭、呼吸衰竭　与缺氧使呼吸系统和循环系统受到损害有关。

产妇：

（1）恐惧　与新生儿的生命受到威胁有关。

（2）预感性悲哀　与现实的或预感的丧失新生儿及可能留有后遗症有关。

三、护理措施

1. 常规护理

（1）凡估计胎儿出生后可能发生新生儿窒息者，分娩前做好抢救准备工作，氧气、保暖、急救药品及器械等。抢救必须及时、迅速、轻巧和避免发生损伤。

（2）胎头娩出后及时用吸引管或手挤压法清除鼻咽部分泌物、羊水等，胎儿娩出后，取头低位，在抢救台继续用吸痰管清理呼吸道的黏痰和羊水。如效果不佳，可配合医生采取气管内插管吸取。动作轻柔，避免负压过大损伤咽部黏膜不良反应。

（3）保暖，吸氧，必要时行人工呼吸。

（4）卧位姿势按具体情况而定，若无产伤，新生儿娩出后以右侧卧位为主。

（5）按医嘱纠正酸中毒，给5%碳酸氢钠3～5ml/kg加25%葡萄糖液10ml脐静脉缓慢注入。必要时重复给药。

（6）体外心脏按压方法是新生儿仰卧，用食、中两指有节奏地按压胸骨中段，每分钟100次左右，每次按压后放松，使胸骨变位，心脏扩张，按压与放松时间大致相同。

（7）复苏注意保暖，保持呼吸道通畅，吸氧。

（8）适当延迟哺乳，必要时遵医嘱给予静脉补液以维持营养及抗生素预防感染等。

（9）产妇做好心理护理，在适当的时间将新生儿的情况告诉产妇，争取产妇合作。

2. 病情观察 注意患儿面色、呼吸、心率、体温、出入量变化。

3. 健康指导

（1）积极预防，加强围生期保健，及时处理高危妊娠。

（2）加强胎儿监护，避免宫内胎儿缺氧。

（3）向家长解答病情、减轻紧张情绪，必要时进行功能锻炼。

第三节 新生儿肺炎

一、疾病概述

【概念与特点】

新生儿肺炎可分为吸入性肺炎和感染性肺炎两大类，它是一种常见病，死亡率较高。

（1）吸入性肺炎 包括羊水、胎粪、乳汁等吸入。主要因缺氧刺激胎儿呼吸而使胎儿吸入羊水、胎粪引起吸入性肺炎；乳汁吸入常见于吞咽功能不全、吮乳后呕吐、食管闭锁和唇裂、腭裂等。其中以胎粪吸入性肺炎最为严重。

（2）感染性肺炎 细菌、病毒、衣原体等都可引起新生儿肺炎。病原体的侵入可发生在宫内、出生时及出生后。宫内感染和出生时感染以巨细胞病毒、大肠埃希菌（大肠杆菌）、B 组溶血性链球菌、衣原体等为主。出生后感染以葡萄球菌为常见。

【临床特点】

（1）吸入性肺炎 羊水、胎粪吸入者多有窒息史，在复苏或出生后出现呼吸急促或呼吸困难伴发绀、呻吟。胎粪吸入者病情往往较重，可引起呼吸衰竭、肺不张、肺气肿、肺动脉高压及缺氧缺血性脑病的中枢神经系统表现。一旦并发气胸、纵隔气肿，则病情突变甚至死亡。乳汁吸入者常有喂乳呛咳，乳汁从口、鼻流出，伴气急、发绀等，严重者可导致窒息。

（2）感染性肺炎 宫内感染发病早，产后感染发病较晚。临床症状往往不典型，主要表现为一般情况差，呼吸浅促、鼻翼扇动、点头呼吸、口吐白沫、发绀，食欲差，体温异常。病情严重者可出现呼吸困难、呼吸暂停、吸气三凹征，甚至呼吸衰竭和心力衰竭。

【辅助检查】

（1）X 线胸片检查 肺门阴影增深，肺纹理增粗，肺内有斑片状阴影，可伴有肺气肿和肺不张。

（2）血气分析 $PaCO_2$升高，PaO_2降低，pH 值下降。

【治疗原则】

（1）出生时尽快清除吸入物，保持呼吸道通畅。

（2）有先天性畸形者应及早施行手术。

（3）给氧、保暖，对症处理。

二、主要护理问题

（1）清理呼吸道无效 与呼吸急促、患儿咳嗽反射功能不良有关。

（2）气体交换受损 与肺部炎性反应有关。

（3）有体温改变的危险 与感染、环境温度变化有关。

（4）潜在并发症——心力衰竭 与严重缺氧、酸中毒有关。

三、护理措施

1. 常规护理

（1）胸部物理治疗 ①翻身：能预防肺内分泌物堆积和改善受压部位肺扩张；②拍击背部：由下而上，由外周向肺门拍击，使小气管分泌物松动易于进入较大气管，有利于吸痰和促进肺循环；③吸痰：及时有效的清除呼吸道分泌物，分泌物黏稠者应采用雾化吸入以湿化气管，促进分泌物排出。

（2）合理用氧，改善呼吸功能 保持室内安静，空气新鲜，温湿度适宜。选择与病情相适应的用氧方式，维持有效吸氧。

（3）维持正常体温 体温过高时给予降温，体温过低时给予保暖。

2. 病情观察 准确无误地执行医嘱，保证抗生素及其他药物有效进入体内。尤其注意并发症先驱症状，注意药物不良反应，发现异常及时与医生取得联系。当患儿烦躁不安、心率加快，呼吸急促，肝在短时间内显著增大时，提示并发心力衰竭，应给予吸氧、控制补液量和速度、使用强心药等。当患儿突然气促、呼吸困难、青紫明显加重时，可能合并气胸或纵隔气肿，应做好胸腔闭式引流的准备，配合医生穿刺，做好胸腔引流护理。

3. 健康指导

（1）向家长讲述疾病的有关知识和护理要点，及时让家长了解患儿的病情。

（2）指导家长保持患儿正确舒适的体位，并注意经常变换体位。

（3）尽量避免到人多的公共场所。

（4）天气变化时应注意随时增减衣物，防止上呼吸道感染。

（5）定期进行健康检查和预防接种。

第四节　新生儿溶血病

一、疾病概述

【概念与特点】

新生儿溶血病是指母婴血型不合所引起的新生儿同族免疫反应性溶血病，包括 ABO 溶血病和 Rh 溶血病。本病只发生于胎儿期及新生儿早期，其中：ABO 系统血型不合约占 85%，主要发生在母亲 O 型、胎儿 A 型或 B 型时；Rh 系统血型不合约占 15%，仅指母亲红细胞缺乏 D 抗原（Rh 阴性），胎儿具有 D 抗原（Rh 阳性）时的溶血病。

虽然人类血型抗原多达 160 种以上，但新生儿溶血病以 ABO 系统血型不合最为常见，其次是 Rh 系统血型不合。

【临床特点】

胎儿水肿；黄疸在出生后 24 小时出现，进行性加重，3 ~4 日达高峰，血清胆红素 >340μmol/L；贫血、出血倾向，肝、脾大，胆红素脑病（核黄疸）。

【辅助检查】

1. 血常规

（1）红细胞总数及血红蛋白含量降低，部分患儿有核红细胞增多。网织红细胞增高（可达 0.10 ~0.60）。ABO 系统血型不合者可见到球形红细胞。

（2）白细胞计数一般正常，中性粒细胞增多，部分患儿可有核左移。

（3）血小板常正常。重症患儿可降低，因而导致出血时间延长，血块收缩不良等。

2. 血清胆红素定量 本病患儿血清胆红素增高，尤以间接胆红素增高明显。一般于出生后24小时内即可出现黄疸，随病情进展，血清胆红素迅速升高。出生2～3日后可达342μmol/L以上。当血清胆红素浓度超过342μmol/L，或每日胆红素浓度增高超过85μmol/L时，有引起胆红素脑病的可能。

3. 孕妇血型检查 检测孕妇血型特性，了解夫妻血型匹配状况；胎儿或新生儿溶血病以ABO系统血型不合最多见，其次为Rh系统血型不合溶血病。

4. 直接抗人体球蛋白试验

（1）检测红细胞表面的不完全抗体，以确定新生儿红细胞是否被IgG抗体包被。

（2）ABO型新生儿溶血病患儿的红细胞直接抗人体球蛋白试验常呈弱阳性或阴性，在诊断中只起参考作用。

（3）Rh型新生儿溶血病患儿的红细胞做直接抗人体球蛋白试验常呈强阳性，即使是轻症的溶血病也呈阳性，因此Rh血型不合抗人体球蛋白试验直接法阳性对诊断起决定作用。

5. 间接抗人体球蛋白试验

（1）检测患儿的血清中是否存在游离的不完全抗体，是诊断新生儿溶血病的主要试验。

（2）在Rh型新生儿溶血病中直接抗人体球蛋白试验偶可因Rh阳性的新生儿红细胞抗原被母亲高滴度的免疫抗体所封闭而呈假阴性，也可因母亲抗体效价低而呈假阴性，此时采用间接抗人体球蛋白试验检测患儿血清中是否存在血型抗体，对Rh型新生儿溶血病的诊断有一定的参考意义。

6. 孕妇血清抗体滴度检查 检测孕妇血清中有无IgG性质的抗体及其效价预测新生儿溶血病发生的可能性及严重程度，具有预测诊断和产前治疗意义。

【治疗原则】

采取综合措施，对高度怀疑可能发生新生儿溶血病的孕妇应进行产前随访和干预，出生后积极退黄，阻断溶血的继续发生，防治并发症，防止胆红素脑病的发生。

二、主要护理问题

（1）潜在胆红素脑病的危险　与间接胆红素透过血－脑屏障与神经细胞结合有关。

（2）心力衰竭　与贫血有关。

三、护理措施

1. 常规护理

（1）与感染性疾病患儿分开，防止交叉感染。

（2）给予充足的热量及水分，不能进食者可鼻饲。

（3）保持皮肤及臀部清洁，避免感染。

2. 病情观察

（1）注意黄疸出现及加重的时间，观察皮肤及巩膜的颜色。观察大便颜色、次数、性质，做好记录。

（2）黄疸加重的同时常伴有嗜睡、吸吮反射减弱、肌张力减退，应及时告知医生，做好换血及抢救准备。

（3）保持室内安静，密切观察体温、呼吸、眼神等变化。体温过低可给予热水袋保暖。出现角弓反张、两手握拳、前臂内旋、尖叫等，及时给氧吸入，必要时给予镇静剂，并告知医生。

（4）随时了解贫血程度、肝脏大小及有无心力衰竭等情况。出现心力衰竭表现应及时给予洋地黄制剂。输液应注意控制静脉滴注速度。

3. 健康指导

（1）使家长了解病情，取得家长的配合。

（2）若为母乳性黄疸，嘱可继续母乳喂养，如吃母乳后仍出现黄疸，可改变隔次母乳喂养逐步过渡到正常母乳喂养。若黄疸严重，患儿一般情况差，可考虑暂停母乳喂养，黄疸消退后再恢复母乳喂养。

（3）红细胞葡萄糖－6－磷酸脱氢酶缺陷者，需忌食蚕豆及其制品，患儿衣物保管时勿放樟脑丸，并注意药物的选用，以免诱发溶血。

（4）发生胆红素脑病者，注意后遗症的出现，及时给予相应的康复治疗和护理。

第五节　新生儿败血症

一、疾病概述

【概念与特点】

新生儿败血症是指产前、产时或产后各种致病菌侵入新生儿血液循环并在血液中生长繁殖，产生大量毒素使患儿出现严重感染中毒症状的全身感染性疾病。本病是新生儿常见的危急重症，亦是新生儿死亡的主要原因之一。引起新生儿败血症的病原菌种类很多，但致病力强弱不同，最重要的病原菌是大肠埃希菌及金黄色葡萄球菌。宫内或分娩时感染的病原菌以革兰阴性杆菌居多，出生后感染病原菌则以革兰阳性球菌占优势。感染途径包括宫内感染、产时和产后感染。

【临床特点】

常为非特异性症状，早期精神食欲欠佳、哭声弱、体温不稳定；病情发展快且重，短期内即可出现不吃、不哭、不动、面色差、精神萎靡、嗜睡。体壮儿常发热，体弱儿、早产儿常体温不升。有如下特殊表现时提示败血症：①黄疸迅速加重或退而复现，可为败血症的惟一表现；②呼吸窘迫；③出血倾向及贫血迅速加重；④休克、低血压；⑤较晚出现的肝、脾大；⑥其他：如呕吐、中毒性肠麻痹、硬肿、惊厥等。

【辅助检查】

（1）血常规　患儿白细胞计数增高，也可正常，严重者可明显降低。一般认为，白细胞计数 $<5\times10^9/L$，或出生 3 日后白细胞计数 $>20\times10^9/L$，杆状核白细胞（I）和中性粒细胞（T）的比值 $I/T\geqslant0.2$ 时，对败血症的诊断意义较大。如白细胞内有中毒颗粒则更有助于诊断。重症患儿因细菌毒素破坏红细胞，出现红细胞数及血红蛋白值降低，并可有血小板减少。

（2）病原学检查　可作为诊断依据，并指导治疗。

（3）脑脊液检查　正常新生儿脑脊液中的细胞数和蛋白含量高于婴幼儿。白细胞计数可达 32×10^6/L，还可含有少量红细胞。蛋白 0.2～1.2g/L，日龄越大，其参考范围越接近正常婴幼儿。白细胞计数 $>20\times10^6$/L 时，可高度怀疑化脓性脑膜炎。白细胞计数 $>30\times10^6$/L，蛋白 >0.5g/L，血糖 1.5～2.0mmol/L 或低于当时血糖的 2/3 时，基本上可诊断为化脓性脑膜炎。必须注意如果患儿曾用过抗生素治疗，其脑脊液培养可能为阴性，但脑脊液涂片检查细菌时有可能找到细菌，所以在做培养的同时，必须做涂片找细菌。

（4）红细胞沉降率及 C 反应蛋白测定　红细胞沉降率（血沉）及 C 反应蛋白检查有助于诊断，亦可用于观察疗效及判断预后。新生儿采用微量血沉检查，一般认为血沉≥15mm/h 常提示有严重感染。如果患儿有诱发败血症的病因，并有其临床表现，而无肺炎等其他感染性疾患，血清 C 反应蛋白阳性或≥15μg/ml，可临床诊断为败血症。在治疗过程中复查 C 反应蛋白，如较前迅速降低，则提示治疗有效。如降低不明显甚至继续增高，表示疗效差，预后不佳。因此，动态观察 C 反应蛋白的变化并结合临床综合分析，不仅有助于新生儿败血症的早期快速诊断，而且对疗效观察和预后判断有指导价值。

（5）血清胆红素检查　可作为败血症诊断的辅助指标。由于细菌毒素对红细胞膜的直接作用和对肝脏及胆红素代谢的影响，大多数患儿血清总胆红素升高，以直接胆红素升高为主，或虽以间接胆红素升高明显，但直接胆红素 >25.65μmol/L。如感染控制后，红细胞不再过多破坏，肝细胞肿胀消退，血清胆红素应逐渐下降。

【治疗原则】

认真清除局部感染灶，积极选用有效的抗生素抗感染治疗，加强护理和对症处理，维持重要脏器功能，防治并发症。

二、主要护理问题

（1）有体温改变的危险　与感染有关。

（2）皮肤完整性受损　与脐炎、脓疱疮有关。

（3）营养失调，低于机体需要量　与吸吮无力、摄入量不足有关。

三、护理措施

1. 常规护理

（1）维持体温稳定 患儿体温易波动，除感染因素外，易受环境因素影响，当体温偏低或体温不升时，及时予保暖措施；当体温过高时，予物理降温及多喂水。

（2）抗生素的应用 保证抗生素有效进入体内。用氨基糖苷类药物，注意药物稀释浓度及对肾、听力的影响，按时检查尿液。

（3）消除局部病灶 如脐炎、鹅口疮、脓疱疮、皮肤破损等。促进皮肤病灶早日痊愈，防止感染继续蔓延扩散。

（4）保证营养供给 除经口喂养外，结合病情考虑静脉内营养。

（5）做好家属的心理护理 讲解与败血症有关的护理知识，如接触患儿前洗手，保持皮肤清洁卫生及脐部护理等。

2. 病情观察 加强巡视，严重者需专人护理，发现异常及时与医生取得联系，给予对症护理，观察患儿症状及体征。

3. 健康指导

（1）嘱咐家长若患儿发生脐、皮肤、呼吸道感染时应立即就诊。

（2）向家长解释使用抗生素治疗需要较长时间，取得家长的理解。

（3）使家长认识本病的感染途径及严重后果，指导家长做好本病的预防。

第六节 新生儿破伤风

一、疾病概述

【概念与特点】

新生儿破伤风是由破伤风杆菌引起的一种急性感染性疾病，俗称“四六风”“七日风”，亦称“脐风”或“锁口风”。破伤风杆菌为革兰阳性厌氧菌，用污染有破伤风杆菌的剪刀、线绳、纱布断脐、结扎脐带或包扎脐残端时破伤风杆菌可进入脐部，包扎造成的缺氧环境又有利于破伤风杆菌的繁殖。

破伤风梭状杆菌为革兰阳性厌氧菌，广泛分布于土壤、尘埃和人畜粪便中。其芽孢抵抗力极强，能耐煮沸 15 ~ 60 分钟；需高压消毒、碘酊或双氧乙烷才能将其杀灭。

接生时用未消毒的剪刀、线绳来断脐，结扎或包裹脐端时消毒不严，使破伤风梭状杆菌侵入脐部。坏死的脐残端及其覆盖物可使该处氧化还原电势降低，有利于该菌繁殖并产生破伤风痉挛毒素。此毒素沿神经轴逆行至脊髓前角细胞和脑干运动神经核，也可经淋巴、血液至中枢神经系统，与神经苷脂结合，使后者不能释放甘氨酸等抑制性传递介质，导致肌肉痉挛。此外，毒素也可兴奋交感神经。

【临床特点】

（1）潜伏期 3 ~ 14 日，多为 4 ~ 6 日发病。潜伏期愈短，病情愈重，病死率愈高。

（2）患儿首先出现的症状是吮乳困难，牙关紧闭。当出现抽搐即为痉挛期，面肌痉挛使睑裂变窄，口角外牵，呈苦笑面容。

（3）全身肌肉痉挛严重者，可呈角弓反张。喉肌、呼吸肌痉挛，可致呼吸困难、发绀、窒息，甚至死亡。各种轻微刺激均可诱发肌肉痉挛。度过痉挛期，一般 4 周后症状减轻，进入恢复期。

【辅助检查】

（1）血常规检查　白细胞计数和中性粒细胞稍增高。

（2）细菌培养　取脐部分泌物做厌氧菌培养可培养出破伤风杆菌，由于培养阳性率不高，故诊断本病应以病史及临床表现为依据。

（3）脑脊液检查　脑脊液外观清，细胞数正常，有轻度蛋白增高。

（4）血生化检查　血丙氨酸氨基转移酶（ALT）、天冬氨酸氨基转移酶（AST）、肌酸激酶（CK）可升高。

【治疗原则】

避光和保持环境的安静，减少刺激，消除一切可能诱发痉挛发作的因素，控制痉挛，积极应用破伤风抗毒素和给予抗感染治疗，保证足量营养供应，维持水、电解质平衡，防治并发症。

二、主要护理问题

（1）有窒息的危险 与喉肌痉挛有关。

（2）有受伤的危险 与反复抽搐有关。

（3）清理呼吸道无效 与不能咯出分泌物有关。

（4）吞咽障碍 与咽肌痉挛有关。

（5）知识缺乏（家长） 与家长缺乏正规接生知识有关。

三、护理措施

1. 常规护理

（1）控制痉挛 ①注射破伤风抗毒素（TAT）：中和未与神经组织结合的毒素。②建立静脉通路：最好穿刺留置套管针，避免反复穿刺给患儿造成不良刺激，保证抗生素和止痉药物顺利进入体内。严禁药液外渗尤其止痉剂如地西泮（安定），以免造成局部组织坏死。③环境要求：应单独放置、专人看护、房间要求避光、隔音。如条件不允许，应将患儿置于相对安静处，戴避光眼镜。禁止不必要的刺激，必要的操作最好在使用止痉剂后有条理地集中完成。④处理脐部：用消毒剪刀剪去残留脐带的远端并重新结扎，近端用3%过氧化氢溶液或1∶4000高锰酸钾液清洗后涂以2%碘酊。保持脐部清洁、干燥。⑤由于患儿处于骨骼肌痉挛状态，易发热、出汗，因此应适当松包降温，及时擦干汗渍，保持患儿皮肤清洁干燥。

（2）保持呼吸道通畅 ①物品准备：由于破伤风患儿的主要临床症状是骨骼肌痉挛，抽搐发作频繁。治疗过程中，止痉药使用剂量较大，且有些药物易在体内积蓄，引起呼吸停止，抢救不及时而导致患儿死亡。因此，应备有足够的抢救物品，如氧源、复苏囊、吸引器、气管插管或气管切开用物。②及时擦去外溢分泌物，使用止痉剂后，清除呼吸道分泌物。③氧气吸入避免用鼻导管给氧。鼻导管的插入和氧气直接刺激鼻黏膜可使患儿不断受到不良刺激，从而加剧骨骼肌痉挛。建议选用头罩给氧，用氧流量至少5L/min，以免流量过低而引起二氧化碳潴留。用氧浓度应结合头罩上的调节孔调节。

当病情好转，缺氧改善后应及时停止用氧，以防引起氧疗并发症。

（3）保证营养　患儿早期吞咽功能障碍，应予静脉营养以保证热量供给。病情允许情况下，给予鼻饲管喂养，根据胃的耐受情况，逐渐增加胃管喂养量。病情好转可以奶头喂养来训练患儿吸吮力及吞咽功能，最后撤离鼻饲管。同时，做好口腔护理，尤其在疾病早期，患儿往往处于禁食或鼻饲管喂养期，口唇常干裂，应涂液状石蜡等保持滋润。

2. 病情观察　除专人守护外，应使用监护仪监测心率、呼吸、血氧饱和度等；详细记录病情变化，尤其是用止痉药后第1次抽搐发生时间、强度大小、抽搐发生持续时间和间隔时间，抽搐发生时患儿面色、心率、呼吸及血氧饱和度改变。一旦发现异常，及时处理患儿、通知医生组织抢救。

3. 健康指导　宣传优生优育好处、父母应尽的义务、新生儿应享有的权利，推广无菌接生法、定期预防接种。

第七节　新生儿缺氧缺血性脑病

一、疾病概述

【概念与特点】

新生儿缺氧缺血性脑病是新生儿窒息后的严重并发症，是指在围生期窒息而导致的脑缺氧缺血性损伤。脑组织以水肿、软化、坏死和出血为主要病变。病情重，死亡率高，并可产生永久性神经功能缺陷，如智力低下、癫痫和脑瘫等。

新生儿缺氧缺血性脑病的发生主要与新生儿围生期窒息有关，凡是造成母体和胎儿间血液循环和气体交换障碍引起血氧浓度降低的因素均可引起新生儿缺氧缺血性脑病。

【临床特点】

（1）临床表现　①宫内窘迫史或出生后窒息史。②出生后12～24小时内出现神经系统症状。③意识障碍：过度兴奋，如肢体颤抖、睁眼时间长、凝视、惊厥等，或嗜睡、昏睡甚至昏迷。

（2）临床分度　出生后12～24小时内出现以下异常神经系统症状，并根据临床特点，将本病分为轻、中、重三度。①轻度：兴奋，拥抱反射稍活跃。②中度：嗜睡、迟钝，肌张力减低，拥抱反射、吸吮反射减弱，常伴惊厥，可有轻度中枢性呼吸衰竭，瞳孔缩小，前囟紧张或稍膨隆。③重度：昏迷，松软，拥抱反射、吸吮反射消失，惊厥常见或持续性，常有中枢性呼吸衰竭，瞳孔不对称扩大，对光反应消失，前囟膨隆、紧张。

【辅助检查】

1. 血清酶学检查

（1）血清磷酸肌酸激酶（CPK）可作为早期诊断，估计病情（分度），判断预后较特异的指标。

（2）血清乳酸脱氢酶（LDH）、天冬氨酸氨基转移酶3日后活性明显增高，则示预后不良，但不能作为诊断新生儿缺氧缺血性脑病和分类的依据。

2. B超检查　可见缺氧性病变（如脑水肿、基底神经节和丘脑损伤）及缺血性病变（如脑动脉梗死、脑室周围白质软化）。

3. CT检查　脑室周围呈弥漫性或不对称性低密度区，与B超相比，CT检查对近颅骨部位的病变诊断率较高，对脑软化的显示较明显。

【治疗原则】

维持良好通气，稳定内环境，改善脑血流及促进神经细胞代谢，积极对症处理，早期进行干预和康复训练，力争恢复受损神经细胞的功能，减少或减轻后遗症的发生。

二、主要护理问题

（1）潜在并发症——惊厥、颅内高压　与脑水肿引起中枢神经系统神经细胞过度去极化引起放电有关。

（2）营养失调，低于机体需要量　与意识障碍及呕吐时摄入量减少、消耗量增加有关。

（3）有发生失用综合征的危险　与神经系统受损有关。

三、护理措施

1. 常规护理

（1）控制惊厥，防止意识丧失。①保证安全，预防自伤和窒息：保持呼吸道通畅，平卧头侧位。头肩部垫高2～3cm，在上下齿之间垫上牙垫防唇舌咬伤，及时清除呼吸道分泌物和呕吐物。准备好急救用品等。②保持安静，室内空气新鲜流通。医护操作集中进行，禁止一切不必要刺激。③一旦发生惊厥，必须在最短时间内将其控制，惊厥患儿应维持正常的通气、换气功能，保持静脉通道以备静脉给药。新生儿期抗惊厥药物首选苯巴比妥，出生后最初几日，首次先给10mg/kg，负荷量为20mg/kg，2～3分钟内静脉推注，15～20分钟后以同样剂量重复用1次。在无静脉通道时苯巴比妥可肌内注射，疗效及血药浓度与静脉注射基本相同。若经苯巴比妥足量应用后惊厥仍未被控制，换用苯妥英钠或者苯巴比妥与地西泮合用。静脉注射苯妥英钠剂量过大或速度过快时可诱发心律失常，必须在严密监护下给药，保证安全。苯巴比妥与地西泮合用时，易引起呼吸衰竭和循环衰竭，新生儿应用地西泮必须谨慎，密切监护。④针刺疗法：取穴人中、合谷、百会、涌泉。高热者配曲池、十宣。⑤供氧：选用鼻导管、面罩、头罩给氧。保持 PaO_2 在6.65～9.31kPa（50～70mmHg），$PaCO_2$ 5.32kPa（40mmHg）以下，但要防止 PaO_2 过高或 $PaCO_2$ 过低。通过血气分析和血氧饱和度的监测使血氧饱和度保持在97%以上。吸入氧必须经湿化，加温至32～34℃可增加氧分子的弥散能力，提高氧疗效果。对重度窒息新生儿紧急复苏后用高频喷射通气治疗效果显著。

（2）降低颅内压。①脱水疗法护理：缺氧缺血性脑病颅内压增高症状除前囟张力增高外，缺乏其他特异性症状，症状最早在出生后4小时出现。治疗首选甘露醇，合并颅内出血患儿，通常在24小时后开始应用。前囟张力至第6日仍不见下降，多见于重度缺氧缺血性脑病，继续用甘露醇需谨慎。甘露醇剂量：足月儿每次0.5g/kg，早产儿0.25g/kg，30分钟内滴完，可反复使用，一般每6小时1次，注意观察前囟张力及尿量。如观察到患儿第1次排尿时间延迟，或出生后第1日内持续8小时尿量≤2ml/h，可遵医嘱用呋塞米。新生儿剂量为每次1.0mg/kg，静脉注射或肌内注射。②防止液体摄入过多：缺氧缺血性脑病患儿出生后最初 3 日内液体摄入量应控制在 60 ~ 80 ml/(kg·d)，用输液泵控制滴速，防止输注速度过快。准确记录 24 小时出入量。③应用糖皮质激素时注意滴注速度不宜过快。出生后 48 小时内应用地塞米松 0.5 ~ 1.0mg/kg，连用 2 ~ 3 次。

（3）减低脑损伤，尽最大可能消除脑干症状。重度缺氧缺血性脑病患儿应用纳洛酮可明显降低其病死率，对控制惊厥发作有明显疗效。护理人员应在明确其药理作用的前提下，协助医生把握应用纳洛酮的时机并观察其疗效。纳洛酮使冠状动脉血流和心肌供氧量得到改善，并使缺氧后的脑血流量重新分布，保证脑、肾脏等重要部位的血流供应，减轻脑水肿，缓解瘫痪、昏迷等症状。应用纳洛酮的指征：①中枢性呼吸衰竭明显；②瞳孔缩小或扩大，对光反射消失或有频繁的眼球震颤；③末梢循环差，前臂内侧皮肤毛细血管再充盈时间≥3 秒；④心律减慢和心音低钝；⑤频繁惊厥难以用镇静剂控制；⑥胃肠功能紊乱。

（4）供给足够的营养和热量，维持水、电解质平衡。频繁惊厥和颅内出血时喂奶时间延至症状得到控制后或出生后 72 小时，禁食期间按所需热量计算后酌情以 10% 葡萄糖液静脉补给。开奶后不能抱喂，吸吮力差者鼻饲牛奶，注意食物的温度，注入速度要缓慢，防止发生呕吐。注意喂奶前抽胃液，观察胃管是否脱出，喂奶后用少量温水冲胃管，每周换胃管 1 次，换对侧鼻孔。有呕吐物或喂养困难者应静脉补液以保证热量供给。

（5）防止和早期干预后遗症。①早期干预是促进康复的关键，研究已表明生长发育具有“关键期”，在“关键期”内脑在结构和功能上都具有很强的适应和重组的能力，因此目前对高危儿的干预主张从新生儿开始。②国外对早产儿进行早期干预的研究结果表明，应根据患儿的情况选择在家庭和康复中心进行的干预相结合的形式。③指导家长学会按摩，如肢体按摩、被动运动等，加强功能训练。④预防感染发生，做好基础护理。缺氧缺血性患儿应与感染患儿分开护理，限制探视，医护人员接触患儿前做好清洁消毒工作。加强口腔、脐部、臀部护理，恢复期定时翻身，避免坠积性肺炎和压疮的发生，必要时使用抗生素。⑤应用促进神经细胞代谢和改善脑血流药物，可反复应用 2 ~ 3 个疗程或一直用至 28 日。⑥新生儿窒息复苏一旦成功，在常规治疗的基础上，及时给予高压氧治疗，迅速纠正缺氧，有助于预防脑细胞功能损伤，有效地防止新生儿窒息进一步发展为新生儿缺氧缺血性脑病。高压氧治疗缺氧缺血性脑病的指征，国内无统一意见，一般认为中、重度新生儿缺氧缺血性脑病病情稳定，且除外禁忌证后，应尽早给予高压氧治疗。高压氧舱专职护士应严格遵守婴儿高压氧舱安全使用规则和婴儿高压氧治疗操作流程。

2. 病情观察 小儿病情变化大，密切观察患儿体温、脉搏、呼吸、血压、瞳孔、神志、肌张力改变。如果患儿出现呼吸深慢或节律改变，瞳孔忽大忽小，对光反射迟钝，频繁呕吐，烦躁不安或脑性尖叫，说明有脑疝和呼吸衰竭，应及时协助医生抢救。

3. 健康指导

（1）做好家长配合工作，增强其信心。

（2）通过沟通使家长能明确意识到复诊的重要性。

第八节 颅内出血

一、疾病概述

【概念与特点】

颅内出血是新生儿期常见的严重疾患，其发生与围生期缺氧及产伤有密切关系。早产儿和低体重儿尤为多见，主要表现为中枢神经系统的兴奋或抑制，重者可在新生儿期死亡，是新生儿早期死亡的重要原因之一，存活者部分遗留有神经系统后遗症。由缺氧所致者，多见于早产儿和低体重儿，出血多发生在脑室周围。由产伤所致者，多见于足月儿及异常分娩的新生儿，最常见的产伤多由于分娩过程中胎头受挤压、牵拉，过度变形或变形过快而引起颅内血管破裂。

主要的病因是缺氧和产伤。由缺氧引起的颅内出血，以早产儿多见。产前、产时及产后引起的胎儿或新生儿缺氧、缺血的因素，早产儿特别是胎龄不足 32 周的早产儿对缺氧、酸中毒极为敏感，所以缺氧引起的颅内出血以早产儿多见。头部受挤压是产伤性颅内出血的重要原因，以足月儿多见。新生儿肝功能不成熟，凝血因子不足，快速输入高渗液体、机械通气不当、惊厥等使脑血管内压增高导致血管破裂出血。此外，一些出血性疾病也可引起新生儿的颅内出血。

【临床特点】

与出血的部位及出血量有关。多数在出生后或1～2日内出现症状，也可在新生儿晚期出现症状。其一般的表现为精神差或不安，易吐乳，前囟稍隆起，面肌有时有小抽动。病情较重者，可有躁动，频繁尖叫，前囟凸起且紧张，时有全身性抽动，呼吸不规则，面色发绀，沉迷入睡，不会吮奶。严重者反复频发惊厥或呈昏迷状态，肌张力低下，对刺激无反应，生理反射消失，呼吸表浅、不规则及呼吸暂停、呼吸衰竭。

【辅助检查】

1. 实验室检查 出血量多时可出现血红蛋白、红细胞、血细胞比容降低等贫血表现，出血、凝血时间延长。

2. 特殊检查

（1）腰椎穿刺 做脑脊液检查对诊断蛛网膜下隙出血、脑室出血及排除颅内感染有临床意义。由于临床上病情较重，新生儿不易耐受此检查，且放出脑脊液后颅内压降低有加重出血的可能，故应慎重。

（2）硬膜下穿刺 疑有硬膜下出血者，可经前囟侧角穿刺，若出血多时可抽出血性液体。

（3）颅脑超声、CT及磁共振检查 可提示出血部位、程度及范围，可作为确诊依据，有助于及时治疗和判断预后。根据颅脑超声或CT检查可将脑室周围－脑室内出血分为4级：Ⅰ级为脑室管膜下出血；Ⅱ级为脑室内出血，无脑室扩张；Ⅲ级为脑室内出血伴脑室扩张；Ⅳ级为脑室内出血伴脑实质出血。头颅CT、MRI还可发现硬脑膜下出血、脑室周围－脑室内出血、蛛网膜下隙出血、脑实质出血等颅内出血的病理类型。

【治疗原则】

采取综合治疗措施，脱水降颅内压、控制惊厥，止血，对症处理，恢复脑功能，尽可能预防和减少后遗症。

二、主要护理问题

(1) 潜在并发症——颅内压增高　与颅内出血导致脑容积和重量增加有关。

(2) 低效性呼吸形态　与呼吸中枢受抑制使呼吸不规则、呼吸暂停、发绀有关。

(3) 营养失调，低于机体需要量　与摄入量减少和呕吐有关。

(4) 体温调节无效　与感染、体温调节中枢受损有关。

三、护理措施

1. 常规护理

(1) 严密观察病情，降低颅内压。①绝对卧床休息。患儿绝对静卧直至病情稳定，为防止出血加重和减轻脑水肿，应将患儿头肩部抬高15°~30°，有利于头部血液回流，从而降低颅内压；不要随意搬动头部，需头偏向一侧时，整个身躯也应取同向侧位，以保持头呈正中位，以免颈动脉受压，利于头部血液回流，从而降低颅内压，同时侧卧位还可避免呕吐时发生窒息。尽量少搬动患儿，喂奶时不能抱喂，以免加重出血。②保持安静，避免一切刺激，包括声音、光等，室内保持安静，尽量减少对患儿的移动和刺激，喂乳时不能抱喂，除臀部护理外，严禁沐浴，将护理和治疗集中进行，动作做到轻、稳、准，避免引起患儿烦躁而加重缺氧和出血。静脉穿刺最好用留置针保留，减少反复穿刺。面罩加压给氧、气管插管等操作时，动作要轻柔，以防引起皮下出血。③按医嘱正确使用药物，注意药物的配伍禁忌和观察药物疗效。使用镇静药时，注意观察疗效及有无呼吸抑制。

(2) 保持呼吸道通畅，维持正常呼吸。①及时清除呼吸道分泌物，避免因奶瓶、被子遮盖压迫患儿，引起窒息。②合理给氧。根据患儿病情选择合适的给氧方式减轻颅内压，面罩吸氧、鼻塞、头罩吸氧可维持 PaO_2 在7.9~10.6kPa（60~80mmHg）。呼吸暂停时应刺激患儿皮肤及采取人工辅助呼吸，病情好转及时停止吸氧。③观察并记录患儿呼吸次数、频率、类型，给氧效果。

（3）供给足够的能量和水分。病情较重者延迟喂奶时间至出生后 72 小时，禁食期间按医嘱静脉补充营养，液体量每日 60 ~ 80ml/kg，输注速度宜慢，并在 24 小时均匀输入，避免因快速扩容增加脑血管压力，使缺氧状态下扩张的血管破裂而加重出血；吸吮力差者可用滴管喂养，病情稳定后先喂糖水，然后喂奶，奶孔注意不能太小，以免吃奶费力、疲劳加重出血。

（4）维持体温稳定。保持房间空气新鲜，温湿度适宜，定期消毒，严格无菌操作；做好皮肤护理以防压疮的发生。体温过高时给予物理降温，体温过低时注意保暖，保持体温稳定。遵医嘱应用抗生素。

2. 病情观察 观察患儿呼吸、心率、体温等生命体征变化；观察神志与反射，有无烦躁、兴奋或昏迷，有无抽搐，观察吸吮、觅食、握持反射情况；瞳孔大小是否对称，对光反射是否消失；观察囟门紧张度、肌张力异常等。定期测量头围，及时记录阳性体征并与医生取得联系。

3. 健康指导

（1）向患儿家长解释病情的严重程度、治疗效果及预后，并给予心理上的安慰。

（2）建议家长尽早带患儿到有条件的医院进行新生儿行为神经测定。

（3）鼓励并指导家长对有后遗症的患儿及早进行功能训练和智力开发，以恢复功能；强调患儿应继续使用恢复脑细胞功能的药物。

第九节 新生儿咽下综合征

一、疾病概述

【概念与特点】

正常情况下，胎儿在宫内可吞入少量羊水，对胎儿的胃黏膜并无刺激。新生儿咽下综合征是在分娩过程中，胎儿吞入羊水过多或吞入被胎粪污染的羊水，或吞入含较多母血的羊水，刺激新生儿的胃黏膜，导致胃酸及黏液分泌亢进而引起呕吐。多见于有难产史或过期产史的新生儿。

【临床特点】

患儿常在出生后未开奶时即呕吐，呕吐物为泡沫样黏液；有时呕吐物呈绿色，为被胎粪污染的羊水；有时呕吐物呈咖啡色血样物。开始喂奶后呕吐加重，进奶后即呕吐，患儿无呛咳、发绀，无腹胀、胃型和肠型，一般情况正常。通常在1～2日内，将咽下的羊水及产道内容物以及血液吐净后，呕吐即停止。

【辅助检查】

取患儿呕吐物或大便中血性标本，加水搅拌使之溶血、沉淀后，取上清液5份加1%氢氧化钠1份。1～2分钟后观察，若呈棕黄色，表示血液来自母体，因成人血红蛋白遇碱则变性。若呈红色，表示血液来自新生儿本身，因新生儿血以胎儿血红蛋白为主，具有抗碱性，不变色。应与新生儿应激性溃疡、新生儿颅内出血、先天性食管或肠管闭锁相鉴别。

【治疗原则】

（1）洗胃　用1%碳酸氢钠溶液洗胃1～2次后，呕吐即可停止。

（2）体位　将上半身抬高并右侧卧位。

二、主要护理问题

（1）有窒息的危险　与呕吐有关。

（2）营养失调，低于机体需要量　与反复呕吐、摄入不足有关。

三、护理措施

1. 常规护理

（1）保持呼吸道通畅　①将患儿的上半身抬高，并取右侧卧位，防止呕吐物进入气管引起窒息或吸入性肺炎。必要时吸痰。②置新生儿胃管，抽出胃内容物，用1%碳酸氢钠溶液洗胃，以10ml注射器冲洗，注入或抽吸液体时，动作应缓慢、轻柔，勿用力抽吸，以防损伤胃黏膜，直至洗净内容物为止。

（2）加强喂养，保证营养的供给　①采用母乳或配方奶，每 2～3 小时喂奶 1 次，以维持患儿生长发育的需要。②严重呕吐者，及时给予静脉补充营养和水分，保证营养的供给。

2. 病情观察　注意观察患儿呕吐的时间、呕吐物的性质及颜色。

3. 健康指导　指导家长正确的喂养知识，增加家长治疗信心。

第十节　新生儿坏死性小肠结肠炎

一、疾病概述

【概念与特点】

新生儿坏死性小肠结肠炎是新生儿期常见的严重疾病，病死率高。常发生在出生后 2 周的新生儿，以早产儿、低体重儿发病率高。以胃肠道缺血性坏死、常并发肠穿孔为其特征，以腹胀、呕吐、腹泻、便血为主要临床特点。

【临床特点】

本病多见于早产儿、足月小于胎龄儿，男婴较女婴多见。在出生后 2～3 周内发病，大都发生于出生后 2～12 日。

（1）腹胀常为首发症状，先有胃排空延迟、胃潴留，后全腹胀，肠鸣音减弱或消失，当肠坏死或穿孔时，腹壁可出现局部红肿、发硬。

（2）呕吐物带有胆汁或呈咖啡样。

（3）多先有腹泻，排水样便，每日 5～10 次。1～2 日后排便可为果酱样或黑便，亦可为便中带血。

（4）全身症状为精神萎靡、反应低下、四肢冷、面色苍灰、呼吸暂停、心率减慢等。并发腹膜炎时，腹胀严重，腹壁发红、发硬或发亮、水肿，如发生肠穿孔则有气腹。

【辅助检查】

（1）实验室检查　血白细胞计数升高或降低，后者病情往往较重，约半数患儿血小板计数 $<60\times10^9/L$，少数患儿血培养阳性（包括厌氧菌培养）。大便带血丝，鲜血，或为果酱样便、黑粪，隐血试验阳性，部分患儿粪便培

养检出致病菌如大肠埃希菌、克雷伯杆菌、产气荚膜杆菌。

（2）特殊检查　腹部X线平片对本病诊断有重要意义。早期见肠腔充气，部分胀气的肠管僵硬、肠壁间隔增宽。进展期可见肠管扩张、肠腔内可见多个阶梯状液平面、肠壁囊样积气、门静脉积气、肠襻固定。肠穿孔时仰卧位水平投照可见游离气体。

【治疗原则】

采取综合治疗措施，禁食，给予静脉营养，维持水、电解质和酸碱的平衡，积极抗感染，必要时行外科治疗。

二、主要护理问题

（1）舒适的改变　与肠道功能不成熟引起呕吐、腹胀、腹泻有关。

（2）营养失调，低于机体需要量　与呕吐、长时间禁食有关。

（3）体液不足　与呕吐、腹泻、持续胃肠减压、长时间禁食引起液体丢失过多及补充不足有关。

（4）潜在并发症——肠穿孔、腹膜炎、休克等　与肠壁缺血坏死、肠蠕动、肠胀气有关。

三、护理措施

1. 常规护理

（1）缓解腹胀，控制腹泻。①立即禁食，一般7～14日，至腹胀消失、大便隐血转阴，临床症状好转后试行进食。②胃肠减压，改善肠腔血液供应。减压时保持引流管通畅，2小时用生理盐水冲管1次，严格记录引流物的量、颜色、性质，做好口腔护理。③遵医嘱给予抗生素控制感染，最好使用留置针。④安静舒适的环境，给予安慰等支持性护理。

（2）禁食期间由静脉保证液体量，以保证液体、营养的需要，维持水、电解质平衡，准确记录24小时出入量。大便潜血试验阴性可恢复喂养，从水开始，再用稀释奶，逐渐增加奶量和浓度。

（3）保持静脉管道通畅，按医嘱按时完成静脉补液，准确记录出入液量。

2. 病情观察

（1）注意患儿面色、呼吸、心率、体温、腹部等情况，发现全身情况及腹胀无好转，有肠梗阻或腹膜炎体征应立即报告医生。

（2）仔细观察、记录大便的次数、性质、颜色及量，了解大便变化过程。及时、正确留取大便标本送检。每次便后用温水清洗臀部并涂油膏，减少大便对皮肤刺激，保持臀部皮肤的完整性。

（3）观察呕吐情况，患儿取右侧卧位或将头偏向一侧，及时清除呕吐物，保持皮肤及床单位清洁，记录呕吐时间以及呕吐物的颜色、质和量。

（4）加强保护性隔离，避免交叉感染。

3. 健康指导 向家长讲解饮食控制、皮肤和口腔的护理知识，并使家长理解和配合。

第十一节 新生儿低血糖

一、疾病概述

【概念与特点】

新生儿低血糖指血糖值低于正常同年龄小儿的最低血糖值，是新生儿期常见病。持续低血糖或反复发作惊厥可引起严重的中枢神经损害，导致智力低下、脑瘫等神经系统后遗症。

【临床特点】

新生儿低血糖常缺乏特异表现，无症状性低血糖比症状性低血糖多10～20倍，主要见于早产儿。临床症状多发生在出生后数小时至1周内，常见症状、体征有淡漠、嗜睡、喂养困难震颤或惊跳、兴奋、呼吸暂停、发绀、肌张力低下、多汗、苍白、低体温、惊厥等。经补充葡萄糖后症状消失、血糖恢复正常。新生儿期一过性低血糖较多见，如反复发作需考虑先天性内分泌疾病和代谢缺陷引起。

【辅助检查】

全血血糖测定，足月儿最初3日内血糖＜1.7mmol/L（30mg/dl），3日后

血糖 < 2.2mmol/L（40mg/dl），小于胎龄儿和早产儿出生后 3 日内血糖 <1.1mmol/L（20mg/dl），3 日后血糖 <2.2mmol/L，均称为低血糖。

【治疗原则】

提高警惕，加强护理，注意对可能发生低血糖的患儿进行血糖动态监测，及早纠正低血糖，防止脑损伤。

二、主要护理问题

（1）营养失调，低于机体需要量　与摄入不足、消耗增加有关。

（2）潜在并发症——呼吸暂停　与低血糖有关。

三、护理措施

1. 常规护理

（1）保证能量供给　预防比治疗更重要，对可能发生低血糖的患儿出生后每小时给予 10% 葡萄糖液 1 次，3 ~4 次后喂奶；早产儿或窒息儿尽快建立静脉通道，保证葡萄糖输入。

（2）定期监测血糖，及时调整葡萄糖的输注量和速度。

2. 病情观察　除生命体征外，随时观察患儿反应，注意有无震颤、多汗、呼吸暂停等，并与输注葡萄糖以后的状况作比较。对呼吸暂停者立即进行刺激皮肤、托背、吸氧等处理。

3. 健康指导　向家长解释原因，指导护理育儿知识。

第十二节　新生儿高血糖

一、疾病概述

【概念与特点】

新生儿高血糖是指由各种原因引发的新生儿全血血糖 > 7.0mmol/L

(125mg/dl)，血浆或血清糖 >8. 12 ~8. 4mmol/L（145 ~150mg/dl）的疾病。

【临床特点】

轻者可无症状，重者表现为烦渴、多尿、脱水、体重下降、眼窝凹陷、眼闭不合，严重者可出现颅内出血伴有惊厥、呼吸暂停等症状。

【辅助检查】

（1）检查全血血糖 >7. 0mmol/L 或血浆血糖 >8. 12mmol/L，尿糖阳性。

（2）严重者头颅 CT 检查示颅内出血。

【治疗原则】

积极治疗原发病，消除一切可能造成高血糖的原因，应用胰岛素降糖，同时纠正和维持水、电解质和酸碱平衡。

二、主要护理问题

（1）有体液不足的危险　与多尿引起患儿体液减少、电解质紊乱有关。

（2）有皮肤感染的危险　与多尿、尿布潮湿刺激皮肤引起皮肤破损而感染有关。

三、护理措施

1. 常规护理

（1）维持血糖稳定　减慢葡萄糖输注速度为每分钟 4 ~6mg/kg 或更低。应严格控制输注速度，24 小时均匀输入，监测血糖变化。

（2）做好皮肤护理　保持衣服、床单的清洁干燥，勤换尿布，保持会阴部清洁，严格观察患儿全身皮肤情况，如有皮肤破损给予相应处理。

2. 病情观察　注意有无口渴、体重和尿量等变化。遵医嘱及时补充电解质，纠正电解质紊乱。

3. 健康指导　向患儿家长介绍本病的有关知识，取得患儿家长的理解，指导育儿知识。

第十三节　新生儿低钙血症

一、疾病概述

【概念与特点】

新生儿低钙血症是新生儿惊厥的常见原因，分早期和晚期两种。早期低钙血症发生在出生后3日以内，晚期发生于3日以后。

【临床特点】

（1）足月儿血钙<2mmol/L（8mg/dl），游离钙<1mmol/L（4mg/dl）。早产儿血钙<1.75mmol/L（7.0mg/dl），游离钙<0.9mmol/L（3.5mg/dl）。

（2）症状轻重不一，主要表现为易激惹、抖动、惊厥，重者喉痉挛和呼吸暂停，少数有水肿，颅内压增高。心电图示Q－T间期延长（足月儿>0.19秒，早产儿>0.20秒）。血磷可升高。

【辅助检查】

（1）血钙降低，血磷正常或升高，部分可伴低血糖。

（2）心电图检查示Q－T间期延长，房室传导阻滞，T波倒置或心动过速。

（3）对反复、持久低钙血症者应拍X线片，必要时应测母亲血钙、磷和甲状旁腺激素浓度。

【治疗原则】

（1）对无症状低血钙症患儿应给予支持疗法，出现惊厥或其他明显神经－肌肉兴奋症状时应静脉补充钙剂，惊厥停止后口服钙维持。

（2）补充维生素D_3或维生素D_2，以帮助钙吸收。

（3）伴高血磷者可服用10%氢氧化铝3～6ml，阻止磷在肠道的吸收。应强调母乳喂养或用钙磷比例适当的配方奶。

（4）低钙血症同时伴有低镁血症患儿，单纯给予钙剂惊厥不易控制，此时应用镁盐治疗，不仅可使血镁浓度上升，而且可使血钙恢复正常。

（5）甲状旁腺功能不全者除补充钙剂外，同时补充维生素D，并根据血钙、尿钙水平及时调整。

二、主要护理问题

（1）有窒息的危险　与血钙造成的喉痉挛有关。
（2）行为紊乱　与神经－肌肉兴奋性增高有关。
（3）有受伤的危险　与抽搐有关。

三、护理措施

1. 常规护理

（1）降低神经－肌肉兴奋性，防止窒息的发生。①保持室内安静，避免家长大声呼叫，减少刺激。惊厥发作时，将患儿头转向侧位，以免误吸分泌物或呕吐物造成窒息。②按医嘱及时补充钙剂。10%葡萄糖酸钙静脉注射或静脉滴注时均要用5%～10%葡萄糖液稀释至少1倍，稀释后药液推注速度≤1ml/min，以免注入过快引起循环衰竭和呕吐等不良反应，并有专人监护心率，当患儿的心率低于80次/分时，应立即停用。同时，严禁药液外渗，以免造成组织坏死。一旦发现药液外渗应立即拔针停止注射，局部用25%～50%硫酸镁湿敷。口服补钙应注意在两次喂奶间给药，乳类及茶水可影响钙吸收。③强调母乳喂养或用母乳化配方奶喂养。④加强巡视，备好抢救药品及器械，如氧气、吸引器、气管插管、呼吸机等。一旦发生喉痉挛应立即将患儿舌尖拉出口外，进行人工呼吸或加压给氧，必要时进行气管插管。

（2）预防创伤的发生。①抽搐正在发作时应就地抢救，避免家长将患儿紧抱、摇晃，以免创伤或加重抽搐。②剪短患儿指甲或戴手套。患儿抽搐时，应立即轻轻将患儿平放床上，以免摔伤，头下垫以柔软物品，不要对患儿肢体加以约束。③按医嘱尽快给予抗惊厥药物。

2. 病情观察

（1）观察患儿是否保持呼吸通畅。

（2）观察患儿是否受伤，有无皮肤、黏膜的损害。

3. 健康指导

（1）向家长解释病因及预后，以取得合作和理解。

（2）介绍育儿知识，提倡母乳喂养，无法母乳喂养者，提供可选择的几种配方奶。

（3）指导服用钙剂和维生素 D 的方法，坚持户外活动，多晒太阳。

第十四节　新生儿低镁血症

一、疾病概述

【概念与特点】

新生儿低镁血症也是新生儿惊厥的常见原因，临床上可出现类似低钙性惊厥，主要见于 3 个月以下牛乳喂养的婴儿，尤其是新生儿。发病原因包括先天储备不足、镁丢失增加、镁摄入减少及磷镁比例失调等。

【临床特点】

（1）临床表现无特异性，有烦躁、惊厥、抽搐或眼角、面肌小抽动，四肢强直及两眼凝视，与低钙血症难以区分，且 2/3 的患儿低镁血症伴发低钙血症，需结合血钙镁值方可诊断。

（2）血镁 <0.6mmol/L（1.6mg/dl）即可确诊。24 小时尿镁低值或镁负荷试验只保留 40% 更能反映实际情况。与低钙血症不同，ECG 的 Q－T 间期正常。

【辅助检查】

血镁 <0.6mmol/L（1.6mg/dl）即可确诊。

【治疗原则】

补镁，控制惊厥；伴有低钙的低镁血症应用钙剂及维生素 D 治疗多数无效，应用镁治疗。

二、主要护理问题

（1）有窒息的危险　与低镁引起惊厥有关。

（2）行为紊乱　与神经－肌肉兴奋性增高有关。

三、护理措施

1. 常规护理

（1）防止窒息，降低神经－肌肉兴奋性。①手足抽搐时立即肌内注射25%硫酸镁0.2～0.4ml/kg，或静脉注射2.5%硫酸镁2～4ml/kg，以每分钟不超过1ml的速度缓慢输入。早产儿不能肌内注射，因注射过浅可导致局部坏死。②用硫酸镁治疗过程中，每日应作血镁浓度测定，尤其在静脉给药时，如出现肌张力低下、膝腱反射消失或呼吸停止等血镁过高的表现，立即静脉注射10%葡萄糖酸钙2ml/kg。

（2）最好取侧卧位，防止呕吐、窒息。严密观察病情，加强巡视，备好各种抢救器械和药物。

2. 病情观察　观察患儿住院期间有无窒息、惊厥发生。

3. 健康指导　介绍育儿知识及本病的病因等，取得家长的理解。

第十五节　新生儿硬肿病

一、疾病概述

【概念与特点】

新生儿硬肿病又称新生儿冷伤、新生儿寒冷损伤综合征，主要是由于寒冷或多种疾病所致，临床表现为低体温和皮肤硬肿，重症可发生多器官功能损害。本病多发生于寒冷地区和寒冬季节，特别易见于早产儿、低体重儿和发生窒息、严重感染等患儿。寒冷、早产儿、低体重儿、感染、窒息、产伤及其他由于疾病引起热量摄入不足的新生儿多见。

【临床特点】

本病多发生在寒冷季节或重症感染时，绝大部分发生于出生后1周，早产儿尤为多见。新生儿低体温，肛温＜35℃。轻症可无低体温，重症＜30℃，可出现四肢或全身冰凉。低体温时常伴有心率减慢。小儿反应低下，反应差或拒乳，哭声低弱或不哭，活动减少，也可出现呼吸暂停。皮肤硬肿的特点是皮肤紧贴皮下组织，不能移动，按之似橡皮样感，皮肤呈暗红色或青紫色。伴不肿者有指压凹陷。硬肿常呈对称性，其发生的顺序依次为下肢→臀部→面颊→上肢→全身。硬肿面积可按头颈部 20%、双上肢 18%、前胸及腹部 14%，致呼吸困难，重症可出现休克、DIC、急性肾衰竭和肺出血等多器官衰竭。

【辅助检查】

（1）实验室检查　血清白细胞计数可升高，严重感染时可降低，血小板计数可降低。中、重度者可有血糖下降，血肌酐、尿素氮增高，血 pH 值和 HCO_3^- 降低，PaO_2 下降，$PaCO_2$ 升高。发生 DIC 者凝血酶原时间缩短或延长 3 秒以上，活化部分凝血活酶时间延长，D－二聚体阳性，血浆纤维蛋白原含量 <1.5g/L 或呈进行性下降。

（2）特殊检查　X 线胸片可有肺部炎症、淤血、肺水肿甚至肺出血表现。心电图主要表现为 P－R 间期、Q－T 间期延长，T 波低平或倒置，ST 段下降。

【治疗原则】

强调早期综合治疗，加强护理，适度复温，合理供给液体及热量，纠正酸中毒，维持水、电解质平衡，维持重要脏器功能，防治并发症。

二、主要护理问题

（1）体温过低　与新生儿体温调节功能不足、寒冷、早产、感染和窒息等因素有关。

（2）皮肤硬肿　与皮肤硬化、水肿及局部血液供应不良有关。

（3）营养失调，低于机体需要量　与硬肿使吸吮无力、摄入不足有关。

（4）有感染的危险　与机体抵抗力低下、机体代谢低、营养不良、皮肤黏膜的屏障功能低下有关。

（5）潜在并发症——肺出血、弥散性血管内凝血　与低体温使血细胞比容升高、血浆容量下降、血小板和白细胞计数下降、凝血酶原时间延长、纤溶活性升高引起凝血障碍有关。

三、护理措施

1. 常规护理

（1）积极复温　①逐步复温，循序渐进：低体温持续时间长，病情易恶化，所以首要的措施是积极复温。因机体需要一个适应的过程，如体表温度上升过快、外周血管扩张、有效循环量迅速减少、脑及内脏供血不足，使重要器官缺氧缺血可导致死亡；但复温也不易过缓，长时间的低体温状态将促使或加重微循环障碍，同样会产生弥散性血管内凝血及肺出血。入院后先用体温计（可用水温表代替）正确测量肛温，做好记录。然后根据不同体温给予处理。②中度低体温（30～34℃，肛－腋温差为正值）患儿的复温方法：可用温暖的棉被包裹，置于25～26℃环境中，加用热水袋保暖促使体温恢复；也可将患儿更换好温暖的棉毛衣后直接置于30℃的温箱内，每小时监测肛温1次，根据患儿体温恢复情况调节温箱温度在30～34℃范围内，使患儿6～12小时恢复正常体温，当肛温升至35～36℃后，温箱温度调至该患儿适中温度。③重度低体温（低于30℃，肛－腋温差为负值）患儿的复温方法：先将患儿置于比其体温高1～2℃的温箱中，开始复温，以后每小时监测肛温、腋温1次，同时提高箱温0.5～1℃，不超过34℃，使患儿体温12～24小时恢复正常，并保持温箱在适中温度。④如无条件者在家可用温暖小棉被包裹，外置热水袋，从40℃增至60℃，并提高室温至24～26℃或用电热毯、母亲怀抱等保暖复温，要注意温度，防止烫伤。⑤供氧：吸入的氧气必须加温、加湿。因新生儿棕色脂肪产热需要氧的参与，所以吸氧能使棕色脂肪分解产热，有助于体温恢复正常。⑥复温过程中用体温计测肛温每2小时1次，体温正常6小时后改为每4小时1次，并做好记录。随时观察患儿生命体征、尿量、温箱的温度及湿度，并监测血糖、电解质及肾功能等。

（2）消除硬肿　除积极复温外，还可用中药以温阳祛寒、活血化瘀，如静脉滴注丹参或用中药配成“硬肿软膏”加温后外敷硬肿处，促使硬肿消散。维生素E对维持酶的活性、防止不饱和脂肪酸过度氧化、维持组织正常新陈代谢有一定效果，可每日口服或肌内注射5～10mg，连用3～5日。

（3）保证热量供给　喂养时要细心，少量多次，能吸吮者可经口喂养。面颊硬肿吸吮无力者可用鼻饲或静脉滴注，热量开始每日应达到209kJ/kg

（水分50ml/kg），随体温上升增至每日418kJ/kg（水分100ml/kg）。重者可输入全血及血浆，也可静脉输入高营养液。有明显心、肾功能损害者，应严格控制速度及液量，静脉滴注的液体应加温至35℃左右。

（4）预防感染　①做好消毒隔离，硬肿病患儿应与感染者分开，防止交叉感染。②应用抗生素预防和治疗感染。使用抗生素时应注意剂量、用法和不良反应。③加强皮肤护理，使用柔软床垫，勤翻身，避免皮肤受压、拖拉等防止皮肤破损。及时更换尿布，用软毛巾擦洗臀部。经常更换体位，防止体位性水肿和坠积性肺炎。尽量避免肌内注射，以免由于吸收不良或皮肤破损而引起感染。

2. 病情观察　注意体温、脉搏、呼吸、硬肿范围及程度、尿量、有无出血征象等，如面色突然发绀、呼吸增快、肺部啰音增多，要考虑肺出血，应立即将患儿头偏向一侧，及时吸出呼吸道分泌物，保持呼吸道通畅，详细记录护理记录单，备好抢救药物和设备，并及时与医生联系进行救治。

3. 健康指导

（1）向家长介绍有关硬肿病的疾病知识和预防知识。

（2）指导家长加强护理、注意保暖、预防感染，保持适宜的环境温湿度。

（3）鼓励母乳喂养，保证足够的热量。

第十六节　先天性巨结肠

一、疾病概述

【概念与特点】

先天性巨结肠是一种比较多见的消化系统发育畸形，由于结肠或直肠中的纵肌与环肌之间的神经丛和黏膜下神经丛内的神经节细胞缺如，使病变肠段失去正常蠕动，处于痉挛收缩状态，导致近端肠段逐渐高度扩张与肥厚。

尽管先天性巨结肠的病因及其发病机制目前仍不十分清楚，但归纳起来有以下几个方面：

（1）遗传学因素　目前认为是多基因或多因素遗传病，发现的突变基因有 RET 基因、GD－NF 基因、EDN_3基因、EDNRB 基因和 SOX_{10}基因等。

（2）肠壁内微环境改变　近年来发现细胞外基质蛋白、免疫因素、神经生长因子及神经生长因子受体等肠壁内微环境改变与先天性巨结肠发病有关。

（3）其他因素　如巨细胞病毒感染等。

【临床特点】

（1）反复便秘，腹胀明显，可见肠型及蠕动波，儿童可在左下腹区触及粪块或粪石，肛门指检查肠壶腹部空虚。食欲不佳，可伴呕吐，常有轻度贫血、消瘦、发育落后。

（2）巨结肠危象　3 岁前可突然发生完全性肠梗阻，高度腹胀、吐咖啡样液、呼吸困难、全身发绀、休克，称巨结肠危象，如治疗不及时，可在数小时或数日内死亡。

【辅助检查】

1. 实验室检查　病程长者血常规示红细胞、血红蛋白减少，血生化示低蛋白血症。

2. 特殊检查

（1）X 线直立腹部平片　见低位肠梗阻征象，近端结肠明显扩张，有液平；钡灌肠可显示痉挛段及其上方的扩张肠管 24 小时后仍有钡剂存留。发生小肠结肠炎时扩张肠壁呈锯齿状。

（2）直肠黏膜胆碱酯酶测定　可见直肠黏膜乙酰胆碱含量与胆碱酯酶活性显著增强。

（3）直肠活检　检查在距肛门 5～6cm 直肠后壁负压吸引摘取的小块黏膜和黏膜下层组织，连续切片，确定缺乏神经节细胞，依此诊断。

（4）直肠内气囊测压　内括约肌发生明显收缩，压力增高，其收缩时间较外括约肌为长。此法在 2 周内新生儿可出现假阳性结果，故不适用于 2 周内新生儿。

（5）直肠乙状结肠肌电图检查　波形低矮，频率低，不规则，峰波消失。

【治疗原则】

1. 一般治疗　使用开塞露、甘油栓、扩肛等方法刺激肛门括约肌，诱发排便，解除便秘。对存在营养不良、低蛋白血症的患儿应加强营养支持治疗，保证正常生长发育。

2. 药物治疗

（1）保守治疗　适用于诊断未确定或合并感染、全身情况较差者。口服缓泻剂、润肠剂，如蜂蜜、乳果糖等，帮助排便，保持大便通畅。

（2）并发小肠结肠炎应静脉滴注大量液体，以纠正水、电解质紊乱，补充血容量，应用广谱抗生素和甲硝唑。

3. 其他治疗

（1）结肠灌洗法　适用于诊断尚未肯定的病例，或已确诊作为手术前准备的手段。操作前应阅X线片了解病变范围，选择韧性适宜的肛管，缓慢轻巧地插至扩张的结肠内，要用等渗温盐水，多次来回冲洗，每次排出量要与注入量相等或稍多，同时轻柔按摩腹部，以助积存的粪便排出。每日定时灌肠1~2次，灌肠后腹胀不改善时，应保留肛管。切忌用清水灌肠，以防止水中毒。

（2）小肠结肠炎的治疗　禁食、胃肠减压，温盐水清洁灌肠每日2~3次，留置肛管。必要时可做回肠造口术或结肠造口术。

（3）外科根治术　根治手术适用于体重>3000g，全身情况良好者，一旦诊断明确，应尽早施行根治术。

（4）结肠造口术　对合并小肠结肠炎不能控制者，合并营养不良、贫血、高热而不能耐受根治术者，或并发结肠穿孔者，尤其是新生儿病例，宜早日施行结肠造口术。待年龄稍大、病情控制后进行根治手术。

二、主要护理问题

（1）舒适的改变　与腹胀有关。

（2）营养失调　与呕吐、食欲下降有关。

（3）生长发育迟缓　与腹胀、呕吐、便秘、患儿食欲减退影响营养物质吸收有关。

（4）潜在并发症——电解质紊乱　与禁食、胃肠减压等有关。

三、护理措施

1. 常规护理

（1）饮食　高蛋白、高热量、富含维生素、少纤维饮食，婴幼儿以母乳、牛乳为主。

（2）术前 1 日备皮。

（3）术晨遵医嘱术前用药、留置胃管、建立静脉通路。

2. 专科护理

（1）肠道的准备，术前 1 周用生理盐水做回流灌肠。

（2）术后肛门应保持清洁、干燥，经常用生理盐水棉球清洁肛周及肛门舌叶钳。

（3）禁止灌肠、测肛温等，以免引起肠吻合口破裂。

（4）如行腹壁造瘘者，瘘口周围皮肤应保持清洁、干燥，局部可涂以氧化锌软膏。

（5）术后置胃肠减压，保持引流通畅，观察引流液的色、量、性质，并记录。

3. 病情观察

（1）密切观察伤口敷料有无粪汁样液体污染，警惕伤口裂开。

（2）观察病人有无排便困难，如有发生，报告医生。

（3）注意术后 24 小时内肛门处有无鲜血流出，舌叶钳有无脱落，如有异常立即报告医生。

4. 健康指导

（1）正确认识先天性巨结肠对患儿造成的危害及巨结肠可能出现的并发症，指导患儿家长及早就医、合理就医。

（2）教授患儿家长清洁灌肠的基本方法和注意事项，有利于患儿平稳地度过手术期及治疗巨结肠手术前后的有关并发症。

（3）指导患儿围手术期的饮食、肛门及手术附近区域皮肤的护理，指导家长对常见症状和体征的正确描述。

（4）指导出院后的家庭护理（包括排便、饮食、洗肠、扩肛、用药等方面），并嘱定期门诊复诊。

（5）如发现大便变细时，应想到吻合口狭窄的可能，可试行手指扩肛。如无效，还伴发腹胀、便秘时应去医院进一步检查，有时需手术治疗。

第二章

营养障碍性疾病的护理

第一节　蛋白质－能量营养不良

一、疾病概述

【概念与特点】

蛋白质－能量营养不良是慢性营养缺乏症，缺乏能量和蛋白质，多由长期摄入不足或消化吸收障碍所致。表现为渐进性消瘦，体脂减少及全身各器官不同程度萎缩和功能紊乱的临床综合征，多见于3岁以下小儿。

【临床特点】

（1）体重低下　低于同年龄同性别均值2个标准差为轻度，介于2~3个标准差之间为中度，低于3个标准差为重度。

（2）生长迟缓　身高低于同年龄同性别均值2个标准差为轻度，在2~3个标准差之间为中度，低于3个标准差为重度。

（3）消瘦或水肿　皮下脂肪减少、变薄，腹部先发生，继之躯干、臀部及四肢，最后面颊脂肪消失而呈老人貌。水肿于低蛋白血症时发生。血浆蛋白低下，总蛋白＜40g/L，白蛋白＜20g/L，患儿出现水肿。

（4）各系统、器官功能低下及障碍表现　如肠黏膜上皮及绒毛萎缩致吸收不良，各种消化酶分泌不足致消化不良。

（5）合并维生素及矿物质缺乏表现　如维生素A吸收不良致患儿出现角膜干涩，甚至发生角膜溃疡。

【辅助检查】

实验室检查可有血红蛋白、红细胞减少；血清白蛋白、维生素A结合蛋白、前白蛋白、转铁蛋白、甲状腺结合前白蛋白、必需氨基酸、淀粉酶、脂肪酶、氨基转移酶、碱性磷酸酶、三酰甘油、胆固醇、血糖、胰岛素样生长因子、尿羟脯氨酸降低。

【治疗原则】

及早查明原发病因，对因治疗；调整饮食，适度补充营养物质；积极防治各种并发症和合并症。

二、主要护理问题

（1）营养失调，低于机体需要量　与营养物质长期供应不足、营养吸收减少或消耗增加有关。

（2）生长发育改变　与营养物质缺乏有关。

（3）有感染的危险　与免疫功能低下有关。

（4）潜在的并发症——低血糖　与热量摄入和贮存减少有关。

（5）知识缺乏　与家长缺乏营养和喂养小儿的知识有关。

三、护理措施

1. 常规护理

（1）预防感染　①实行保护性隔离，与感染性疾病分开病室居住，防止交叉感染。保持皮肤清洁干燥，防止皮肤破损，避免压疮的出现。②患儿抵抗力差，口腔黏膜应干燥，极易发生口炎，应做好口腔护理，必要时可局部涂药。③根据天气变化应适当增减衣物，调节室温，防止呼吸道感染。④对维生素 A 缺乏引起的眼干燥症，局部可用生理盐水湿润角膜及涂抗生素眼膏，同时口服或肌内注射维生素 A 制剂。

（2）防止低血糖的发生　患儿夜间及清晨容易发生自发性低血糖，表现为出汗、肢冷、脉弱、神志不清、呼吸暂停。出现这种情况，立即静脉注射 25% ~50% 的葡萄糖溶液进行抢救。

2. 专科护理

（1）调整饮食、补充营养物质　根据患儿的具体情况、病情轻重、消化功能的强弱和对食物的耐受力、有无并发症等调整饮食的量及种类。其原则是由少到多、由稀到稠、循序渐进、逐渐增加饮食直到恢复正常。①轻度营养不良患儿的生理功能与正常小儿接近，在基本维持原膳食的基础上，较早添加含蛋白质和高热量的食物。热量可从每日502kJ（120kcal）/kg、蛋白质每日3g/kg，逐渐增至每日热量628kJ（150kcal）/kg、蛋白质3.5～4.5g/kg，体重接近正常后，再恢复至热量460～502kJ（100～120kcal）/kg，同时补充多种维生素。②中重度营养不良患儿，因其消化吸收功能弱、对食物耐受性差、食欲低下，热量和营养物质的供给从少量开始。可先每日热量从167～251kJ（40～60kcal）/kg、蛋白质2g/kg，脂肪1g/kg，逐渐增至热量502～628kJ（120～150kcal）/kg、脂肪3.5g/kg，体重接近正常后，再恢复到正常生理需要量。同时补充各种维生素、微量元素等。

（2）促进生长发育　①清洁舒适的环境，室内应空气新鲜，温度适宜。合理安排生活，减少不良刺激，保持精神愉快及充足睡眠。恢复期患儿可到户外活动，接受新鲜空气及阳光，促进新陈代谢，利于生长发育。②及时纠正先天畸形，积极治疗原发疾病。恢复期患儿应定时做四肢保健操，根据患儿的情况逐渐增加活动量。适量的运动及体育活动可促进生长发育。

3. 病情观察

（1）观察患儿体温是否正常，有无感染征象。

（2）观察患儿有无头晕、出汗等低血糖症状。

4. 健康指导

（1）根据患儿及家长的文化程度和理解能力选择适当的方法解释营养不良的原因，讲解科学喂养知识及合理饮食搭配与制作方法，指导母乳喂养，教会患儿家长混合喂养和人工喂养的具体执行方法，以保证患儿摄入足够的营养素。

（2）纠正患儿不良的饮食习惯，更要注意避免强迫患儿进食，以防产生畏食心理。

（3）家长定期测量患儿体重，以监测患儿生长发育的情况。

（4）加强患儿体格锻炼，增强体质，预防各种感染性疾病。

第二节　单纯肥胖症

一、疾病概述

【概念与特点】

单纯肥胖症是由于长期能量摄入超过消耗，导致体内脂肪积聚过多而造成的一种营养障碍性疾病。继发性肥胖不属于单纯肥胖症，继发性肥胖是某些内分泌、代谢、遗传、中枢神经系统疾病引起的。药物引起的肥胖也不属于单纯肥胖症，如长期服用糖皮质激素引起的肥胖。由于肥胖患儿约 1/3 发展为成人肥胖症，并与冠心病、高血压、糖尿病等疾病有关，治疗十分困难，故应及早预防。

【临床特点】

（1）可发生于任何年龄，以婴儿期、5～6 岁及青春期多见。

（2）小儿体重超过同性别、同身高参照人群均值的 10%～19% 为超重；超过 20% 者可诊断为肥胖症；超过 20%～29% 为轻度肥胖；超过 30%～49% 为中度肥胖；超过 50% 为重度肥胖。

（3）体态肥胖，皮下脂肪丰满，分布均匀，腹部下垂。

（4）智力正常，性发育较早。

（5）严重者可出现肥胖通气不良综合征，表现为呼吸浅速，甚至发生发绀、心脏扩大、充血性心力衰竭。

【辅助检查】

（1）实验室检查　血清三酰甘油、胆固醇、β－脂蛋白、胰岛素升高，生长激素、免疫球蛋白、补体、全血 T 或 B 淋巴细胞、铜、锌降低。可见糖尿病性糖耐量曲线。生长激素刺激试验的峰值降低，红细胞增多。

（2）特殊检查　X 线腕骨片可见骨龄超前。肝脏 B 超可见脂肪肝。有氧能力测定可见最大耐受时间、最大氧消耗减少，最大心率、每分通气量、二氧化碳产量、做功量升高，无氧阈各项指标降低，呈现“无氧阈左移”现象。发生肥胖性心肺功能不全（Pickwickian 综合征）的患儿有肺换气量减少、低氧血症、心脏扩大。

【治疗原则】

加强锻炼，增加机体对热量的消耗，以运动为治疗基础，调整饮食，减少高热量食物的摄入，肥胖儿童、家长、教师、医务人员共同参与，在医务人员监督下的治疗疗程至少为1年。

治疗禁忌：①禁止采用禁食、饥饿或半饥饿等不良疗法；②禁止使用所谓的“抽脂减肥”和“物理振动疗法”；③禁止短期（3个月内）快速减肥。

二、主要护理问题

（1）营养失调，高于机体需要量　与摄入高能量食物过多或运动过少有关。

（2）自我形象紊乱　与体态肥胖有关。

（3）知识缺乏　与患儿及家长缺乏合理营养知识有关。

三、护理措施

1. 常规护理

（1）限制饮食　①根据不同年龄、身高、体重计算热量，制定相应的食谱。饮食应以低脂肪、低碳水化合物、高蛋白质、富含维生素及微量元素食物为主。为满足小儿食欲，宜选择体积大而热量少的食物，如萝卜、芹菜、冬瓜、番茄等，可加适量的蛋白质类，如瘦肉、鸡肉、鱼、豆制品等。少吃或不吃高热量、高脂肪、体积小的食物，如饮料、油炸食品、巧克力、奶油等。食物切小块，减慢进食速度，吃饭时间不宜过长，吃饭时分散对食物的注意力，同时注意充分供应维生素、微量元素及矿物质。②对患儿不良饮食习惯的干预是一个长期的过程。需强调的是，儿童肥胖是与生活方式密切相关的疾病，而肥胖儿童的生活方式是在家庭、学校和社会影响下长期以来形成的，因此，肥胖患儿干预方案的实施，应有多方面的参与，良好自理行为的建立至关重要。③Orem的自理理论认为，自理是个人为维持生命、健康和完好而需要自己进行的活动。特别是7～12岁是从形象思维向逻辑思维过渡的时期，此期儿童开始具有一定逻辑思维能力，自主性增强，乐于学习新的技能以完善自我。但肥胖儿童存在诸多的饮食和运动方面的不良行为，使他们每日热量摄入过多，而运动少使能量消耗过少，导致肥胖。

（2）增加活动　在限制饮食的同时，鼓励患儿进行体育活动。根据患儿耐受力逐渐增加运动量，以运动后轻松愉快、不感到疲劳为原则。运动可使胰岛素和三酰甘油水平下降，促使肌肉发育，保持体力。

（3）解除患儿的精神负担　鼓励患儿建立信心，消除因肥胖带来的自卑心理，创造机会鼓励其参加力所能及的活动，及时给予表扬，使其能主动地参加到群体活动或游戏中去，以达到身心健康发展。

2. 病情观察

（1）观察患儿体重是否呈下降趋势。

（2）观察患儿是否坚持每日运动。

3. 健康指导

（1）纠正越胖越健康的错误传统观念，强调营养过剩的危害；大力提倡母乳喂养，减少添加高糖、高脂肪的辅食，饮食量要适度；对患儿实施生长发育监测，及早发现体重增长过快及肥胖趋势。

（2）对学龄及青春期儿童，强调建立正常饮食制度、养成良好的饮食习惯的重要性，避免长时间看电视、玩游戏机等静坐活动。同时创造条件增加活动量，如走路上学和做家务等。

第三节　维生素 D 缺乏病

一、疾病概述

【概念与特点】

维生素 D 缺乏病是指因缺乏维生素 D 引起钙、磷代谢失常而发生的以骨骼生长发育障碍为主的全身性疾病，是婴幼儿中常见的营养缺乏症。其发病与母亲孕期缺钙、出生后喂养不当或生长发育快而供给不足、缺少室外活动、长期不接触阳光或慢性腹泻影响肠道对维生素 D 的吸收有关。

维生素 D 缺乏时，肠道吸收钙、磷减少，血钙、血磷水平降低。血钙降低刺激甲状腺激素分泌增加，使旧骨脱钙增加，促进骨质吸收和骨盐溶解。其结果使血钙正常或偏低，血磷降低，钙磷乘积下降，骨样组织钙化受阻，临床上产生一系列的骨骼症状和血生化改变。

【临床特点】

1. 初期 多出生后 3 个月起病，主要表现为非特异性神经精神症状，如小儿多汗夜惊、易激惹、烦躁不安、睡眠不好。因多汗及摩擦可见枕秃。无 X 线变化。

2. 激期 此期主要以骨骼改变和运动发育迟缓为主。

（1）骨骼改变 头部骨骼可出现颅骨软化、方颅甚至鞍状或十字状颅形。前囟闭合晚，牙釉质缺乏并易患龋齿，胸部骨骼出现维生素 D 缺乏病串珠（又称肋骨串珠）、肋膈沟、鸡胸或漏斗胸；四肢骨骼表现为维生素 D 缺乏病手足镯，下肢呈“O”形腿或“X”形腿；此外可见脊柱后突或侧弯畸形。

（2）运动功能发育迟缓 患儿全身肌肉松弛，肌张力低下，韧带松弛，表现为头颈软弱无力，坐、立、行均迟于正常小儿，腹部膨隆，如蛙形腹。

3. 恢复期 一经治疗，血钙、磷恢复最快。患儿临床症状减轻或消失，精神好转，肌张力恢复。

4. 后遗症期 多见于 3 岁以上小儿，临床症状消失，只留下不同程度的骨骼畸形。

【辅助检查】

1. 实验室检查

（1）血常规 维生素 D 缺乏性手足搐搦症的患儿外周血象检查正常，有助于与其他抽搐性疾病进行鉴别诊断。

（2）血钙测定 血钙浓度分析为确定诊断的可靠依据。血清钙浓度低于 1.75 ~ 1.88mmol/L 或离子钙浓度低于 1.0mmol/L 者即可诊断为低钙血症。

（3）血清镁测定 有助于与低镁血症所致的抽搐相鉴别。血清镁参考范围为 0.74 ~ 1.25mmol/L。

（4）血磷测定 ①佝偻病初期血磷正常或稍低，后期明显减低；②血磷减低还可见于肾性佝偻病，低血磷性抗维生素 D 佝偻病及远端肾小管酸中毒等。

（5）血碱性磷酸酶活性测定 ①佝偻病初期血碱性磷酸酶升高，激期及病变严重时，上升明显，可超过正常值2~4倍。经维生素D治疗后，碱性磷酸酶水平逐渐下降。②如患儿蛋白质或锌严重缺乏，碱性磷酸酶可不升高。③维生素D缺乏性手足搐搦症在血钙降低的同时，碱性磷酸酶升高。

（6）尿钙测定　①尿钙与血钙浓度相平行，维生素D缺乏性佝偻病及维生素D缺乏性手足搐搦症时可见尿钙减低。②尿钙减低还可见于甲状腺功能减退、慢性腹泻、慢性肾衰竭、尿毒症。③使用大剂量维生素D治疗时需监测尿钙以防维生素D中毒。

（7）尿磷测定　佝偻病时尿磷减低，激期减低更明显。

2. 特殊检查　X线腕骨平片可见桡骨远端呈杯口状、毛刷状改变，骨骺端钙化带消失，骨骺软骨增宽，骨质疏松，骨龄正常。长骨片可见骨质疏松、骨皮质变薄、骨干弯曲。

【治疗原则】

控制活动期，防止骨骼畸形；适量补充维生素D，控制病情发展；改善饮食，坚持户外活动；加强体格锻炼，预防和纠正骨骼畸形。

二、主要护理问题

（1）营养失调，低于机体需要量　与户外活动少、维生素D摄入不足有关。

（2）生长发育改变　与维生素D缺乏导致体内钙磷代谢异常引起骨骼及神经发育迟缓有关。

（3）潜在并发症——维生素D中毒　与维生素D用药时间过长或过量有关。

（4）知识缺乏　与家长缺乏维生素D缺乏病预防及护理知识有关。

三、护理措施

1. 常规护理

（1）增加维生素D的摄入　①多到户外活动，接受日光照射。户外活动时间由短到长，从数分钟增加至1小时以上。夏季可在阴凉处活动，冬季室内活动时开窗，让紫外线能够透过。②提倡母乳喂养，按时添加辅食，增加富含维生素D及矿物质的食物，如母乳、肝、蛋、蘑菇等，同时注意食物中钙、磷比例。

（2）促进生长发育的辅助措施　①保持室内空气新鲜，冷暖适宜，阳光充足，避免交叉感染。②衣着柔软、宽松，床铺松软，避免过早、过久地坐、站、走。鼓励患儿多采取卧位。

（3）遵医嘱供给维生素D，不可擅自增加维生素D用量或加长用药时间，同时应严密观察病情，如有维生素D中毒者应立即停服。

2. 病情观察　定期监测身长、智力发育，以评估生长发育情况。

3. 健康指导

（1）向患儿家长介绍维生素D缺乏病的病因及预防要点，指导家长有关维生素D缺乏病的护理知识，如多晒太阳，积极调整饮食，不能坐、站过久等。

（2）介绍维生素D缺乏病的预防方法　①孕妇及哺乳的女性应接受日光照射，饮食应多含有丰富的维生素D、钙等营养物质；②提倡母乳喂养，新生儿从出生后2周开始，坚持服用维生素D 400～800U；③婴幼儿应及时添加辅食，选择富含维生素D、钙、磷和蛋白质的食物。

（3）以示范和指导练习的方式教授日光浴、户外活动及按摩肌肉的方法。

第三章
传染性疾病的护理

第一节　麻　疹

一、疾病概述

【概念与特点】

麻疹是由麻疹病毒引起的急性出疹性传染病。具有高度的传染性，以6个月以上5岁以下儿童发病率最高，临床以发热、上呼吸道感染、麻疹黏膜斑及全身皮疹为其特征，冬春季多见，其传播途径为呼吸道飞沫传染。

麻疹病毒侵入上呼吸道和眼结膜后，在鼻、咽部和眼结膜上皮细胞内复制繁殖，然后由局部淋巴系统进入血流循环（第1次病毒血症），被单核吞噬细胞吞噬后在此大量繁殖，病毒再次入血（第2次病毒血症），使T细胞致敏，与病毒抗原发生细胞免疫反应，淋巴因子释放，引起局部组织坏死和炎性反应。

【临床特点】

1. 麻疹分型　分为典型、轻型、重型、无皮疹型四种。

（1）典型麻疹　潜伏期6~18日，接受被动免疫者可延至21~28日。临床经过分以下三期。①前驱期：指从发热开始至出疹，一般为3~4日，症见发热、流涕、结膜炎、流泪、轻咳等。于发热的第2~3日，颊内黏膜上相当于下部磨牙的外侧，见到0.5~1mm大小的白色斑点，周缘红晕，此即麻疹黏膜斑（科氏斑）。数量由少到多，可融合成较大白斑，类似鹅口疮，于皮疹大量透出时逐渐消失。②出疹期：2~5日。发热3~4日后，皮疹自耳后发际及颈部开始，渐及额面部，再自上而下，波及全身，最后达手掌及足底。开始为玫瑰色斑丘疹，大小不等，稀疏分明；其后皮疹增多，可有融合，颜色暗红，疹间可见正常皮肤。同时全身症状加重，咳嗽加剧，咽红肿痛，高热不退。③恢复期：出疹3~5日后，如无并发症，皮疹依出疹顺序逐渐消退，疹退处有麦麸样脱屑，留存棕色斑痕，2周左右消退。同时体温下降，全身症状减轻、消失。

（2）轻型麻疹　潜伏期长达3~4周，前驱期短且症状轻微，体温多在39℃以下，常无麻疹黏膜斑，皮疹稀疏色淡，很快消失，可无脱屑及色素斑，病程1周左右。多见于对麻疹病毒有部分免疫力的病人。

（3）重型麻疹　高热持续在40~41℃，皮疹密集融合成片，遍布全身，疹色暗红，或疹出不透，或出而骤退。常并发肺炎、喉炎、中耳炎等，预后不良，病死率高。

（4）无皮疹型麻疹　整个病程不见皮疹，仅有麻疹黏膜斑。诊断主要根据鼻咽分泌物中找到多核巨细胞及血清学检查。

2. 并发症　肺炎为最常见的并发症，分为原发性间质性肺炎或继发性细菌性肺炎；其他如喉炎、脑炎、心肌炎等也可发生，根据其并发症的出现而表现相应的临床症状及体征。

【辅助检查】

（1）血常规　白细胞计数减少，淋巴细胞分类相对增多。

（2）多核巨细胞检查　取病人鼻咽拭子涂片，直接镜检多核巨细胞有早期诊断价值。

（3）病毒抗原检查　用免疫荧光法检测麻疹病毒特异性抗原有早期诊断意义。

（4）其他检查　疑有肺炎者，应做X线胸片检查，疑并发脑炎者，应做脑脊液检查，脑脊液所见与一般病毒性脑炎相似，也可为正常。

【治疗原则】

加强护理，隔离防止传染，对症治疗，防治并发症。

二、主要护理问题

（1）体温升高　与麻疹毒血症和继发细菌感染有关。

（2）皮肤黏膜完整性受损　与麻疹病毒感染有关。

（3）有感染的危险　与免疫功能下降有关。

（4）潜在并发症　支气管肺炎、心肌炎、急性喉炎、脑炎。

三、护理措施

1. 常规护理

（1）休息　提供舒适的休息环境，室温 18～22℃，湿度 50%～60%，光线柔和，避免光线直接刺激，保持室内安静，加强通风措施。绝对卧床休息至皮疹消退，体温降至正常为止。做好生活护理，满足患儿生理需要。

（2）饮食　发热期间给予清淡易消化、无刺激的流质饮食。出疹期间鼓励多喝水，有利于排毒和透疹。疾病恢复期间给予高热量、富含蛋白和维生素饮食以促进康复，满足生长发育需要。

2. 专科护理

（1）发热的护理　监测体温变化，高热出疹期作物理降温，用温水擦浴，一般不用药物降温，超高热或高热惊厥遵医嘱给予小剂量退热剂降温，以免影响透疹，导致并发症。继发细菌感染时遵医嘱给予抗生素治疗。鼓励患儿饮水，保证足够的水分，必要时补液。

（2）皮肤黏膜的护理　密切注意出疹情况，透疹不畅时给予中药透疹。保持床单清洁、干燥、平整无屑、内衣柔软、宽松、舒适。剪短患儿指甲，防止抓破皮肤。加强口腔护理，保持口腔清洁卫生，多饮温水。加强眼部护理，每日用生理盐水擦洗并涂抗生素眼膏或滴抗生素滴眼液，避免患儿用手揉眼睛。

（3）预防感染传播的护理　①患儿隔离：接触后 7 日至出疹后 5 日实施隔离。②病室每日空气消毒，定时开窗通风。③患儿衣物及玩具需阳光暴晒 2 小时。④医护人员接触患儿后在流通空气中或日光下停留 30 分钟以上，才能接触其他患儿或易感儿。

3. 病情观察 密切注意出疹情况，注意有无出疹不透、疹色暗紫发生，警惕支气管肺炎、心肌炎、喉炎和脑炎的发生。及时发现，协助医生进行处理。

4. 健康指导

（1）由于麻疹传染性强，为控制疾病流行，需向家长介绍麻疹流行特点、病程、隔离时间、早期症状、并发症和预后，使其有充分的心理准备，积极配合治疗。

（2）无并发症者可在家中治疗护理。指导家长做好消毒隔离、皮肤护理及病情观察等。

第二节 流行性腮腺炎

一、疾病概述

【概念与特点】

流行性腮腺炎是由腮腺炎病毒所致的急性呼吸道传染病。最常累及腮腺，舌下腺和颌下腺发病较少。全年皆可发生，冬春尤多，多发于学龄前及学龄期儿童。临床特征为发热、腮腺的非化脓性肿胀疼痛。患处疼痛、肿胀，咀嚼时症状加重。

病毒侵入呼吸道，在局部黏膜上皮细胞和面部淋巴结中繁殖后入血播散至腮腺和中枢神经系统，引起非化脓性腮腺炎和脑膜炎。病毒继续复制入血后侵犯第 1 次病毒血症未受累器官而出现不同器官相继病变。腮腺导管阻塞、扩张和淀粉酶滞留，受阻的淀粉酶经淋巴管进入血流使血浆淀粉酶升高。

【临床特点】

（1）多数患儿无前驱症状，以腮腺肿大、疼痛为首发症状。腮腺肿胀常为双侧性，以耳垂为中心向周边蔓延，表面不红，局部微热，坚韧有弹性，明显疼痛及触痛，张口及咀嚼加重。发病早期颊黏膜腮腺管口红肿。伴发热、头痛、乏力、食欲减退等。经过 8 ~ 10 日，肿胀消退，一般体温下降先于腺肿消退。

（2）少数患儿可有下列任何一种并发症：①无菌性脑膜炎综合征：多为学龄儿童，常发生在腮腺肿胀后3～10日。主要表现为发热、头痛、呕吐、嗜睡或谵妄，颈有抵抗感，甚少惊厥。预后良好，绝大多数于起病后10日左右痊愈。②睾丸炎、附睾炎：多见于青春期，常在腮腺炎起病1～2周内发生。多为单侧受累，睾丸肿胀、变硬、疼痛和触痛，伴发热、头痛。1～2周痊愈。很少引起不育。③胰腺炎：多在腮腺肿后3～7日内发生。体温骤升，寒战，反复呕吐，左上腹压痛及局部肌肉强直，1周后多能恢复。

【辅助检查】

（1）血常规　白细胞计数正常或稍低，淋巴细胞相对增高。有并发症时白细胞计数可增高。

（2）病毒分离　急性期病人涎液、咽拭子及尿液中可分离出病毒。

（3）血清学检测　补体结合试验、血凝抑制试验及病毒中和试验均可阳性。恢复期血清抗体效价升高4倍以上有诊断意义。

（4）血清淀粉酶　多数患儿有轻至中度升高，并发胰腺炎时明显增高。

（5）脑脊液检查　并发无菌性脑膜炎时脑脊液变化几乎与流行性乙型脑炎完全相同。早期自脑脊液中可分离出腮腺炎病毒。

【治疗原则】

本病属自限性疾病，以对症处理为主，防治并发症。

二、主要护理问题

（1）疼痛　与腮腺肿胀有关。

（2）体温过高　与病毒血症有关。

（3）潜在并发症——脑膜炎、脑膜脑炎、睾丸炎　与病毒侵入脑组织、睾丸组织有关。

三、护理措施

1. 常规护理

（1）减轻疼痛的护理　①保持口腔清洁卫生，餐后用温盐水或4%硼酸溶液漱口，鼓励多饮水。②给予营养丰富、易消化、少刺激的半流质饮食或软食，避免进食酸、辣等刺激性食物，减轻疼痛。③腮腺肿大处冷敷或用中药如青黛调食醋敷于患处。

（2）体温过高的护理　①观察体温变化，每 2 ~ 4 小时监测体温，并记录。②体温 38.5℃以上者给物理降温或药物降温。③遵医嘱早期给予利巴韦林、干扰素或板蓝根等抗病毒治疗。④卧床休息至腮腺消肿为止。

（3）预防　①控制传染源隔离患儿直至腮腺肿大消退后 3 日。②保护易感人群，主动免疫接种减毒的腮腺炎疫苗，以获得免疫力，潜伏期接种可减轻症状，严重免疫功能损害为相对禁忌。

2. 病情观察

（1）注意有无脑膜炎和脑膜脑炎表现，有颅内高压时给予 20% 甘露醇脱水治疗。

（2）观察有无睾丸肿胀和疼痛同时伴体温升高，可用棉花垫和“丁”字带托起阴囊或局部冷敷，消肿止痛。

3. 健康指导

（1）流行性腮腺炎具有传染性，为控制疾病流行，应向家长说明隔离治疗的重要性，使其能配合治疗。无并发症的患儿可在家中隔离治疗。

（2）指导家长做好隔离、发热、饮食、清洁口腔及用药的护理，学会观察病情以便及时就诊。

（3）作好患儿和家长的心理护理，向家长介绍减轻腮腺疼痛的方法，使患儿配合治疗。

第三节　病毒性肝炎

一、疾病概述

【概念与特点】

病毒性肝炎是由多种肝炎病毒引起的一组传染病，包括分别由甲、乙、丙、丁、戊五型肝炎病毒所致的甲型病毒性肝炎（又名甲肝）、乙型病毒性肝炎（又名乙肝）、丙型病毒性肝炎（又名丙肝）、丁型病毒性肝炎（又名丁肝）和戊型病毒性肝炎（又名戊肝），儿童以甲型病毒性肝炎为多见。病毒性肝炎以消化系统症状，有或无黄疸、肝大及肝功能异常等为特征。由于病原不同，各型临床特点、流行特点及转归各异，各型间无交叉免疫。本病临床分为急性肝炎（包括急性黄疸型和急性无黄疸型）、慢性肝炎（包括慢性迁延性和慢性活动性）、重型肝炎（包括急性重型、亚急性重型和慢性重型）、淤胆型肝炎和肝炎后肝硬化五型。

【临床特点】

（1）潜伏期　甲型病毒性肝炎潜伏期平均为30日（15～45日）；乙型病毒性肝炎潜伏期平均为70日（30～180日）；丙型病毒性肝炎潜伏期平均为50日（15～150日）；戊型病毒性肝炎潜伏期平均为40日（10～70日）；丁型病毒性肝炎潜伏期尚未确定，可能与乙型病毒性肝炎相当。

（2）急性肝炎　急性甲型病毒性肝炎临床特点的阶段性较为典型，可分为黄疸前期、黄疸期及恢复期三期，总病程有2～4个月。

（3）慢性肝炎　慢性肝炎仅见于乙、丙、丁型病毒性肝炎。根据其临床症状的轻重和变化特点，慢性肝炎可分为慢性迁延性肝炎和慢性活动性肝炎。前者是指急性肝炎迁延半年以上，反复出现疲乏、头晕、消化系统症状、肝区不适、肝大、压痛等；后者指病程超过半年，各种症状（如厌食、恶心、呕吐、乏力、肝区痛等）明显，肝大，肝功能持续异常等。

（4）小儿肝炎　由于小儿免疫反应较低，感染肝炎病毒后多不表现症状而成为隐性感染，在感染HBV后则容易成为无症状HBsAg携带者。有症状者一般表现较轻，以无黄疸或迁延性肝炎为主。

【辅助检查】

1. 肝功能检查

（1）血清酶的检测　常用的检测指标有血清丙氨酸氨基转移酶（ALT）、天冬氨酸氨基转移酶（AST）、谷氨酸转肽酶（γ－GT）、乳酸脱氢酶（LDH）等。各型急性肝炎在黄疸出现前3周ALT即开始升高，直至黄疸消退后2～4周才恢复正常，慢性肝炎时ALT可持续或反复升高。

（2）血清蛋白的检测　通过血清白蛋白（A）、球蛋白（G）的定量分析及血清蛋白电泳分析，可反映肝损伤时肝功能的变化，如A/G比值下降甚至倒置是慢性活动性肝炎和肝硬化的重要特征。

（3）血清和尿胆色素检测　急性肝炎早期尿中尿胆原增加，黄疸期尿胆红素及尿胆原均增加。

（4）凝血酶原时间检测　肝病时凝血酶原时间长短与肝损害程度呈正比，凝血酶原时间比正常对照延长1倍以上时提示肝损害严重。

（5）血氨浓度检测　血氨浓度升高提示肝性脑病。

2. 肝炎病毒标记物检测

（1）甲型病毒性肝炎　常用ELISA法或放射免疫（RIA）法检测血清抗－HAV IgM，如其为阳性则提示存在HAV感染。

（2）乙型病毒性肝炎　常用ELISA法或放射免疫（RIA）法检测血清HBsAg与抗－HBs、HBeAg与抗－HBe、HBcAg与抗－HBc；常用分子杂交法或PCR法检测血清HBV DNA，如其为阳性表明HBV有活动性复制，传染性较大，如果用PCR法则更能反映HBV的复制程度。

（3）丙型病毒性肝炎　常用ELISA法或放射免疫（RIA）法检测血清抗－HCV及抗－HCV IgM，抗－HCV是有传染性的标记，抗－HCV IgM仅存于急性期，治愈后可消失，也可采用RT－PCR（反转录PCR法）检测HCV的复制情况。

（4）丁型病毒性肝炎　常用ELISA法或放射免疫（RIA）法检测血清HD Ag和抗－HD，急性HDV感染时HD Ag仅在血中出现数日，随之出现抗－HD IgM，持续时间也较短。

（5）戊型病毒性肝炎　常用ELISA法检测血清抗－HEV IgM及抗－HEV IgG，两者均可作为近期感染的标记。

3. 其他实验室检查

（1）血常规　急性肝炎初期白细胞计数正常或略高，黄疸期白细胞计数减少，分类淋巴及大单核细胞升高。

（2）尿常规　深度黄疸或发热病人，尿中可出现蛋白红细胞、白细胞或管型。

【治疗原则】

病毒性肝炎尚缺乏可靠的有效治疗方法，其总的治疗原则均以足够的休息、营养为主，辅以适当的药物，避免饮酒、过劳和应用损害肝脏的药物。

二、主要护理问题

（1）活动无耐力　与肝功能受损有关。

（2）营养失调，低于机体需要量　与食欲差、机体消耗量增加有关。

（3）有皮肤完整性受损的危险　与黄疸致皮肤瘙痒有关。

（4）潜在并发症——出血、肝性脑病　与肝功能受损致凝血功能障碍、毒性物质潴留致中枢神经系统中毒有关。

三、护理措施

1. 常规护理

（1）制定合理的作息制度，注意劳逸结合　急性期时强调早期卧床休息，至症状明显减退，可逐渐增加活动，以不疲劳为宜。提供促进患儿休息的环境。

（2）加强营养　饮食宜清淡，热量足够，蛋白质摄入争取达到每日 1～1.5g/kg（重型肝炎时给予低蛋白饮食），适当补充 B 族维生素、维生素 C 等；不宜进食过高热量和过多的糖；少吃多餐，饭后休息。

（3）做好皮肤护理　早晚温水擦浴，剪短指甲，必要时可用炉甘石洗剂涂搽瘙痒皮肤或遵医嘱使用抗组胺类药物。

2. 专科护理

（1）防治出血　静脉穿刺及抽血部位按压时间延长，嘱咐患儿不要挖鼻腔。并遵医嘱用止血药物，必要时输血。

（2）防治肝性脑病　①观察患儿生命体征及神经反射，及时发现肝性脑病征象。②氨中毒的防治：给予低蛋白饮食，并控制药物氨含量。消化系统出血停止后，灌肠以清除肠道内积血，减少氨的吸收。③遵医嘱用药，恢复正常神经递质并维持氨基酸平衡，避免使用损害肝脏的药物。④遵医嘱及早使用脱水剂，准确记录 24 小时液体出入量。

3. 病情观察　密切观察病人生命体征、神志、大小便性状、皮肤黏膜不良反应等的变化，并做好记录。

4. 健康指导

（1）急性期卧床休息 1～2 周，黄疸消退后逐渐下床活动，保持心情愉快，注意劳逸结合，出院后3~6个月不宜参加剧烈活动。

（2）少食多餐，不宜过饱，选择清淡、易消化饮食。

（3）患儿应与正常儿童隔离，且传染期不应到公众场合，以防传染他人；患儿食具应专人专用，每日煮沸15~30分钟消毒，排泄物集中消毒处理。

（4）出院后到门诊复检肝功能。

（5）养成良好的卫生习惯，饭前便后洗手，不吃不洁饮食。

第四节　细菌性痢疾

一、疾病概述

【概念与特点】

细菌性痢疾是由痢疾杆菌引起的急性肠道传染病，又称志贺菌病，夏秋季为多。临床以发热、腹痛、腹泻、脓血便及里急后重为特征。中毒型痢疾多见于小儿，起病急骤，病情重。病人及带菌者为传染源，经粪－口途径传播。

痢疾杆菌属肠道菌科中的志贺菌属，志贺菌属共分四群：A群痢疾志贺菌、B群福氏志贺菌、C群鲍氏志贺菌和D群宋内志贺菌。我国以B群福氏志贺菌为主要流行病原，D群次之，A群更次之。各群痢疾杆菌均可产生内毒素，A群志贺菌还可产生外毒素。痢疾杆菌外界生存力强，在污染物上可生存1~2周，但对理化因素的抵抗力弱，日光下30分钟、60℃10分钟可灭活，对各种化学消毒剂敏感。

【临床特点】

1. 急性细菌性痢疾

（1）普通型　起病急，畏寒发热，腹泻，初为稀水便，后为黏液脓血便，次频量少，伴里急后重，恶心呕吐，腹痛，左下腹压痛，严重者可出现脱水酸中毒。病程1~2周。

（2）轻型　不发热或轻微发热，腹泻次数不多，粪便中有少量脓血，或只有黏液并无脓血，全身症状轻。

（3）中毒型　多见于学龄前儿童。起病急骤，高热40~41℃，反复惊厥，迅速出现休克、昏迷和呼吸衰竭，而肠道症状常在发病后数小时才出现。

2. 慢性细菌性痢疾 病程超过2个月。症状迁延不愈或间歇出现。多见于体质虚弱、营养低下，有佝偻病、贫血的婴幼儿。

【辅助检查】

急性期白细胞计数增高，(10～20)$\times 10^9$/L，中性粒细胞增高。慢性期可有贫血；大便检查有黏液脓血便，镜检大量脓细胞（大于15个/HP）及红细胞，可有吞噬细胞；大便培养见痢疾杆菌就可确诊。

【治疗原则】

1. 急性细菌性痢疾

(1) 一般治疗 隔离至临床症状消失，大便培养2次（－），给予少渣饮食，补充水、电解质，纠正酸碱平衡失调。

(2) 病原治疗 ①喹诺酮类：诺氟沙星，小儿每日20～40mg/kg，分3～4次口服，连用5～7日；或用环丙沙星或氧氟沙星，副作用有胃肠道反应，儿童应慎用或短期内应用。②复方新诺明：体重≥40kg儿童，每次2片，每日2次；体重<40kg儿童酌减。③抗菌治疗：头孢菌素类。

(3) 对症治疗 高热时给予降温，腹痛剧烈时给阿托品及颠茄止痉，全身毒血症状重时给小剂量糖皮质激素。

2. 慢性细菌性痢疾

(1) 全身治疗 生活规律，饮食规律，适当锻炼，加强营养。

(2) 病原治疗 选用敏感抗生素联合治疗。

二、主要护理问题

(1) 体温过高 与菌血症或毒血症有关。

(2) 排便异常 与痢疾杆菌感染肠黏膜炎症渗出、坏死溃疡有关。

(3) 舒适的改变——腹痛 与肠黏膜炎症刺激肠壁有关。

(4) 潜在并发症——休克 与组织灌注不足和颅内高压有关。

(5) 焦虑 与患儿及家长担心疾病的预后有关。

三、护理措施

1. 常规护理

（1）保证营养的供给　给予营养丰富，易消化的流质或半流质饮食，禁食易引起胀气、多渣等刺激性食物。

（2）心理护理　讲解细菌性痢疾的发病经过及转归，鼓励患儿增强信心、积极配合医生、护士进行各项检查和治疗及护理，以促进患儿早日康复。

2. 专科护理

（1）体温过高的护理　①监测体温变化，每日测体温 4 ~6 次。②体温 38.5℃以上时给予物理降温或药物降温，控制体温在 37℃左右。③体温持续不退时给予冬眠疗法。④警惕高热惊厥，反复惊厥者给予地西泮、水合氯醛和苯巴比妥镇静。

（2）排便异常的护理　①观察患儿的排便次数和大便性状。②准确采集大便标本作检查，注意应取黏液脓血部分检验以提高阳性率。③大便次数多时或病初水样泻时防止脱水的发生。④遵医嘱给予抗生素。

（3）腹痛的护理　①观察腹痛的部位和性质。②给予心理安慰。③必要时给阿托品或颠茄解痉止痛。

3. 病情观察

（1）密切注意患儿血压、呼吸、脉搏、尿量和面色变化，警惕感染性休克，一旦发生需配合医生抢救。

（2）注意患儿有无瞳孔大小、对光反射改变及有无意识障碍发生，警惕脑水肿、颅内高压发生，必要时给予 20% 甘露醇脱水治疗。

（3）警惕呼吸衰竭的发生，保持患儿呼吸道通畅，给氧，遵医嘱给予呼吸兴奋剂，注意血氧饱和度和呼吸、面色变化，做好气管插管和气管切开准备。

4. 健康指导　指导儿童注意饮食卫生和生活规律，不吃生冷、不洁食物；向患儿家长介绍细菌性痢疾的传播方式和预防措施。

第五节　结核性脑膜炎

一、疾病概述

【概念与特点】

结核性脑膜炎是小儿结核病中最严重的一个类型，多见于3岁以内婴幼儿，且多在结核原发感染后1年内发病。如诊断不及时或治疗不当，本病的病死率及后遗症发生率较高，故早期诊断和合理治疗是改善本病预后的关键。

结核杆菌属分枝杆菌属，有抗酸性，分裂增殖缓慢。对人类致病的结核杆菌主要为人型和牛型两种。结核杆菌引起人体的发病不仅取决于细菌的数量、菌群和毒力，更重要的是有赖于机体的免疫状态，尤其是细胞免疫的强弱。

由于婴幼儿中枢神经系统发育不成熟，血－脑屏障功能不完善，免疫功能低下，入侵结核杆菌容易经血行播散所致；另外亦可由于脑实质或脑膜结核灶破溃，结核杆菌进入脑脊液或蛛网膜下隙所致。

【临床特点】

根据其临床表现，病程大致可分三期。

（1）早期（前驱期）　1～2周，主要症状为小儿性格改变，如少言、喜哭、易怒、易倦等，还可有发热、食欲不佳、轻度头痛（如蹙眉皱额、嗜睡等），呕吐等症状。

（2）中期（脑膜刺激期）　1～2周，患儿可出现脑膜刺激征，如颈项强直，克氏征、布氏征阳性，婴幼儿可出现前囟膨隆。并可出现脑神经障碍（如面神经瘫痪等），视神经炎，肢体瘫痪等症状。

（3）晚期（昏迷期）　1～3周，以上症状逐渐加重，由意识朦胧、半昏迷而进入昏迷状态，频繁惊厥，常伴水、电解质紊乱。

小儿结核性脑膜炎也有不典型症状者，如急性发病（病程短，2～5日），婴儿以惊厥为首发症状，可无前驱期症状，脑膜刺激征不明显，以舞蹈样多动症起病，以突然偏瘫起病等。

【辅助检查】

（1）实验室检查　脑脊液检查压力增高，外观透明，微混或呈毛玻璃样，白细胞计数多为（50～500）$\times 10^6$/L，分类以淋巴细胞为主，蛋白含量增高，糖与氯化物降低。蛛网膜下隙阻塞时，脑脊液中可呈黄色，静置12～24小时后有蜘蛛网状薄膜形成。取脑脊液、脑脊液薄膜或脑脊液离心沉淀物涂片做抗酸染色有抗酸杆菌。免疫学方法检测脑脊液结核菌抗原可阳性。脑脊液PPD－IgM或PPD－IgG可升高。脑脊液结核菌培养可阳性。分子生物学方法可在脑脊液中检出结核菌DNA。脑脊液腺苷脱氨酶（ADA）升高>9U/L。

（2）特殊检查　结核菌素试验阳性。X线胸片检查可有结核病灶。脑CT或磁共振（MRI）检查在早期可正常，中晚期可见结核瘤，基底节阴影增强，脑池密度增高、模糊、钙化，脑室扩大，脑水肿。急性期脑电图检查异常。

【治疗原则】

1. 一般疗法　应卧床休息，加强护理，做好口腔、皮肤的清洁护理，对昏迷患儿可予鼻饲或全静脉营养，以保证足够热量。应经常变换体位，防止压疮和坠积性肺炎。做好口腔、皮肤、眼睛的清洁护理。

2. 药物治疗

（1）抗结核治疗　①强化治疗阶段：疗程3～4个月。联合使用异烟肼、利福平、吡嗪酰胺及链霉素。②巩固治疗阶段：继用帕司烟肼或异烟肼，合用利福平。抗结核药物总疗程不少于12个月，或待脑脊液恢复正常后继用异烟肼治疗6个月，利福平9～12个月。

（2）糖皮质激素　早期使用效果好。常用泼尼松每日1～2mg/kg，每日总量<45mg，1个月后逐渐减量，疗程8～12周。

（3）降低颅内高压　采用脱水剂、乙酰唑胺（醋氮酰胺）及糖皮质激素治疗。

（4）对症治疗　处理惊厥及水、电解质紊乱。

3. 其他治疗

（1）侧脑室穿刺引流　适用于急性脑积水而其他降颅内压措施无效或疑有脑疝形成时，引流量根据脑积水严重程度而定。有室管膜炎时可予侧脑室内注药；应特别注意防止继发感染。

（2）腰穿减压和鞘内注药　适用于：①颅内压较高，应用糖皮质激素及甘露醇后效果不明显，但不急需做侧脑室引流或没有做侧脑室引流的条件者。②脑膜炎症控制不好以致颅内压难以控制者。③脑脊液蛋白量>3.0g/L以上。

二、主要护理问题

（1）潜在的并发症——颅内压增高　与颅内感染有关。

（2）营养失调，低于机体需要量　与纳差、疾病消耗过多有关。

（3）意识障碍　与颅内压增高和脑实质受损有关。

（4）有皮肤完整性受损的危险　与长期卧床使皮肤受压和抵抗力下降有关。

三、护理措施

1. 常规护理

（1）维持患儿正常生命体征　①卧床休息，抬高床头，半卧位，保持头部居中，避免一切不必要的刺激，医、护、技操作集中进行，限制陪伴及探视。②保持呼吸道通畅，防止呕吐物误吸，必要时吸痰或给氧，惊厥发作时及时放置牙垫防止牙咬伤，并积极控制惊厥。③做好腰穿前后心理护理，腰穿后去枕平卧4～6小时。④控制静脉滴注的速度，遵医嘱给予脱水剂及水、电解质等，合理使用抗结核药物，并注意药物不良反应。

（2）改善患儿营养状况　维持营养，保持水、电解质平衡，为患儿提供足够的热量、蛋白质及维生素食物，以增强机体的抵抗力。清醒的患儿采取舒适的卧位协助进食，宜少食多餐，耐心喂养。进食速度避免过快，防止呕吐，进餐前后1小时抬高床头，昏迷患儿采取鼻饲喂养和静脉高营养支持治疗。

（3）加强基础护理　①眼睑不能闭合者，涂以红霉素眼膏并用纱布覆盖。②每日口腔护理2～3次，呕吐后及时清除颈部、耳部残留物。③大小便后及时更换尿布，清洗臀部、会阴部，保持清洁、干燥。

2. 病情观察 密切观察患儿生命体征、神志、前囟、肌张力、瞳孔大小及对光反射等病情变化，发现异常及时告知医生。

3. 健康指导

（1）指导患儿及家长严格执行治疗计划，坚持全程、合理用药，指导进行病情及药物不良反应的观察，介绍结核病复发的时间多发生在停药后2～3年，复发的危险因素有营养不良、使用免疫抑制剂等。

（2）指导家长帮助患儿养成合理的生活习惯，劳逸结合。

（3）指导患儿避免与开放性肺结核病人接触，防止重复感染。

（4）对有后遗症的患儿，指导家长进行康复训练。

第六节 水　痘

一、疾病概述

【概念与特点】

水痘是由水痘－带状疱疹病毒所致的急性出疹性传染病。全年皆可发生，冬春尤多。儿童时期任何年龄皆可发病，以学龄前多见。临床特征为发热、皮肤分批出现丘疹、疱疹、结痂，且各期皮疹同时存在。

水痘病人是惟一的传染源。病毒存在于患儿上呼吸道鼻咽分泌物及疱疹液中，经飞沫和直接接触传播。出疹前1日至疱疹全部结痂时均有传染性，且传染性很强。易感儿（一般为1～6岁）接触后90%发病。感染水痘后多可获得持久免疫，但可以发生带状疱疹。本病一年四季均可发生，以冬春季为高。

【临床特点】

潜伏期14～16日，有时达3周。

（1）前驱症状　可有发热，大多在39℃以下。

（2）皮疹特征　皮疹可在发热同时或1～2日后出现。初时为成批的细小红色斑疹、斑丘疹，数小时或1日后变为椭圆形大小不等的疱疹，周围红晕。

数日后，疱疹逐渐变干、结痂、再经数日脱落，不遗留瘢痕。皮疹呈向心性分布，以躯干及头皮多见，伴痒感。丘疹、疱疹、结痂三种不同形态皮疹同时存在，是最典型的水痘疹。在口腔、咽部和结膜也可见小红丘疹，继而形成疱疹，破裂后成溃疡。

（3）并发症少见，偶可有下列并发症　①继发性皮肤细菌感染。②水痘脑炎：发生率在0.1%以下，多发生于出疹后3～8日，主要表现为发热、头痛、呕吐、神志改变，颈有抵抗感。③水痘肺炎：多见于免疫缺陷和新生儿患儿，正常小儿罕见。

【辅助检查】

（1）血常规　白细胞计数正常或稍低，淋巴细胞相对增高。有继发感染时白细胞计数可增高。

（2）病毒分离　出疹后3～4日从疱疹液中可分离出病毒。

（3）血清学检查　补体结合抗体可在出疹后1～4日内出现，取急性期和2周以后的血清检测结果对比，如4倍以上增高有回顾性诊断意义。

【治疗原则】

加强护理，隔离，防止传染，对症治疗为主，预防和治疗并发症。

二、主要护理问题

（1）皮肤完整性受损　与水痘病毒和继发细菌感染有关。

（2）体温过高　与病毒血症有关。

（3）有传播感染的可能　与呼吸道及疱液排出病毒有关。

三、护理措施

1. 常规护理

（1）皮肤的护理　室内温度适宜，衣服宽大柔软、被褥整洁不宜过厚、勤换洗，以免造成患儿不适增加痒感。保持手的清洁，剪短指甲，婴幼儿可戴并指手套，以免抓伤皮肤，继发感染或留下瘢痕。一般无并发症的水痘皮疹，不需做特殊处理，仅对症治疗。因皮肤瘙痒吵闹时，设法分散其注意力，或用温水洗浴、局部涂0.25%冰片炉甘石洗剂或5%碳酸氢钠溶液，或口服抗组胺药物。疱疹破溃时涂1%甲紫，继发感染者局部用抗生素软膏，或口服抗生素控制感染。有报道用麻疹减毒活疫苗0.3~1ml皮下注射1次，48小时内疱疹全部结痂，不再出现新疹，疗效明显。皮疹处用治疗仪照射有止痒、防止继发感染、加速疱疹干涸及结痂脱落的效果。

（2）降低体温　患儿多仅有中、低度发热，不必用降温药物，可控制室温、多饮水、卧床休息至体温正常。同时给予易消化的饮食，做好口腔护理。

（3）避免使用糖皮质激素类药物（包括激素类软膏）　因其可使病毒在体内增殖和扩散，使病情恶化。应用激素治疗其他疾病的患儿一旦接触了水痘病人，应立即肌内注射较大剂量的丙种球蛋白0.4~0.6ml/kg或带状疱疹免疫球蛋白0.1ml/kg，以期减轻病情。如已发生水痘，应争取在短期内递减，逐渐停药。

（4）预防感染的传播　采取呼吸道隔离至疱疹全部结痂或出疹后7日止。保持室内空气新鲜，托幼机构宜采用紫外线消毒。避免与易感儿接触。对高危人群的接触者可用丙种球蛋白或带状疱疹免疫球蛋白肌内注射。近年来国外试用水痘-带状疱疹病毒减毒活疫苗来免疫易感者。

（5）家庭护理　一般无并发症者可在家治疗护理。护士应上门做好隔离消毒、皮肤护理、防止继发感染以及病情观察的指导，并提醒家属，病程中禁用糖皮质激素。

2. 病情观察　水痘临床过程一般顺利，偶可发生播散性水痘、并发肺炎及脑炎，应注意观察及早发现，并予以相应的治疗及护理。

3. 健康指导

（1）水痘具有传染性，皮肤瘙痒明显，需向家长介绍水痘流行特点、病程、隔离时间、并发症和预后，减轻其焦虑心理。

（2）对社区人群进行相关知识宣教，重点应加强预防知识教育，如流行期间避免易感儿童去公共场所。

（3）无并发症的患儿可在家中隔离治疗，向家长示范皮肤护理方法，防止继发感染。

第七节　中毒型细菌性痢疾

一、疾病概述

【概念与特点】

中毒型细菌性痢疾是急性细菌性痢疾的暴发型，临床特征为急起高热、反复惊厥、嗜睡、昏迷，迅速发生循环衰竭和（或）呼吸衰竭，而早期肠道症状可很轻或缺如。以2~7岁体质较好的儿童多见。

病人和带菌者是传染源。经粪－口途径传播。人群普遍易感，儿童及青壮年多见。全年均有发生，7~9月为高峰季节。

【临床特点】

中毒型细菌性痢疾可以一起病即有严重的全身中毒症状，亦可在普通细菌性痢疾的基础上转化而来，临床按其主要表现分为三型。

（1）休克型　以周围循环衰竭为主。患儿面色苍白、四肢厥冷、脉搏细速、血压下降、唇指发绀、皮肤花纹，可伴有心功能不全、少尿或无尿及不同程度的意识障碍。肺循环障碍时，患儿突然呼吸加深加快，呈进行性呼吸困难，直至呼吸停止，现已证实为呼吸窘迫综合征。

（2）脑型　以缺氧脑水肿以至脑疝为主。此型大多数患儿无肠道症状而突然起病，早期即出现嗜睡、面色苍白、反复惊厥。血压正常或稍高、很快昏迷，继之呼吸节律不整、双瞳孔不等大、对光反射迟钝或消失，常因呼吸骤停而死亡。

（3）混合型　兼有上两型表现，病情最严重。

【辅助检查】

（1）大便常规　镜检可见大量脓细胞、白细胞、红细胞和吞噬细胞。

（2）细菌培养　用药前取大便黏附血部分送检并尽快接种，反复多次培养可提高阳性率。

（3）血象　白细胞计数增高至（10~20）$\times 10^9$/L，以中性粒细胞为主，并可见核左移，弥散性血管内凝血时血小板明显减少。

【治疗原则】

确诊后应争分夺秒尽快救治，采取综合措施，监护和维持重要脏器功能，维持水、电解质和酸碱平衡，控制感染，加强对症治疗。

二、主要护理问题

（1）体温过高　与痢疾杆菌毒素作用有关。

（2）惊厥　与脑微循环障碍有关。

（3）休克　与周围血管微循环障碍有关。

（4）腹泻　与肠内细菌感染有关。

（5）有传播感染的可能　与病原体排出有关。

（6）焦虑　与疾病危重有关。

三、护理措施

1. 常规护理

（1）高热的护理　绝对卧床休息、监测体温、综合使用物理降温、药物降温甚至亚冬眠疗法，争取在短时间内将体温维持在36～37℃，防高热惊厥致脑缺氧、脑水肿加重。①物理降温：可用温水擦浴（低于皮温2～3℃）；回流灌肠（需作大便培养者，在灌肠前取大便培养），取生理盐水2000～5000ml，用较粗的肛管插入肠道内，彻底清除肠道内容物，直至肠道洗出液清洁为止，既能降温又能清除毒素。②药物降温：可应用布洛芬或对乙酰氨基酚等退热剂。③对持续高热不退甚至惊厥不止者可采用亚冬眠疗法，用氯丙嗪、异丙嗪每次各1mg/kg，肌内注射或静脉给药，每4～6小时1次，并于头额部放置冰袋，争取在2～3小时内将体温降至38℃左右。④加强皮肤护理，防冻伤。

（2）惊厥、呼吸衰竭的护理　反复惊厥，能加重脑缺氧和脑水肿，易致呼吸衰竭，持续颅高压，又能加重惊厥，甚至形成脑疝。此时除严密监测患儿生命体征、降温、保持呼吸道通畅、充分给氧、加强五官护理、防坠床外，及时静脉注射20%甘露醇，配合使用呋塞米及糖皮质激素降低颅内压，记录好出入水量。使用地西泮、苯巴比妥钠镇静止惊、必要时行亚冬眠疗法。用大剂量东莨菪碱，加用尼可刹米或洛贝林治疗呼吸衰竭，必要时行气管插管或气管切开，使用人工呼吸机维持呼吸。

（3）休克的护理　患儿取平卧位、注意保温、密切监测病情。使用氨苄西林、头孢哌酮等，应大剂量联合静脉给药，对明显尿少者，不宜立即使用肾毒性药物，注意观察药物的不良反应。用2∶1溶液或低分子右旋糖酐扩容并疏通微循环，待血压回升后继续输注以维持水、电解质平衡，用5%碳酸氢钠溶液纠正酸中毒。注意调节好输注速度，速度过慢则休克难纠正，过快导致心力衰竭、肺水肿。可加用毛花苷丙以维持正常心功能，记录好出入水量。用山莨菪碱（对呼吸衰竭伴微循环障碍者可选用东莨菪碱）解除微血管痉挛，必要时可用多巴胺或间羟胺。有DIC者，用肝素抗凝治疗。

（4）腹泻的护理　评估并记录大便次数、性状及量，正确估计水分丢失量作为补液参考。供给易消化流质饮食、多饮水，不能进食者静脉补充营养。勤换尿布，便后及时清洗，防臀红发生。及时采集大便标本送检，常规检查标本应取脓血部分，细菌培养标本应取黏液微带血部分（应在使用抗生素前、不可与尿混合），必要时用取便器或肛门拭子采取标本。

（5）隔离消毒措施　采取肠道隔离至临床症状消失后1周或2次粪培养阴性止。尤其要加强患儿粪便、便器及尿布的消毒处理。向家属解释隔离消毒的重要性，具体指导消毒方法，使其自觉遵守，配合好医院的各项隔离消毒制度。

（6）心理护理　保持环境安静，护理病人时冷静、耐心。主动向病人和家属解释病情，消除心理紧张和顾虑，使之配合治疗并得到充分的休息。经常巡视病房，及时解决病人的问题。

2. 病情观察

（1）观察患儿体温、血压是否在预期时间内恢复正常并维持稳定。

（2）观察神志何时转清醒。

（3）观察患儿何时腹泻停止。

3. 健康指导　对家长及患儿进行卫生教育，讲究饮食卫生，养成良好的洗手习惯，提高保健意识。

第八节　传染性单核细胞增多症

一、疾病概述

【概念与特点】

传染性单核细胞增多症是由 EB 病毒所致的急性自限性传染病。主要侵犯儿童和青少年，其临床特征为发热、咽喉炎、淋巴结肿大、外周血淋巴细胞显著增多并出现异常淋巴细胞、嗜异性凝集试验阳性、感染后体内出现抗 EB 病毒抗体。

【临床特点】

（1）症状及体征　潜伏期 5 ~ 15 日，一般为 9 ~ 11 日。起病急缓不一。约 40% 患儿有前驱症状，历时 4 ~ 5 日，如乏力、头痛、畏寒、纳差、恶心、稀便等。本病的症状虽多样化，但大多数可出现较典型的症状，表现为发热、淋巴结肿大、咽痛、肝脾大、皮疹、神经系统症状。

（2）并发症　①呼吸系统：约 30% 患儿可并发咽部细菌感染。5% 左右患儿可出现间质性肺炎。②泌尿系统：部分患儿可出现水肿、蛋白尿、尿中管型及血尿素氮增高等类似肾炎的变化，病变多为可逆性。③心血管系统：约 6% 患儿并发心肌炎。④神经系统及其他：可出现脑膜炎、脑膜脑炎、周围神经病变，发生率约为 1%。其他并发症有脾破裂、溶血性贫血、胃肠道出血、腮腺肿大等。

【辅助检查】

（1）血常规　早期白细胞计数正常。发病后 10 ~ 12 日白细胞计数常有升高，高者可达（30 ~ 60）$\times 10^9$/L，第 3 周恢复正常。

（2）骨髓象检查　缺乏诊断意义，但可除外其他疾病如血液病等。

（3）嗜异性凝集试验　嗜异性凝集试验的阳性率达 80% ~ 90%。

（4）EB 病毒抗体测定　患儿受 EB 病毒感染后，可以产生膜壳抗体、抗膜抗体、早期抗体、中和抗体、补体结合抗体、病毒相关核抗体等。

【治疗原则】

本病大多能自愈，无须特异性治疗，以对症治疗为主。当并发细菌感染，如咽、扁桃体发炎时，可选用青霉素 G、红霉素等抗生素。糖皮质激素可用于重症患儿，如咽部、喉头有严重水肿，出现神经系统并发症、血小板减少性紫癜、心肌炎、心包炎等，可改善症状，消除炎症。

二、主要护理问题

（1）体温过高　与病毒感染有关。

（2）疼痛　与咽部炎性反应、淋巴结肿大有关。

（3）知识缺乏（家长）　与缺乏本病相关知识，不能正确地配合治疗与护理有关。

（4）潜在并发症——心肌炎、脑膜炎　与 EB 病毒感染有关。

三、护理措施

1. 常规护理

（1）环境与休息　保持病室内空气新鲜、流通、温湿度适宜，每日空气消毒。发病初期应卧床休息 2～3 周，以减少心肌耗氧量，减轻心脏负担。脾大时应避免剧烈运动（特别是在发病的第 2 周），以免发生外伤性脾破裂。

（2）降温护理　体温超过 38.5℃应给予物理或药物降温。出汗多者应及时更换衣物，保持皮肤清洁，鼓励患儿多饮水，以防虚脱。

（3）饮食护理　患儿咽部肿胀、疼痛不愿进食，应鼓励患儿少食多餐，进食高热量、高蛋白、清淡、易消化食物。逐渐增加粗纤维食物，确保排便通畅。

（4）皮肤护理　注意保持皮肤清洁，每日用温水清洗皮肤，及时更换衣服，衣服应质地柔软、清洁干燥，避免刺激皮肤。保持手的清洁更重要，应剪短指甲，勿搔抓皮肤，防止皮肤破溃感染。

（5）心理护理　针对患儿及家长思想负担重，对本病缺乏认识的现象，对年长儿可通过安慰、鼓励的形式做好心理护理，对年幼儿要用亲切、和蔼的态度去关心，并建立感情，使用语言和非语言的方式沟通，建立信任。对于患儿家属，除了关心和安慰外，还要及时说明病情预后情况以及诊疗、护理措施，使他们能够理解和支持诊疗计划，并能积极主动地配合治疗。

2. 病情观察　注意观察体温变化及伴随的症状，使用药物后注意观察患儿体温、血压、尿量等。

3. 健康指导

（1）向患儿家长介绍患儿病情、诊疗及护理措施，取得其理解并能积极配合。

（2）嘱淋巴结肿大的患儿要注意定期复查血常规，因淋巴结消退比较慢，可达数月之久。如发现颈部淋巴结肿痛、体温升高等情况，应及时就诊。

第九节　手足口病

一、疾病概述

【概念与特点】

手足口病是由肠道病毒感染引起的一种以手、足、口腔等部位散在斑丘疹、疱疹为特征的出疹性疾病。大多预后良好，少数病例可出现脑膜炎、脑炎、脑脊髓炎、肺水肿等，致死原因主要为脑干脑炎及神经源性肺水肿。

【临床特点】

潜伏期多为 2 ~ 10 日，平均 3 ~ 5 日。根据临床表现，将肠道病毒 71 型（EV71）感染分为以下 5 期。

（1）第 1 期（手足口出疹期）　急性起病，主要表现为发热，手、足、口、臀等部位出疹（斑丘疹、丘疹、小疱疹），疱疹周围可有炎性红晕，疱内液体较少。可伴有咳嗽、流涕、食欲缺乏等症状。部分患儿仅表现为皮疹或疱疹性咽峡炎，个别患儿可无皮疹。此期病例属于手足口病普通病例，绝大多数患儿在 1 周内痊愈，预后良好。

（2）第 2 期（神经系统受累期）　少数患儿可出现中枢神经系统损害，多发生在病程 1 ~ 5 日，表现为精神差、嗜睡、易惊、头痛、呕吐、烦躁、肢体抖动、急性肢体无力、颈项强直等。此期病例属于手足口病重症病例重型，大多数患儿可痊愈。

（3）第3期（心肺功能衰竭前期） 多发生在病程5日内。表现为心率、呼吸增快，出冷汗，面色苍白，皮肤花纹，四肢发凉，指（趾）发绀，血压降低，血糖升高。此期病例属于手足口病重症病例危重型。及时发现上述表现并正确治疗，是降低病死率的关键。

（4）第4期（心肺功能衰竭期） 病情继续发展，患儿出现心肺功能衰竭，多发生在病程5日内。表现为心动过速或过缓，呼吸浅促，口唇发绀，咳粉红色泡沫痰或血性液体，持续血压降低或休克。此期病例属于手足口病重症病例危重型，病死率较高。

（5）第5期（恢复期） 体温逐渐恢复正常，神经系统受累症状和心肺功能逐渐恢复；少数可遗留神经系统后遗症状。

【辅助检查】

（1）血常规检查 白细胞计数正常或降低，病情危重者白细胞计数可明显升高。

（2）脑脊液检查 外观清亮，压力增高，白细胞计数增多，多以单核细胞为主，蛋白正常或轻度增多，糖和氯化物正常。

（3）血清学检查 急性期与恢复期血清EV71等肠道病毒中和抗体有4倍以上的升高。

【治疗原则】

（1）普通病例 无须住院治疗，注意隔离，避免交叉感染。适当休息，清淡饮食，作好口腔和皮肤护理。

（2）重症病例 使用甘露醇等脱水利尿剂降低颅内高压；适当控制液体入量；及时应用血管活性药物，同时给予氧疗和呼吸支持；酌情使用丙种球蛋白、糖皮质激素；根据病情应用呼吸机，进行正压通气或高频通气。

（3）恢复期治疗 给予支持疗法，促进各脏器功能恢复；肢体功能障碍者给予康复治疗。

二、主要护理问题

(1) 体温过高　与病毒感染有关。

(2) 皮肤完整性受损　与病毒引起的皮损有关。

(3) 潜在并发症——脑膜炎、肺水肿、呼吸衰竭、心力衰竭　与病毒侵犯神经系统、心肺组织有关。

三、护理措施

1. 常规护理

(1) 维持正常体温　保持室内适宜温湿度，患儿衣被不宜过厚，汗湿的衣服要及时更换。密切监测患儿体温并记录，及时采取物理降温，必要时遵医嘱药物降温。鼓励患儿多饮水，以补充高热消耗的大量水分。

(2) 口腔、饮食护理　给予患儿营养丰富、易消化、流质或半流质饮食，减少对口腔黏膜的刺激。保持口腔清洁，进食前后用生理盐水漱口。有口腔溃疡的患儿可将维生素 B_2 粉剂涂于口腔糜烂部位，或涂以碘甘油，以消炎止痛，促进溃疡面愈合。

(3) 皮肤护理　保持患儿衣被清洁，剪短患儿指甲以免抓破皮疹。手足部疱疹未破溃处涂炉甘石洗剂或5%碳酸氢钠溶液；疱疹已破溃者、有继发感染者，局部应用抗生素软膏。臀部有皮疹的患儿，保持臀部清洁干燥，及时清理患儿的大、小便。

(4) 消毒隔离　病房每日开窗通风至少2次，并定时消毒病房内空气及患儿用物。医护人员接触患儿前后均要消毒双手。尽量减少陪护及探视人员，并作好陪护宣教，要求勤洗手、戴口罩等。

2. 病情观察　密切观察病情，尤其是重症患儿。若患儿出现烦躁不安、嗜睡、肢体抖动、呼吸及心率增快等表现，提示有神经系统受累或心肺功能衰竭的表现，应立即通知医师，积极配合治疗，给予相应护理。保持呼吸道通畅，积极控制颅内压，酌情使用糖皮质激素、人血丙种球蛋白等治疗。使用脱水剂等药物治疗时，应观察药物的作用及不良反应。

3. 健康指导

（1）应向家长介绍手足口病的流行特点、临床表现及预防措施。

（2）不需住院治疗的患儿可在家中隔离，教会家长作好口腔护理、皮肤护理及病情观察，如有病情变化应及时到医院就诊。

（3）流行期间不要带孩子到公共场所，养成良好的卫生习惯，加强锻炼，增强机体抵抗力。

第十节　流行性乙型脑炎

一、疾病概述

【概念与特点】

流行性乙型脑炎（乙脑）是由流行性乙型脑炎病毒引起的急性中枢神经系统感染性疾病。本病经蚊虫传播，故有明显的发病季节，在南方为6～8月间，北方为7～9月间。猪为主要传染源。人感染流行性乙型脑炎病毒后，可发生显性或隐性感染，在人体内发生病毒血症的期限不超过5天，所以患儿并不是主要的传染源。

【临床特点】

（1）病人有高热、颈抵抗，凯尔尼格征、巴宾斯基征与布鲁津斯基征阳性，抽搐、半昏迷或昏迷。婴儿有前囟饱满而脑膜刺激征缺如。腱反射先亢进后消失，浅反射先减弱后消失。病人呼吸衰竭时有呼吸表浅、暂停、节律不整、潮式呼吸、叹息样呼吸、双吸气、下颌呼吸等。

（2）颅内压增高时有心率慢、血压升高、肌张力升高。患儿小脑幕切迹疝时昏迷突然加深、呼吸节律异常、病侧瞳也先缩小后散大，对光反应减弱或消失，对侧或双侧肢体瘫痪和锥体束征阳性。患儿枕骨大孔疝时颈强直、头后仰、抽搐、昏迷，两侧瞳孔对称性缩小，然后散大，对光反应消失。

（3）恢复期有低热、神志不清、吞咽障碍、四肢僵硬、瘫痪、失语、失明、耳聋、多汗、健忘等。1年后的后遗症期有智力障碍、多动、癫痫等。

【辅助检查】

1. 实验室检查

（1）血常规　病初白细胞计数多在（10～20）$\times 10^9$/L，中性粒细胞可高达80%以上。

（2）脑脊液检查　外观为无色透明或微混，压力增高，白细胞计数多在500×10^6/L，少数可在1000×10^6/L以上。细胞分类初期以中性粒细胞为主，后期淋巴细胞占多数。蛋白稍高，糖正常或略高，氯化物正常。

（3）血清免疫学检查　可测定病人双份血清中的特异抗体，恢复期的抗体滴度比急性期升高4倍以上可确诊。因抗体出现较迟，多用于回顾性诊断。

（4）特异性IgM抗体测定　有助于早期诊断，多在病程3～6天可获得阳性结果。

（5）病毒分离　可取死亡病例脑组织进行病毒分离，阳性率较高。

2. 特殊检查　脑电图检查可判断脑实质损害的程度与预后。脑CT可显示脑组织低密度区。

【治疗原则】

目前仍无特效药物，主要是对症治疗。其中，处理好“三关”即高热、惊厥、呼吸衰竭是抢救流行性乙型脑炎患儿的关键。

（1）降温　退热剂对流行性乙型脑炎患儿持续高热的降温效果不大，应采用物理和药物降温相结合的方法，将肛温控制在38℃左右。药物降温可口服布洛芬或对乙酰氨基酚，高热伴惊厥者可用亚冬眠疗法。

（2）抗惊厥　反复或持续惊厥会加重脑缺氧和脑损伤，因而控制惊厥非常重要。可选用地西泮每次0.1～0.3mg/kg肌内注射或缓慢静脉注射，苯巴比妥每次5～10mg/kg肌内注射或10%水合氯醛每次40～60mg/kg保留灌肠。使用时两种药物交替，每4～6小时1次。

（3）防治中枢性呼吸衰竭　脑水肿、颅内压增高、脑疝等均可导致中枢性呼吸衰竭。可用20%甘露醇、酚妥拉明静脉注射，以降低颅内压、减轻脑水肿、改善微循环和减轻脑血流障碍。发生中枢性呼吸衰竭时可用呼吸兴奋剂，必要时还可选用东莨菪碱改善微循环。

二、主要护理问题

(1) 体温过高　与流行性乙型脑炎病毒感染有关。

(2) 急性意识障碍　与中枢神经系统受损有关。

(3) 焦虑（家长）　与本病预后差有关。

(4) 潜在并发症——惊厥　与高热有关。

三、护理措施

1. 常规护理

(1) 降低体温　患儿卧床休息，保持室内适宜温湿度，衣被不可过厚，密切观察和记录患儿的体温，及时采取有效降温措施。高热患儿可采用冰袋冷敷、冷盐水灌肠等物理方法降温，亦可遵医嘱给予药物降温或采用亚冬眠疗法。降温过程中注意观察体温、脉搏、呼吸、血压。患儿出汗较多时，应及时更换被褥及衣服，保持皮肤清洁干燥。

(2) 控制惊厥　让患儿取仰卧位，头偏向一侧，松解衣服和领口，清除口鼻分泌物；用牙垫或开口器置于患儿上下臼齿之间，防止咬伤舌头，或用舌钳拉出舌头，以防止舌后坠阻塞呼吸道。同时，遵医嘱使用止惊药物。

(3) 防治呼吸衰竭　观察患儿生命体征并及时记录，随时保持呼吸道通畅，并备好急救药品及抢救器械。使用脱水剂时，注意观察药物疗效及不良反应。

(4) 保持呼吸道通畅　指导患儿进行有效咳嗽，协助患儿翻身、拍背，以利分泌物排出。定时雾化吸入以稀化痰液，必要时用吸引器吸痰。同时给氧，以减轻脑损伤。吸痰不可过频，否则可刺激黏液产生过多。必要时行气管切开术。

(5) 心理护理　加强与患儿沟通，建立良好的护患关系，增加患儿的安全感。向家长介绍疾病的相关知识，鼓励其参与治疗和护理计划。与家长充分沟通，耐心倾听，增强信任感，减轻其自责和焦虑情绪。

2. 病情观察 观察患儿生命体征并及时记录，密切观察患儿病情，及时发现惊厥先兆表现，一旦出现烦躁不安、口角或指（趾）抽动、两眼凝视、四肢抽搐等。应立即通知医师，并及时配合处理。

3. 健康指导

（1）康复护理指导 有后遗症的患儿应坚持康复训练和治疗，鼓励患儿及其家长积极配合，并教会家长切实可行的康复疗法，如肢体功能锻炼、语言训练等，并定期复诊。

（2）作好社区预防流行性乙型脑炎的宣教工作 大力开展防蚊、灭蚊工作。夏、秋季是流行性乙型脑炎高发季节，应积极消灭蚊虫滋生地。流行季节居室安装纱门、纱窗防蚊，并使用驱蚊油、蚊帐等防止蚊虫叮咬。流行性乙型脑炎流行地区 1～10 岁的儿童可接种乙型脑炎疫苗，并在流行季节前 1 个月接种完成，可有效预防流行性乙型脑炎的发生。

第十一节 猩红热

一、疾病概述

【概念与特点】

猩红热是指由 A 组 β 型溶血性链球菌引起的急性出疹性传染病。临床以发热、咽炎、草莓舌、全身鲜红色皮疹、疹退后蜕皮为特征。少数病人病后 2～5 周可发生急性肾小球肾炎或风湿热。多见于 3～7 岁儿童。

【临床特点】

（1）潜伏期 通常为 2～3 日，短者 1 日，长者 5～6 日。

（2）前驱期 一般不超过 24 小时，少数可达 2 日。起病急，可出现畏寒、高热伴头痛、恶心、呕吐、咽痛，婴儿起病时烦躁或惊厥。护理体检轻者仅咽部或扁桃体充血，重者咽及软腭有脓性渗出物和点状红疹或出血性红疹，可有假膜形成。颈及颌下淋巴结肿大有压痛。

（3）出疹期 皮疹于发病 24 小时左右迅速出现，其顺序先为耳后颈部、胸部、躯干、上肢，最后到下肢，24 小时内遍及全身。皮疹的特点为全身皮肤弥漫性充血发红，其间广泛存在密集而均匀的红色细小丘疹，呈鸡皮样，触之砂纸感。面部潮红无皮疹，口唇周围发白，形成口周苍白圈。皮肤皱折处如腋窝、肘窝及腹股沟等处，皮疹密集，其间有出血点，形成明显的横纹线，称为帕氏线。在皮疹密集外的腹部、手足上可见到粟状汗疱疹。

（4）恢复期　皮疹于3～5日颜色转暗，逐渐隐退，并按出疹先后顺序脱皮，皮疹愈多，脱屑愈明显。轻者呈细屑状或片状屑，重者有时呈大片脱皮，以指（趾）部明显。全身中毒症状及局部炎症也很快消退。此期持续1周左右。

【辅助检查】

（1）血常规检查　白细胞计数增加，以中性粒细胞为主，严重者可出现中毒颗粒。

（2）血清学检查　可用免疫荧光法检测咽拭子涂片进行快速诊断。

（3）细菌培养　从鼻咽拭子或其他病灶内取标本做细菌培养。

【治疗原则】

（1）一般治疗　给患儿以充足的热量。发热、咽痛期间可给予流质或半流质饮食，保持口腔清洁，较大儿童可用温盐水漱口。高热患儿，应使用物理或药物降温。

（2）抗菌治疗　首选青霉素。青霉素剂量每日5万U/kg，分2次肌内注射；严重感染者，剂量可加大到10万～20万U/kg，静脉滴注。对青霉素过敏或耐药者，可用红霉素或头孢菌素类抗生素治疗。

二、主要护理问题

（1）体温过高　与毒血症有关。

（2）舒适度减弱——咽痛、头痛、皮肤瘙痒　与炎性反应及皮疹有关。

（3）皮肤完整性受损　与猩红热皮疹有关。

三、护理措施

1. 常规护理

（1）降低体温　监测体温变化，高热时可用物理降温，必要时遵医嘱使用退热剂，及时更换汗湿衣物。保持室内空气流通，温湿度适宜。

（2）减轻疼痛　保持口腔清洁，鼓励患儿多饮水或用温盐水漱口；咽部疼痛明显时，给予富有营养、易消化的流质、半流质饮食或软食，忌酸、辣、干、硬食物。保证患儿有足够的休息时间，可指导患儿通过分散注意力的方式缓解疼痛，如听音乐、看电视等。

（3）皮肤护理　及时评估患儿出疹情况，保持皮肤清洁，勤换衣服。告知患儿尽量避免抓挠皮肤，勤剪指甲，避免患儿抓伤皮肤引起继发感染。沐浴时避免水温过高，避免使用刺激性强的肥皂或沐浴液，以免加重皮肤瘙痒。告知患儿在恢复期脱皮时，应待皮屑自然脱落，不宜人为剥离，以免损伤皮肤。

（4）预防感染传播　明确诊断后及时隔离，隔离期限至少为 1 周。病情不需住院患儿，尽可能在家隔离治疗。最好咽拭子培养 3 次阴性后解除隔离。对密切接触者应严密观察，有条件者可做咽拭子培养。对可疑病例，应及时采取隔离措施。

2. 病情观察　监测体温变化，观察患儿出疹情况，保持皮肤清洁。

3. 健康指导

（1）向患儿及家长讲解疾病的相关知识，如疾病的传播方式、主要临床表现等。

（2）加强卫生宣教，平时注意个人卫生，勤晒被褥，注意室内通风换气，流行季节儿童避免去公共场所，以杜绝猩红热的暴发流行。

第十二节　原发性肺结核

一、疾病概述

【概念与特点】

原发性肺结核是结核杆菌初次侵入肺部后发生的原发感染，是儿童肺结核的主要类型，包括原发复合征和支气管淋巴结结核，两者在临床上很难区别，但X线表现不同。

【临床特点】

（1）轻者可无症状，也可有低热、食欲缺乏、疲乏、盗汗等结核中毒症状。婴幼儿及症状较重者可急性起病，高热可达39～40℃，但一般情况尚好，与发热不相称，持续2～3周后转为低热，并伴结核中毒症状，干咳和轻度呼吸困难是最常见的症状。婴儿还可表现为体重不增或生长发育障碍。

（2）当胸内淋巴结高度增大时，可产生一系列压迫症状，出现喘鸣、声嘶、胸部静脉怒张、类似百日咳样痉挛性咳嗽等。

（3）部分高度过敏状态患儿可出现疱疹性结膜炎、皮肤结节性红斑及一过性多发性关节炎。

（4）体格检查可见周围淋巴结不同程度的肿大。肺部体征不明显，与肺内病变不一致。婴儿可伴肝大。

【辅助检查】

（1）结核菌素试验　呈强阳性或由阴性转为阳性者，应做进一步检查。

（2）胸部X线检查　确定肺结核病灶的部位、分期范围、疾病发展情况等，是诊断肺结核的重要方法之一。

（3）纤维支气管镜检查　结核病变蔓延至支气管内造成支气管结核，可通过纤维支气管镜检查发现病变。

【治疗原则】

（1）无明显症状的原发性肺结核　选用标准疗法，每日服用RFP（利福平）、INH（异烟肼）和（或）EMB（乙胺丁醇），疗程9～12个月。

（2）活动性原发性肺结核　宜采用直接督导下短程化疗。强化治疗阶段宜用3～4种杀菌药。INH、RFP、PZA/Z（吡嗪酰胺）或SM（链霉素），2～3个月后以INH、RFP或EMB巩固维持治疗，常用方案为2HRZ/4HR（数字代表月数）。

二、主要护理问题

（1）营养失调，低于机体需要量 与食欲下降、能量消耗过多有关。

（2）活动无耐力 与结核杆菌感染有关。

（3）舒适度减弱——发热、咳嗽 与结核杆菌感染所致结核性炎性反应有关。

（4）有传播感染的可能 与感染未控制、结核菌排出有关。

（5）知识缺乏 与家长及患儿缺乏结核病防治的相关知识有关。

三、护理措施

1. 常规护理

（1）休息 建立合理的生活制度，保证患儿充足的睡眠。保持室内空气流通，阳光充足；除严重的结核病患儿绝对卧床休息外，一般患儿不要求绝对卧床休息，可在室内、室外进行适当活动。

（2）饮食护理 保证营养供给，给予高蛋白、高热量、富含维生素和钙质的食物，以增强机体抵抗力，提高机体修复能力。

（3）用药护理 由于抗结核药物大多有胃肠道反应和肝损害，故要注意患儿的食欲变化和复查肝功。使用链霉素的患儿，需注意有无听神经损害的表现，发现异常及时与医师联系。

（4）皮肤护理 结核病患儿出汗多，应保持皮肤清洁，及时更换汗湿衣物。

（5）消毒隔离 结核病患儿活动期应进行呼吸道隔离，对患儿呼吸道分泌物，先消毒后弃去，对餐具、痰杯等进行消毒处理。病房每日通风至少3次，紫外线消毒每日2次。避免与其他急性传染病（如麻疹、百日咳等）患儿接触，以免加重病情。

2. 病情观察 密切观察病情变化，发现问题及时通知医生。

3. 健康指导

（1）知识教育 向家长和患儿介绍肺结核的病因、传播途径及消毒隔离措施；指导家长对居室和用具进行消毒处理；教育患儿不随地吐痰，避免将疾病传染给他人。

（2）加强营养和休息　结核病是慢性消耗性疾病，向家长和患儿讲解营养和休息的重要性，争取家庭支持，促进早日康复。

（3）用药指导　化疗是治愈肺结核的关键，要遵循早期、联合、全程规律、适量的原则。指导观察药物疗效及不良反应，发现不良反应及时就诊。定期复查，根据病情调整治疗方案。

第四章
呼吸系统疾病的护理

第一节　支气管肺炎

一、疾病概述

【概念与特点】

支气管肺炎是小儿时期最常见的肺炎类型。病原微生物以细菌和病毒为主。发达国家主要为病毒，发展中国家则主要为细菌。

【临床特点】

（1）一般症状　起病急骤或迟缓，多数发病前先有轻度上呼吸道感染。轻者先有流涕、轻咳、低热、纳差，1～3 日后突然高热，体温 38～39℃，咳嗽加剧、气促而发病；也有突然发热、咳嗽、气急、烦躁而发病者。弱小婴儿起病迟缓，发热不高，咳嗽和肺部体征均不明显，常见拒食、呛奶、呕吐或呼吸困难。

（2）呼吸系统症状和体征　初期为刺激性干咳，激期喘重而咳嗽反稍减轻，恢复期变为湿性咳嗽伴喉中痰鸣。呼吸增快，每分钟可达 40 次以上，伴鼻翼扇动甚至三凹征（胸骨上、下窝及肋间隙凹陷）。肺部听诊：早期胸部体征常不明显，或仅有呼吸音变粗或稍减低，进而病灶扩大可有叩浊音，两肺可闻及细小水泡音，尤以两肺底深吸气时为著；恢复期出现粗大的湿啰音。

【辅助检查】

（1）病原学检查　取鼻咽拭子或气管分泌物标本的病毒或肺炎支原体的分离鉴定、冷凝集试验，双份血清抗体的测定和检测血清中特异性抗体等均有助于病原学诊断。取气管内吸出物、胸腔积液、脓液和血液做细菌培养。用免疫学方法进行细菌特异抗原、抗体检测。

（2）血常规　细菌性肺炎的白细胞计数和中性粒细胞比例多增高，甚至可见核左移，细胞质中可见中毒颗粒。病毒性肺炎白细胞计数正常或降低。

（3）X 线胸片检查　早期见肺纹理增粗，以后出现小点、斑片状阴影，亦可融合成大片。以双肺下野、中内带及心隔区居多，可伴肺不张或肺气肿。

【治疗原则】

治疗原则为采取综合措施，积极控制感染，改善肺通气功能，防止并发症。

二、主要护理问题

（1）体温升高　与呼吸道炎性反应有关。

（2）清理呼吸道无效　与呼吸咳嗽无力、痰液黏稠不易咳出有关。

（3）气体交换受损　与痰多、气管内黏液堆积有关。

（4）心排血量减少（并发心力衰竭）与心脏收缩力降低有关。

三、护理措施

1. 常规护理

（1）保持病室清洁、空气新鲜和流通。保持室内温度为 18～22℃，湿度以 60% 为宜。

（2）体温升高者采用物理降温或遵医嘱给予药物降温，有高热惊厥史者应及早降温，同时使用镇静剂。

（3）给予营养丰富、易消化的流质或半流质饮食，鼓励患儿多饮水。

（4）保持呼吸道通畅，及时清除痰液。缺氧时给予低流量氧气吸入，痰液黏稠可雾化吸入稀释痰液。

（5）尽量保持患儿安静休息，调整适当卧位，利于患儿休息。

（6）遵医嘱给药，严格掌握药物使用时的剂量、时间、浓度。严格控制输注速度及输液量。

（7）加强口腔、皮肤护理，预防并发症。

（8）密切观察病情变化，定时监测生命体征，记录24小时出入量，准备急救物品及药物。

2. 专科护理

（1）痰多不易咳出时要指导患儿进行有效的咳嗽，且更换体位，协助翻身、拍背。遵医嘱给予超声雾化吸入，稀释痰液或使用止咳祛痰剂。必要时用吸痰器吸出痰液。

（2）合并心力衰竭的患儿需监测生命体征和尿量，注意用药及时、准确、并观察用药后的反应。应用洋地黄药物注意观察用药前后心率的变化，避免使用钙剂。用利尿药时记录出入量，观察有无低血钾的发生。注意监测心率、呼吸、血氧饱和度、血压的变化，做好抢救准备。

3. 病情观察　注意观察有无呼吸急促、鼻翼扇动、面色或口周发绀甚至出现三凹征等呼吸困难症状，遵医嘱给予氧气吸入，病情恶化时拍背和给予呼吸机辅助呼吸。

4. 健康指导

（1）指导家长参加患儿的生活护理，向家长示范给患儿更换体位及拍背的方法。

（2）指导家长协助病情观察，发现异常及时与医护人员联系。

（3）告知家长预防肺炎的有关措施，包括以下5个方面：①合理喂养；②多进行户外活动，加强体质锻炼；③注意保暖，避免受寒；④避免与呼吸道感染者接触；⑤积极预防佝偻病、贫血、先天性心脏病、营养不良等疾病。

第二节　急性支气管炎

一、疾病概述

【概念与特点】

急性支气管炎是一种由病毒、细菌或支原体引起的急性气管、支气管的感染性疾病。支气管黏膜的炎症，大多继发于上呼吸道感染，或为某些传染病的早期表现之一。病原多为病毒，亦可为细菌。多继发于上呼吸道感染亦可为急性呼吸道传染病临床症状的一部分。

【临床特点】

本病以咳嗽为主，初为干咳，逐渐有痰，一般无发热。婴幼儿全身症状较重，多有发热，也可有呕吐、腹泻等。肺部可闻及干音或不固定的粗、中湿啰音，无明显呼吸困难。

【辅助检查】

（1）实验室检查　病毒感染者血常规示白细胞计数正常或偏低，淋巴细胞相对增多，C 反应蛋白正常。病毒分离及血清学检查可明确病原。细菌感染者血白细胞计数可增高，中性粒细胞增高，血 C 反应蛋白升高，痰细菌培养可发现致病菌。

（2）特殊检查　X 线胸片检查可正常或有肺纹理增强，或粗乱或肺门阴影增深。喘息性支气管炎的 X 线胸片可见不同程度的梗阻性肺气肿，1/3 患儿有散在的小实变影，但无大片实变阴影。

【治疗原则】

加强护理，控制感染，对症治疗，保持呼吸道的通畅，防治并发症。

二、主要护理问题

（1）清理呼吸道无效　与痰液黏稠、气管内分泌物堆积有关。

（2）气体交换受损　与痰多、咳嗽无力有关。

（3）体温过高　与细菌或病毒感染有关。

三、护理措施

1. 常规护理

（1）保持病室空气新鲜，室温 18～22℃，湿度 55%～65%，定时开窗通风，以减少炎性反应对支气管黏膜不良反应的刺激，有利于排痰。

（2）患儿取半卧位或舒适的体位，指导家长经常为患儿更换体位、轻拍背部；指导并鼓励患儿有效咳嗽，有利于痰液排出。

（3）给予雾化吸入，以湿化气管，稀释痰液。雾化后协助排痰，必要时用吸引器及时清除痰液，保持呼吸道通畅。

（4）遵医嘱给予抗生素、化痰止咳、平喘药，注意观察用药后的反应。

（5）喘息性支气管炎患儿，主要观察有无缺氧症状，必要时给予氧气吸入。或遵医嘱在雾化液中加平喘药物，如异丙托溴铵（爱喘乐），定时做雾化吸入，减轻喘息症状。

2. 专科护理

（1）体温超过38.5℃时，给予物理降温：冷敷、冰敷、温水浴等；或遵医嘱给予药物降温，防止惊厥的发生。

（2）观察退热效果，及时更换汗湿衣服，避免受凉，并注意保暖。

（3）给予高热量、高蛋白、富含维生素、易消化饮食；注意多饮水。

（4）保持口腔清洁，增进食欲。婴幼儿可在进食后喂适量温开水；年长儿应在晨后、餐后、睡前漱洗口腔，以清洁口腔。

3. 病情观察 密切观察体温变化，定时测量体温，每2~4小时1次，必要时随时测量，观察退热效果。

4. 健康指导

（1）向家长讲解疾病的病因、临床特点、治疗和护理知识。

（2）指导家长适当开展户外活动和体格锻炼，增强抵抗力。

（3）指导家长根据天气变化增减衣物，避免受凉或过热。

（4）避免到人多的公共场所，防止交叉感染。

（5）教育小儿养成良好的卫生习惯。

（6）加强营养，积极防治贫血、营养不良、维生素D缺乏病。按时预防接种。

第三节　支气管哮喘

一、疾病概述

【概念与特点】

支气管哮喘（哮喘）是一种常见病、多发病，对人类健康构成很大威胁。

支气管哮喘的最新定义是气管以肥大细胞反应、嗜酸粒细胞浸润为主的气管慢性炎性疾病。炎性反应导致气管反应性增高，引起不同程度的、广泛的、可逆性气管通气障碍的临床症状。临床特征为突发的反复发作的呼气性呼吸困难伴喘鸣、胸闷或咳嗽。

【临床特点】

（1）反复发作性喘息、咳嗽、胸闷和呼吸困难，多与接触变应原、病毒感染、运动或进食某些特异食物有关。

（2）发作时呼吸频率增快、呼气期延长，双肺可闻及弥漫性哮鸣音。

（3）患儿哮喘发作易发生于夜间。哮喘的症状及体征包括咳嗽（早期干咳），喘鸣，呼吸急促，具有呼气延长的呼吸困难、三凹征、发绀、肺部过度膨胀、心动过速及奇脉。有的患儿只有咳嗽而无喘鸣，或只有喘鸣而无咳嗽，呼吸急促亦可能不伴喘鸣。

（4）在患儿极度呼吸困难时，一般常见的哮喘症状，如喘息、喘鸣可能全然不出现，用支气管扩张剂气道梗阻缓解之后才出现喘鸣。

【辅助检查】

1. 实验室检查 外周血、痰液中和鼻分泌物中嗜酸粒细胞增多，血清IgE升高。变态反应的过敏原测试，可用变应原作皮肤点刺试验，或检测血清特异性IgE，或进行血清Phadiatop过筛试验。重症者进行血气分析。

2. 特殊检查

（1）X线胸片 多数在发作期呈单纯性过度充气及伴血管影增加，缓解期多正常。

（2）肺功能测定 换气流率和潮气量降低，残气容量增加。每日检测峰流速值（PEF）及其一日的变异率是判断亚临床型哮喘的良好指标。

24小时PEF的变异率 =（PEF最高值 − PEF最低值）/（PEF最高值 + PEF最低值）×0.5×100%。

（3）皮肤试验 对识别潜在的主要环境变应原方面，变应性皮肤试验是有用的，在儿科以皮肤挑刺试验最为适用。

【治疗原则】

抗变态反应性炎性反应的治疗应越早越好，要坚持长期、持续、规范、个体化治疗原则。发作期快速缓解症状，给予抗炎、平喘治疗；缓解期防止症状加重或反复，给予抗炎、降低气管高反应性、防止气管重塑、避免触发因素、做好自我管理。

二、主要护理问题

（1）低效性呼吸形态　与支气管平滑肌痉挛、气管壁炎性反应使气管狭窄、阻力增大有关。

（2）清理呼吸道无效　与呼吸道分泌物黏稠且多有关。

（3）潜在并发症——呼吸衰竭、水及电解质紊乱和酸碱平衡失调与哮喘持续状态有关。

（4）焦虑　与哮喘反复发作有关。

三、护理措施

1. 常规护理

（1）保持病室空气清新，温湿度适宜。

（2）保持患儿安静，给予舒适的体位，卧床休息。

（3）给予清淡饮食，提供患儿喜爱的饮料，增加饮水量，防止脱水。

（4）给予氧气吸入，注意将氧加温和湿化，避免引起支气管的干燥和痉挛。

（5）遵医嘱给予雾化吸入，鼓励患儿做有效的咳嗽，协助翻身拍背，将痰液排出，必要时准备吸痰。

（6）遵医嘱输入药物及静脉补液，记录24小时出入液量。

（7）密切观察病情变化，记录哮喘发作的时间，注意发现诱因和避免接触过敏原，随时准备抢救危急状态。

2. 专科护理

（1）哮喘发作时密切观察病情变化，给患儿以半卧位或坐位，背后给予衬垫，使患儿舒适。正确使用定量气雾剂或静脉输入止喘药物。记录发作及持续时间。

（2）哮喘持续状态应及时给予氧气吸入，监测生命体征，及时准确给药。

并备好气管插管及呼吸机，随时准备抢救。

（3）并发症的预防和护理 ①保持室内空气清新，光线柔和。②保证患儿休息，协助患儿的生活护理。③持续心电监护。④哮喘持续状态的护理：给予面罩给氧，氧浓度40%，保持氧分压70～90mmHg；保证液体入量，纠正酸碱平衡失调；静脉给予糖皮质激素、氨茶碱，α受体激动剂，解除支气管平滑肌痉挛；患儿烦躁不安时给予镇静剂如地西泮、水合氯醛灌肠等，但注意防止引起呼吸抑制。

3. 病情观察 密切注意患儿的意识神志、呼吸、全身衰竭情况，虽经治疗仍不缓解时可考虑气管切开和机械通气。

4. 健康指导

（1）讲解哮喘的常见诱发因素、临床特点和治疗方案。

（2）哮喘发作的患儿会出现焦虑不安，责任护士应陪伴在患儿身边，安慰患儿，给予心理支持，以减轻精神紧张。

（3）解除患儿家长对激素治疗不良反应的顾虑。

（4）指导患儿家长随身备用平喘吸入剂以备急需，指导吸药技术。

（5）保持患儿舒适的体位，保证充分休息，以减轻患儿体力消耗。

（6）保持病室的环境清洁、安静、安全、舒适，减少不良刺激。

第四节 急性上呼吸道感染

一、疾病概述

【概念与特点】

急性上呼吸道感染（上感）俗称“感冒”，发病率占儿科疾病的首位。病原体主要侵犯鼻、咽、扁桃体及喉部而引起炎性反应。其炎性反应局限于某一组织则按该部炎性反应命名，如急性鼻炎、急性咽炎、急性扁桃体炎、急性喉炎等。多由病毒引起，少数由细菌所致，传染性强。病原入侵上呼吸道后，引起局部黏膜充血、水肿等卡他症状。因病毒种类多，感染后产生免疫力弱，且无交叉免疫，故可多次发病。幼儿每人每年可发病3～5次。本病全年皆可发病，冬春季节多发，主要通过飞沫传播，一般为散发，但常在气候突变时流行。

【临床特点】

（1）一般起病急，发热、鼻塞、流涕、喷嚏、咽部不适及咳嗽。小婴儿起病时可有高热惊厥，或呕吐、腹泻。年长儿诉头痛、咽痛、腹痛。体检可见鼻咽部或扁桃体充血，甚至扁桃体上有脓性渗出物。

（2）疱疹性咽炎由柯萨奇病毒 A 组引起，夏秋季在局部地区流行。突出表现为咽峡及附近有小疱疹，破溃后形成溃疡。病程 1 周左右。

（3）咽结合膜热由腺病毒引起，流行于夏季局部地区。除咽炎外，以眼滤泡性结膜炎明显。病程 1～2 周。

【辅助检查】

（1）血常规　病毒感染者白细胞计数多正常或稍低，分类计数淋巴细胞相对增高。细菌感染者白细胞计数与中性粒细胞可升高，并核左移。

（2）血清学检查　取急性期与恢复期血清做补体结合试验、中和试验和血凝抑制试验，如双份血清抗体效价升高 4 倍或以上者有助于诊断。

（3）病原学检查　以咽漱液、鼻洗液等标本接种于鸡胚羊膜腔，分离病毒，可获阳性。细菌感染者应做咽拭子细菌培养和药物敏感试验。

【治疗原则】

注意呼吸道隔离，加强护理，对症治疗，防治并发症。

二、主要护理问题

（1）舒适的改变　与咽痛、鼻塞等有关。

（2）体温过高　与上呼吸道炎性反应有关。

（3）体液不足　与退热后出汗、消化功能减退、呼吸加快等体液消耗有关。

（4）潜在并发症——抽搐　与高热有关。

三、护理措施

1. 常规护理

（1）提高患儿的舒适度　①各种治疗护理操作尽量集中完成，保证患儿有足够的休息时间。②及时清除鼻腔及咽喉部分泌物，保证呼吸道通畅。要注意通风，保持室内空气清新，提高病室湿度，使其维持在60%左右，可改善血液循环，对减轻呼吸道症状有明显效果。③鼻塞的护理：鼻塞严重时应先清除鼻腔分泌物后用0.5%麻黄碱液滴鼻，每日2～3次，每次1～2滴，对因鼻塞而妨碍吸吮的婴儿，宜在哺乳前15分钟滴鼻，使鼻腔通畅，保证吸吮。④咽部护理：注意观察咽部充血、水肿、化脓情况，及时发现病情变化。咽部不适时可给予润喉含片或雾化吸入。

（2）高热的护理　密切监测体温变化，体温在38.5℃以上时应对症治疗，采用正确、合理的降温措施，如头部冷湿敷、枕冰袋，在颈部、腋下及腹股沟处放置冰袋，或用温水擦浴，冷盐水灌肠。也可以口服布洛芬、对乙酰氨基酚等退热剂。注意保证患儿摄入充足的水分。及时更换汗湿衣服，保持口腔及皮肤清洁。

（3）保证充足的营养和水分　鼓励患儿多喝水，给予易消化高营养饮食，宜少食多餐并经常变换食物种类，必要时静脉补充营养和水分。

2. 病情观察　密切观察病情变化，警惕高热抽搐的发生。在护理患儿时应经常检查口腔黏膜及皮肤有无皮疹，注意咳嗽的性质及神经系统症状等，以便能早期发现麻疹、猩红热、百日咳及流行性脑脊髓膜炎等急性传染病。在疑有咽后壁脓肿时，应及时报告医生，同时要注意防止脓肿破溃后脓液流入气管引起窒息。

3. 健康指导　指导家长掌握上呼吸道感染的预防知识，懂得相应的应对技巧；在集体儿童机构中，应早期隔离患儿，如有流行趋势，可用食醋熏蒸法将居室消毒；对反复发生上呼吸道感染的患儿应注意加强体育锻炼，多进行户外活动；穿衣要适当，以逐渐适应气温的变化，避免过热或过冷；另外要积极防治各种慢性病，如佝偻病、营养不良及贫血。

第五节　新生儿呼吸窘迫综合征

一、疾病概述

【概念与特点】

新生儿呼吸窘迫综合征又称为肺透明膜病，是由于缺乏肺表面活性物质而形成肺泡壁透明膜、肺不张并导致进行性呼吸困难和呼吸衰竭的新生儿肺部疾病。本病绝大多数发生于早产儿，发病率与胎龄及出生体重成反比。糖尿病母亲的婴儿也易发生此病。

【临床特点】

出生时多无症状，一般多在 6 小时内出现症状。发病后常表现为烦躁不安，呼吸增快、浅表，呼气时发出呻吟，吸气时出现三凹征，呼吸困难与青紫呈进行性加剧。严重者呼吸不规则、缓慢且有暂停。患儿面色青灰或灰白，胸廓开始时较隆起，以后因肺不张而渐下陷，两肺呼吸音大多减低，深吸气时于肺底部可听到少许细湿音。因心肌缺氧可出现心功能不全及周围循环不良的表现，体温常不升，四肢肌张力低下。随着透明膜形成的增多病情愈加严重，除呼吸衰竭外，可发生昏迷。患儿多在 3 日内死亡。能存活 3 日以上者，当新生儿自身能产生一定量肺泡表面活性物质，随着肺成熟度增加，多有恢复的可能。少数轻型病例，起病可迟至 24 ~48 小时，呼吸困难及青紫较轻，可无呻吟，一般 3 ~4 日后逐渐好转。

【辅助检查】

（1）X 线胸片检查　按病情程度可将胸片改变分为 4 级：Ⅰ级，两肺野普遍透亮度减低，见均匀散在的细小颗粒和网状阴影；Ⅱ级，除Ⅰ级变化加重外，可见支气管充气征，延伸至肺野中外带；Ⅲ级，肺野透亮度更加减低，心缘、膈缘模糊；Ⅳ级，整个肺野呈白肺，支气管充气征更加明显。

（2）血气分析　pH 值下降，$PaCO_2$升高，PaO_2下降，BE 负值增加。

（3）胃液泡沫稳定试验　胃液 1ml 加 95% 酒精 1L，振荡 15 秒，静置 15 分钟后沿管壁有一圈泡沫为阳性，可排除肺透明膜病。

（4）分娩前羊水或婴儿气管分泌物卵磷脂/鞘磷脂（L/S）比值 < 2∶1，磷脂酰甘油阴性或饱和磷脂棕榈卵磷脂 < 5mg/L，表示肺未成熟。

【治疗原则】

采取综合措施，维持肺通换气功能，直接给予肺表面活性物质和（或）机械通气治疗，或通过对症处理等待机体自身合成肺表面活性物质，防治并发症。

二、主要护理问题

（1）不能维持自主呼吸　与缺乏表面活性物质导致进行性肺不张有关。

（2）气体交换受损　与肺泡缺乏表面活性物质导致肺透明膜形成有关。

（3）营养失调，低于机体需要量　与摄入量不足有关。

三、护理措施

1. 常规护理

（1）按新生儿一般护理常规。

（2）保暖。根据患儿情况置于适中温度的保暖箱（开放暖箱或闭式暖箱）中，在抢救过程中注意保暖，使皮肤温度保持在36～37℃。

（3）重症患儿遵医嘱禁食补液，以免呛奶造成窒息。

（4）保持呼吸道通畅，呼吸困难给予温湿化吸入，注意给氧浓度。按血气情况调整氧流量，避免氧对眼及肺的损害。根据病情按医嘱选用头罩给氧、鼻塞持续气道正压给氧、气管插管呼吸机正压给氧。保持 PaO_2 在 50～90mmHg，开始使用呼吸机的常用参数是吸气压力：20cmH_2O 左右；呼气末正压3～5cmH_2O；吸气时间/呼气时间（I/E）为1∶1或1∶1.5；呼吸频率：30次/分；吸入氧浓度（FiO_2）为60%；吸气时间约1秒。半小时后根据血气分析结果调整以上数据。

2. 病情观察　密切观察病情变化，必要时进行心电监护。出现呼吸困难加重、烦躁不安、呼吸节律不规则等及时报告医生，采取有效措施，详细记录病情变化。

3. 健康指导　满月后复查眼底、听力，加强营养，预防感染，按时预防接种。

第五章

消化系统疾病的护理

第一节　小儿腹泻

一、疾病概述

【概念与特点】

小儿腹泻是一组由病原、多因素引起的以大便次数增多和大便性状改变为特点的儿科常见病。大便次数增多，便下稀薄，或如水样，多由于饮食不当或肠道内感染所致。6个月至2岁婴儿发病率高，是造成小儿营养不良、生长发育障碍和死亡的主要原因之一。小儿腹泻四季皆可发生，尤以夏秋两季为多见。

小儿腹泻病分为感染性和非感染性两大类。感染性腹泻包括食物性、症状性、过敏性以及其他因素引起的腹泻。80%的小儿腹泻病由病毒感染引起，主要病原体为轮状病毒，其次为细菌感染。常见的病原菌有致病性大肠埃希菌、沙门菌、志贺菌、弯曲菌、耶尔森菌、金黄色葡萄球菌等。

【临床特点】

几种常见病原所致肠炎的临床表现：

（1）大肠埃希菌肠炎　以气温较高的5~8月份发病最高，其中产毒性大肠埃希菌肠炎与致病性大肠埃希菌肠炎的粪便均呈水样，混有黏液，侵袭性大肠埃希菌肠炎与细菌性痢疾相似，需作大便培养才能鉴别。

（2）空肠弯曲菌肠炎　多发生在夏季，症状与细菌性痢疾相似，但较轻。

（3）鼠伤寒沙门菌小肠炎　全年散发，夏秋季为多，主要症状为发热和腹泻，大便有腥臭味，严重者每日大便可达 30 次以上，伴恶心、呕吐、腹痛、腹胀等。腹泻频繁者迅速出现脱水和酸中毒，甚至发生感染性休克、弥散性血管内凝血或败血症。年龄越小，病情越重。一般病程 2 ~4 周。

【辅助检查】

1. 实验室检查

（1）大便常规　可以初步确定病因。①水样泻，白细胞无或偶见都为病毒感染；②大便腥臭，暗绿色似海水样，黏液多，镜检见较多的白细胞、脓细胞，多为金黄色葡萄球菌性肠炎；③黏液脓血便，镜检见较多的脓细胞、红细胞和吞噬细胞者，常由各种侵袭性细菌感染所致；④大便呈蛋花样，见乳凝块，多为消化不良引起的腹泻。

（2）粪便细菌培养　腹泻粪便培养是病因诊断的主要手段，可明确是何种细菌感染，并做药敏试验，指导临床个体化治疗。

（3）轮状病毒抗原检测　病毒性肠炎以轮状病毒感染为主，酶联免疫吸附试验（ELISA）可检测到粪便中的轮状病毒抗原。粪便中病毒抗原的检测具有明确诊断、指导治疗的重要意义。

（4）血电解质及血气分析　①急性腹泻患儿可伴有等渗性脱水，表现为血钠正常，血钾下降明显；②营养不良患儿往往表现为低渗性脱水，表现为血钠下降，血钾下降更明显；③重症腹泻患儿可出现代谢性酸中毒，表现为血 pH 值降低，二氧化碳结合力下降；④腹泻患儿，尤其是补液后可出现低血钙，甚至低血镁；⑤在治疗过程中应动态监测以上指标，以指导临床合理治疗。

（5）肾功能　由于重症腹泻患儿有脱水、电解质紊乱、酸中毒，故可出现一过性尿素氮、肌酐轻度升高，待脱水和电解质紊乱纠正后即可恢复正常。

（6）血常规检查　血白细胞计数增高，中性粒细胞增高，提示细菌感染；血白细胞计数正常或降低，淋巴细胞增高，提示病毒感染；嗜酸粒细胞增高，提示寄生虫感染或过敏性疾病。

2. 特殊检查　如为坏死性小肠结肠炎，腹部 X 线平片可见肠壁气囊肿和门静脉积气。低钾血症者心电图可见 U 波。

【治疗原则】

调整饮食，预防和纠正脱水，合理应用抗生素，给予肠黏膜保护剂、助消化与调节肠道微生态制剂，防治并发症。

二、主要护理问题

（1）腹泻　与喂养不当、感染有关。

（2）体液不足　与呕吐、腹泻丢失体液过多有关。

（3）体温过高　与肠道感染有关。

（4）臀部皮肤发红及糜烂　与大便次数增多有关。

（5）知识缺乏　与家长缺乏饮食卫生知识及腹泻患儿护理知识有关。

三、护理措施

1. 常规护理

（1）控制腹泻次数、预防继续失水　①饮食管理：调整饮食、继续进食是必要的治疗与护理措施。根据患儿病情适当调整饮食，达到减轻胃肠道负担、恢复消化功能的目的。需由少到多，逐渐过渡到正常饮食。对乳糖不耐受者，应限制糖量。对少数严重病例应加强支持疗法，必要时用全静脉营养。②控制感染：严格无菌观念，严格消毒隔离，食具、衣物、尿布应专用，护理患儿前后认真洗手，防止交叉感染。

（2）纠正体液不足的护理　按医嘱静脉补液纠正脱水。轻、中度脱水而无呕吐者，可口服补液盐，服用期间让患儿多饮水，防止高钠血症的发生。如患儿出现眼睑水肿应当停止服用补液盐。严重脱水者遵医嘱静脉补液。补液原则：先快后慢、先浓后淡、见尿补钾。补液中密切观察患儿皮肤弹性，前囟、眼窝凹陷情况及尿量，注意不可过快或过慢。

（3）发热的护理　密切观察患儿体温变化，鼓励多饮水，做好口腔护理。体温过高者可给予物理降温或药物降温。

（4）维持皮肤的完整性　勤换患儿的尿布，每次排便后以清水彻底清洁会阴部，并用较柔软纸巾沾拭，保持干燥，禁用不透气的塑料布或橡皮布，防止尿布皮炎的发生。同时常改变姿势和给予良好的皮肤护理，以预防可能因脱水而产生的损伤。

2. 病情观察 注意大便的变化，观察记录大便次数、颜色、性状、量，及时送检，并注意采集黏液脓血部位，准确记录24小时出入液量。

3. 健康指导

（1）宣传母乳喂养的优点，指导合理喂养，避免在夏季断奶。

（2）教给家长婴幼儿腹泻的病因及预防方法。

（3）示范清洁口腔、更换尿布、保持臀部皮肤的方法。

（4）指导家长配制和使用口服补液盐溶液。

（5）注意饮食卫生，食物要新鲜，食具、奶具应定时煮沸消毒。培养儿童饭前便后洗手、勤剪指甲的良好卫生习惯。增强体质，适当户外活动，防止受凉或过热。

第二节 急性坏死性小肠结肠炎

一、疾病概述

【概念与特点】

急性坏死性小肠结肠炎以小肠呈节段性出血、坏死为主要病变。临床以急性腹痛、腹泻、便血和中毒性休克为主要特征。多发生在夏秋季，3~12岁儿童多见，亦可见于新生儿及婴儿期。

病因尚未完全明确，拟与肠道非特异性感染及机体过敏反应有关。大便培养多数无致病菌，有时培养出产气性芽孢荚膜杆菌及致病性大肠埃希菌等。多数人认为与C型产气荚膜梭状芽孢杆菌及所产生的肠毒素有关，此毒素可引起组织坏死。

【临床特点】

（1）一般表现 以急性腹痛、便血为主症。腹痛呈持续性，伴阵发性加剧，腹上中区压痛明显，可有反跳痛和腹肌紧张，病情好转后，腹痛仍可延续数日。便血多在腹痛当日或第2日出现，大便呈棕褐色或似赤豆汤状，有特殊腐败腥臭味，多数患儿有发热、呕吐和腹泻。

（2）重型症状 迅速出现面色苍白，出冷汗，四肢厥冷，指端发绀，脉搏微弱，血压下降，全身皮肤呈网状花纹等休克表现。严重者可出现麻痹性肠梗阻，部分并发肠穿孔及腹膜炎。

【辅助检查】

（1）血象 外周血白细胞计数或中性粒细胞数增高，核左移，多有中毒颗粒。

（2）大便检查 镜检见大量红细胞，少量白细胞。隐血试验强阳性。

（3）X线检查 腹部平片可见小肠积气，肠管外形僵硬、肠壁增厚，轮廓模糊，黏膜皱襞变粗（锯齿样变化），肠间隙增宽，部分病例可见肠壁气囊肿及门静脉积气，肠梗阻者可见液平，肠穿孔者可见气腹。

【治疗原则】

急性坏死性小肠结肠炎治疗原则为支持疗法，纠正水、电解质紊乱，防治休克及控制感染。常选用第3代头孢菌素、半合成青霉素及氨基糖苷类等抗生素治疗。维持水和电解质平衡与补充营养。治疗措施包括对症治疗、抗休克及手术疗法。

二、主要护理问题

（1）疼痛 与肠壁组织坏死有关。

（2）组织灌注量减少 与过多的体液丢失有关。

（3）体液不足 与腹泻、呕吐及摄入减少有关。

（4）营养失调 与腹泻、禁食有关。

（5）潜在并发症——休克 与血容量下降、微循环障碍有关。

三、护理措施

1. 常规护理

（1）饮食 立即禁食直至大便潜血阴性3次，腹胀消失和腹痛减轻后试行进食，从流质、半流质、少渣软食逐步过渡到正常饮食。在恢复饮食过程中，要密切观察病情，若症状较重再禁食。

（2）胃肠减压 有腹胀者要及早胃肠减压，保持引流通畅，观察引流物的性质、颜色，并记录引流量。

（3）保证休息　尽量满足患儿生理需要，操作尽量集中进行，避免外界刺激，保证患儿休息。

（4）监测生命体征　观察神志、周围循环、腹水程度，记录呕吐、大便量及性质。

（5）遵医嘱按时准确补充水和电解质溶液，适当给予扩容液体、输血或血浆，维持有效循环，积极配合抗休克抢救。

（6）加强口腔、臀部护理，预防口腔炎和红臀。

2. 专科护理

（1）新生儿禁食后恢复喂养从喂水开始，再用母乳或稀释奶、逐渐增加奶量及浓度。

（2）认真观察腹部情况，如腹胀程度，腹痛部位、程度、性质，有无肌紧张等，若发生严重腹膜炎、肠梗阻、肠穿孔等外科急腹症，需送外科手术治疗，做好手术准备。

3. 病情观察　观察腹痛、腹泻的性质、次数等变化。观察体温、精神状态及腹部体征。注意有无肠麻痹、肠穿孔、广泛性肠坏死、腹膜炎及中毒性休克的发生。

4. 健康指导

（1）讲解本病的病因及临床表现，使家长了解病情的转归，取得家长的配合。

（2）指导家长给予患儿合理饮食，注意患儿口腔、皮肤卫生及家庭卫生等。

第三节　口腔炎

一、疾病概述

【概念与特点】

口腔炎是指口腔黏膜的炎症，若病变限于局部如舌、齿龈、口角，可称为舌炎、齿龈炎或口角炎等，婴幼儿多见。大多由细菌、病毒、真菌等感染及局部理化刺激引起，亦可继发于急性感染、腹泻、营养不良、久病体弱和维生素B、维生素C缺乏等全身性疾病。临床常见的小儿口腔炎有疱疹性口腔炎、溃疡性口腔炎和鹅口疮3种。

【临床特点】

（1）疱疹性口腔炎 ①口腔黏膜出现疱疹，溃破后形成溃疡，表面有黄白色渗出物覆盖；②疼痛、哭闹、拒食、流涎；③发热，体温38～40℃，局部淋巴结肿大。

（2）溃疡性口腔炎 ①口腔黏膜充血水肿，继而发生糜烂或溃疡，可融合成片，表面石灰白色或黄色假膜覆盖，易拭去而遗留渗血创面；②疼痛、哭闹、拒食、流涎；③发热，体温38～40℃，局部淋巴结肿大。

（3）鹅口疮 ①口腔黏膜出现白色乳凝块状物，可融合成片，不易拭去，强拭之可见局部潮红、渗血；②无疼痛、哭闹、拒食、流涎；③无发热及局部淋巴结肿大。

【辅助检查】

（1）疱疹性口腔炎 白细胞计数正常或下降。

（2）溃疡性口腔炎 白细胞计数及中性粒细胞均增多。

（3）鹅口疮 取患儿白膜涂片，加10%氢氧化钠1滴镜检可见白色念珠菌芽生细胞和假菌丝。

【治疗原则】

（1）疱疹性口腔炎 ①保持口腔清洁：多饮水，用3%过氧化氢溶液清洗溃疡面，避免进食刺激性食物。②局部用药：局部可涂碘苷（疱疹净）抑制病毒，也可喷西瓜霜、锡类散等。为预防继发感染可涂2.5%～5%金霉素鱼肝油。③对症处理：发热者给予物理降温或药物降温，补充足够的营养和水分；疼痛影响进食者，可按医嘱在进食前涂2%利多卡因；有继发感染时按医嘱使用抗生素治疗。

（2）溃疡性口腔炎 ①保持口腔清洁：用3%过氧化氢溶液或0.1%依沙吖啶（利凡诺）溶液清洗口腔。②局部用药：溃疡面涂5%金霉素鱼肝油、锡类散等。③控制感染：选用有效抗生素。④注意补充营养和水分。

（3）鹅口疮 ①保持口腔清洁：用2%的碳酸氢钠溶液清洗口腔，每日2～4次。②局部用药：局部涂抹（10～20）万U/ml制霉菌素鱼肝油混悬液，每日2～3次。

二、主要护理问题

(1) 口腔黏膜改变　与护理不当、口腔黏膜受损或感染等有关。

(2) 疼痛　与口腔黏膜炎性反应有关。

(3) 体温过高　与感染有关。

(4) 营养失调，低于机体需要量　与疼痛引起拒食有关。

(5) 知识缺乏　与家长缺乏口腔炎的预防和护理知识有关。

三、护理措施

1. 常规护理

(1) 饮食护理　供给高热量、高蛋白、富含维生素的温、凉流质或半流质食物，避免摄入刺激性食物。对不能进食者，可静脉补充营养，以确保能量与液体的供给。

(2) 保持口腔清洁　根据病因选择不同的溶液清洗口腔，年长儿可用含漱剂。鼓励患儿多饮水，进食后漱口，保持口腔黏膜湿润和清洁。

(3) 发热的护理　体温超过 38.5℃时，给予松解衣服，头部置冷毛巾、冰袋等物理降温，必要时给予药物降温。

2. 专科护理

(1) 按医嘱正确涂药　为确保局部用药效果，涂药前应先清洁口腔，然后将纱布或干棉球放存颊黏膜腮腺管口处或舌系带两侧，以隔断唾液；然后再用干棉球将病变部位表面吸干后再涂药；涂药后嘱患儿闭口 10 分钟后取出纱布或棉球，并嘱患儿不可立即漱口、饮水或进食。

(2) 防止继发感染及交叉感染　护理患儿前后要洗手，患儿用过的食具、玩具、毛巾等要及时消毒；鹅口疮患儿使用过的奶瓶、奶嘴应放于5%碳酸氢钠溶液中浸泡 30 分钟后洗净，再煮沸消毒；疱疹性口腔炎具有较强的传染性，应注意与健康儿隔离，以防传染。

3. 病情观察　观察患儿口腔黏膜局部表现，如口腔黏膜有无溃疡、溃疡的部位、溃疡表面的假膜是否容易擦去，有无疼痛、烦躁、拒食及颌下淋巴结肿大，有无发热等全身症状表现。

4. 健康指导

（1）向家长介绍口腔炎发生的原因、症状、治疗和护理要点。

（2）给家长示教清洁口腔及局部涂药的方法。

（3）指导家长做好清洁、消毒工作，食具专用。

（4）培养儿童养成良好的卫生习惯，学会正确刷牙，进食后漱口，纠正不良习惯。

（5）宣传均衡膳食对提高机体抵抗力的重要性，培养良好的饮食习惯，避免偏食、挑食。

第四节　急性胃炎

一、疾病概述

【概念与特点】

急性胃炎是指由物理性、化学性或生物性有害因子引起的胃黏膜急性炎症性疾病。其病变可仅局限于胃底、胃体或胃窦，也可弥漫分布于全胃。病变深度大多局限于黏膜层，严重时则可累及黏膜下层或肌层，甚至达到浆膜层。常见的急性胃炎有药物及饮食性胃炎、应激性胃炎、腐蚀性胃炎、感染性胃炎、蛋白过敏性胃炎。

【临床特点】

（1）有不洁饮食史或误服毒物史。

（2）伴有严重呕吐，上腹部不适，重者出现呕血、黑便、脱水、电解质紊乱甚至休克。

（3）细菌感染者伴全身中毒症状、发热等。

【辅助检查】

（1）胃镜检查　为胃炎最可靠的诊断手段。可见黏膜广泛充血、水肿、糜烂、出血，有时可见黏膜表面的黏液斑或反流的胆汁。幽门螺杆菌感染胃炎时，还可见胃黏膜微小结节形成。

（2）X 线钡餐造影　多数胃炎病变在黏膜表层，钡餐造影难有阳性发现，气、钡双重造影效果较好。

（3）幽门螺杆菌检测　核素标记尿素呼吸试验是患儿口服一定量放射性核素^{13}C 标记的尿素，如果患儿消化道内含有幽门螺杆菌，则其产生的尿素酶可将尿素分解产生 CO_2，由肺呼出。通过测定呼出气体中^{13}C 含量即可判断胃内幽门螺杆菌感染程度，其特异性和敏感度达 90% 以上。也可通过胃黏膜组织切片染色与培养、尿素酶试验、血清学检测抗幽门螺杆菌抗体等方法检测。

【治疗原则】

避免服用一切刺激性食物和药物，去除病因，积极治疗原发病，抑制胃酸分泌，保护胃黏膜，及时纠正水、电解质紊乱和酸碱平衡失调。

二、主要护理问题

（1）舒适的改变　与胃炎引起的疼痛有关。

（2）营养缺乏，低于机体需要量　与腹痛进食减少及呕吐有关。

（3）潜在并发症　消化道大出血、电解质紊乱及酸碱平衡失调、休克。

（4）恐惧　与病情急重有关。

三、护理措施

1. 常规护理

（1）保证患儿休息。

（2）饮食　暂停原饮食，给予清淡、易消化的流质或半流质饮食，少食多餐，必要时可停食 1 ~ 2 餐。停服刺激性药物。

（3）心理护理　剧烈腹痛和呕血使患儿和家长紧张，耐心解释症状与疾病的关系，减轻患儿和家长的恐慌，同时给予心理支持。

2. 专科护理

（1）呕吐后做好口腔清洁护理。腹痛时给予心理支持，手握患儿手，轻轻按摩腹部或给患儿放音乐，以分散注意力，减轻疼痛。有脱水者纠正水、电解质紊乱。出血严重时按上消化道出血护理。

（2）根据不同病因采取相应的护理措施。

3. 病情观察　注意观察腹痛程度、部位，有无呕血、便血，有消化道出血者应严密监测血压、脉搏、呼吸、末梢循环，注意观察出血量，警惕失血性休克的发生。

4. 健康指导

（1）指导家长按时逐步添加饮食，防止过食、偏食及饮食结构突然变动。

（2）指导患儿家长，注意饮食卫生，避免暴饮暴食，禁忌刺激性及生冷食物。幽门螺杆菌性胃炎要按时按疗程服药，保证治疗效果。

（3）告知家长注意食物要新鲜、清洁和食具消毒，避免肠道内感染。

（4）教育儿童饭前便后洗手，勤剪指甲。

（5）气候变化时注意给患儿增减衣物，防止受寒或过热。

第五节　急性阑尾炎

一、疾病概述

【概念与特点】

急性阑尾炎主要是由于阑尾腔梗阻和细菌入侵引起的一种儿童常见的急腹症，临床上分为单纯性、化脓性及坏疽性阑尾炎 3 类。

【临床特点】

1. 症状

（1）转移性右下腹疼痛　持续数小时以上的腹痛，阵发性加剧，从上腹部转移至右下腹。不同类型阑尾炎的腹痛性质不同。单纯性阑尾炎仅轻微疼痛，化脓性阑尾炎表现为胀痛和剧痛，坏疽性阑尾炎为持续性剧烈腹痛，穿孔性阑尾炎因阑尾腔压力骤减，腹痛可暂时减轻，出现腹膜炎后腹痛又加剧。不同位置的阑尾炎腹痛部位也有差异。盲肠后阑尾炎表现为右侧腰部痛，盆腔位阑尾炎疼痛在耻骨上区，肝下区阑尾炎可引起右上腹痛，极少数内脏反位者的阑尾炎呈左下腹痛。

（2）胃肠道反应　厌食、恶心、呕吐。盆腔位阑尾炎可发生腹泻和便秘。

炎性反应刺激直肠和膀胱时可引起排便次数增多，里急后重等症状。

（3）全身表现 乏力、脉速、发热，阑尾穿孔形成腹膜炎者寒战、体温明显升高。若发生门静脉炎则可出现寒战、高热、轻度黄疸。

2. 体征

（1）右下腹固定压痛 麦氏点压痛、反跳痛。

（2）腹膜刺激征 腹肌紧张、压痛反跳痛。

（3）右下腹包块 边界不清、固定。

【辅助检查】

1. 实验室检查 外周血白细胞计数增多，中性粒细胞比例升高。

2. 影像学检查

（1）X 线腹部平片可见盲肠扩张和气液平面。

（2）B 超检查有时可发现肿大的阑尾或脓肿。

（3）CT 扫描可获得与 B 超检查相似的结果。

3. 便常规和尿常规 基本正常。

【治疗原则】

（1）非手术治疗 症状、体征不明显者，可进行非手术治疗观察。

（2）手术治疗 如有手术指征，可行阑尾切除术、阑尾脓肿引流术。

二、主要护理问题

（1）疼痛 与炎性反应刺激腹膜及术后切口未愈合有关。

（2）恐惧 与病情急重及手术、麻醉风险有关。

（3）潜在并发症 阑尾穿孔、腹膜炎、切口感染、肠粘连。

三、护理措施

1. 非手术治疗及术前护理

（1）按小儿外科疾病术前护理常规。

（2）全面评估病人，包括健康史及其相关因素、身体状况、生命体征以及神志、精神状态、行动能力等。

（3）观察血常规的变化，如白细胞计数、C 反应蛋白。

（4）禁食、禁服泻药及灌肠。

（5）晚期阑尾穿孔、腹膜炎应及时补液，积极进行抗炎治疗。

2. 术后护理

（1）按小儿外科一般护理常规及全身麻醉手术后护理常规护理。

（2）如神志未完全清醒，应去枕平卧，头偏向一侧，防止误吸。给予低流量吸氧，监测体温、脉搏、呼吸、血压，有异常及时处理。禁食水期间准确记录出入量。

（3）输注管的各连接处紧密衔接，并注意保护补液肢体，避免患儿完全清醒时躁动不安，拔脱留置针管。

（4）肠蠕动恢复后遵医嘱给予流质饮食到半流质饮食及普食。

（5）如阑尾穿孔后行腹腔引流，做好引流管的护理。

（6）鼓励患儿早期起床活动，促进肠蠕动恢复。

（7）阑尾穿孔患儿术后 6 小时后给予头高位。

3. 病情观察

（1）严密观察病人生命体征的变化，检查患儿神志、瞳孔。

（2）观察腹部体征变化，腹痛部位、性质、程度，有无压痛、反跳痛和腹肌紧张。

（3）观察呕吐和大便情况。

（4）观察切口有无渗血、渗液，如有潮湿及时更换。

（5）观察肠蠕动恢复情况，排气、排便及腹部体征。

4. 健康指导

（1）嘱患儿保持伤口敷料清洁干燥，勿碰撞伤口。

（2）嘱患儿饮食要有规律，要进食易消化、少刺激、富含纤维素的食物，少食多餐。

（3）告知家长患儿如有呕吐、腹痛等肠梗阻、肠粘连症状等症状时应及时就诊。

（4）预防上呼吸道感染。

（5）告知家长及患儿注意伤口卫生，半个月内禁泡浴，加强营养，3 个月内禁剧烈活动，有不适随时就诊。

第六章

循环系统疾病的护理

第一节　先天性心脏病

一、疾病概述

【概念与特点】

先天性心脏病（先心病）是小儿最常见的心脏病，是胎儿时期心脏血管发育异常所致的畸形，发病率占活产婴儿的7‰～8‰，早产儿为足月儿的2～3倍。根据血流动力学变化分为三类：左向右分流型、右向左分流型、无分流型。

先天性心脏病的病因至今仍未完全明了，大致可分为内因和外因两类。内因为遗传因素，如染色体畸变（21三体综合征），基因突变和先天性代谢疾病；外因主要为宫内感染，如妊娠早期感染风疹、流感、流行性腮腺炎及柯萨奇病毒感染等。孕母接受大剂量放射线、孕母糖尿病、孕母高钙血症等代谢性疾病，某些药物如抗癌药、甲苯磺丁脲（甲糖宁）以及子宫缺氧等均可导致心脏发育异常。

【临床特点】

（1）心力衰竭　新生儿心力衰竭被视为一种急症，通常大多数是由于患儿有较严重的心脏缺损。其临床表现是由于肺循环、体循环充血，心排血量减少所致。患儿面色苍白，憋气，呼吸困难和心动过速，心率每分钟可达160～190次，血压常偏低。可听到奔马律。肝大，但外周水肿较少见。

（2）发绀　其产生是由于右向左分流而使动静脉血混合。在鼻尖、口唇、指（趾）甲床最明显。

（3）蹲踞　患有紫绀型先天性心脏病的患儿，特别是法洛四联症的患儿，常在活动后出现蹲踞体征，这样可增加体循环血管阻力从而减少心隔缺损产生的右向左分流，同时也增加静脉血回流到右心，从而改善肺血流。

（4）杵状指（趾）和红细胞增多症　紫绀型先天性心脏病几乎都伴杵状指（趾）和红细胞增多症。杵状指（趾）的机制尚不清楚，但红细胞增多症是机体对动脉低血氧的一种生理反应。

（5）肺动脉高压　当间隔缺损或动脉导管未闭的病人出现严重的肺动脉高压和发绀等综合征时，被称为艾森曼格综合征。临床表现为发绀，红细胞增多症，杵状指（趾），右心衰竭征象，如颈静脉怒张、肝大、周围组织水肿，这时病人已丧失了手术的机会，唯一等待的是心肺移植。病人大多数在40岁以前死亡。

（6）发育障碍　先天性心脏病的患儿往往发育不正常，表现为瘦弱、营养不良、发育迟缓等。

（7）其他　胸痛、晕厥、猝死。部分患儿则有体循环方面的症状，如排汗量异常（通常表现为大大超出正常同龄人的量）。

【辅助检查】

1. 体格检查　如体检发现有心脏典型的器质性杂音、心音低钝、心脏增大、心律失常、肝大时，应进一步检查排除先天性心脏病。

2. 特殊检查

（1）X线胸片检查　可有肺纹理增加或减少、心脏增大。但是肺纹理正常，心脏大小正常，并不能排除先天性心脏病。

（2）超声检查　对心脏各腔室和血管大小进行定量测定，用以诊断心脏解剖上的异常及其严重程度，是目前最常用的先天性心脏病的诊断方法之一。

（3）心电图检查　能反映心脏位置，心房、心室有无肥厚及心脏传导系统的情况。

（4）心脏导管检查　是先天性心脏病进一步明确诊断和决定手术前的重要检查方法之一。通过导管检查，了解心腔及大血管不同部位的血氧含量和压力变化，明确有无分流及分流的部位。

（5）心血管造影　通过导管检查仍不能明确诊断而又需考虑手术治疗的

病人，可作心血管造影。将含碘造影剂通过心导管在机械的高压下，迅速地注入心脏或大血管，同时进行连续快速摄片，或拍摄电影，观察造影剂所示心房、心室及大血管的形态、大小、位置以及有无异常通道或狭窄、闭锁不全等。

（6）色素稀释曲线测定　将各种染料（如伊文思蓝、亚甲蓝等），通过心导管注入循环系统的不同部位，然后测定指示剂在动脉或静脉血中稀释过程形成的浓度曲线变化，根据此曲线的变化可判断分流的方向和位置，进一步计算出心排血量和肺血容量等。根据以上的病史、体检及特殊检查得出的阳性体征，加以综合分析判断，以明确先天性心脏病的诊断。

【治疗原则】

（1）手术治疗　先天性心脏病一般是无法自行愈合的，均需通过手术或者介入的方法根治。但是对于缺损口径小于0.5cm的室缺损或房缺损，可以无须治疗，不会对患儿心脏功能及生长发育产生不良影响。

（2）介入治疗　介入治疗主要用于先天性心脏病房间隔缺损、动脉导管未闭、肺动脉瓣狭窄、体动脉至肺动脉瘘和室间隔缺损等的根治性治疗。对于一些暂时无法手术或是已丧失手术矫治时机的先天性心脏病经此方法治疗后，可较好地等待手术矫治或改善临床症状、延缓病情进展；此外还有一些手术矫治不彻底或不完全的先天性心脏病也可采用此方法进行补救性治疗，如室间隔缺损、房间隔缺损手术后残余漏、心脏瓣膜置换术后瓣周漏等，均可采用介入治疗加以补救。

（3）微创治疗　简单的先天性心脏病病人，如动脉导管未闭、房间隔缺损、室间隔缺损和肺动脉瓣狭窄的病人，可以采用胸腔镜辅助小切口房缺损修补术、经胸微创房缺损/室缺损封堵术等先天性心脏病微创手术，达到减少创伤、美容、节约费用等目的。

二、主要护理问题

（1）活动无耐力　与患儿的心排血量减少、活动后引起氧气不足有关。

（2）有营养失调的危险，低于机体需要　与喂养困难、摄入不足有关。

（3）生长发育障碍　与营养失调有关。

（4）潜在并发症　充血性心力衰竭、脑血栓、感染性心内膜炎。

（5）有感染的危险　与肺部淤血有关。

（6）焦虑　与知识缺乏、经济压力、手术风险有关。

三、护理措施

1. 常规护理

（1）休息　①先天性心脏病患儿应获得充分休息，因休息可减轻心脏负担，降低组织耗氧量，预防或延缓心力衰竭发生或控制心力衰竭的进展。②创造安静、舒适的休息环境。最好独居一室，室内光线柔和，减少噪声，护理活动注意“四轻”（走路轻、说话轻、操作轻、开关门轻），适当减少探视，保证患儿的休息和睡眠。③护理操作集中进行，提高技术，强调一次性静脉穿刺的成功率，尽可能减少对患儿的刺激。④避免患儿剧烈哭闹，可使用安抚奶嘴，避免不必要的活动如沐浴等，适当控制活动量。⑤患儿烦躁不安时可适当给予镇静剂。

（2）饮食　①给患儿提供充足的营养以提高对手术的耐受力，给予高热量、高蛋白和富含维生素、易消化的饮食。②小儿喂养困难者要慢喂，宜少食多餐，避免吃奶时呛咳和加重呼吸困难。③合并心功能不全的患儿防喂食过饱，人工喂养儿奶嘴出奶孔不可太细，以免增加吸吮时体力消耗，喂养过程中，应拔出奶嘴驱气后再喂，如出现发绀加重，应暂停喂养，并给予氧气吸入，待缺氧症状改善后，再行喂养。④有水、钠潴留时按情况给予低盐或无盐饮食。⑤保持大便通畅，防止便秘。

2. 专科护理

（1）预防及控制感染　①患儿适当增加户外活动，多晒太阳，增强体质，预防维生素 D 缺乏病。②住院患儿减少亲友探视，防止交叉感染，家长中有呼吸道感染者禁止陪护患儿。③护理患儿时应严格执行消毒隔离制度。避免到人群密集的场所，预防呼吸道疾病的交叉感染。④气候变化时，夏季室内外温差较大时，注意及时减、增衣服，避免忽热、忽冷。⑤冬春季呼吸道疾病流行时，室内每日食醋熏蒸消毒，定时开窗通风。⑥观察体温变化及患儿有无咳嗽、喷嚏等症状，出现后及时治疗。⑦患儿在做牙科手术前应使用抗感染药物。⑧按计划实施预防接种。

（2）心理护理　①关爱患儿，对患儿及家长在护理工作中显示足够的耐心，态度亲切温和。②详细解释先天性心脏病的诊断检查和治疗手段以取得患儿家长的配合。③主动满足患儿以及家长的各种需要，及时反馈家长的意见并给予适当的解释。④与患儿家长多进行沟通，了解其担心的问题并积极寻求解决的方法。

3. 病情观察

（1）脑缺氧发作　观察患儿的呼吸次数及幅度，发绀是否加重，当法洛四联症患儿一旦出现脑缺氧发作，立即将患儿置于膝胸卧位，并给予面罩吸氧，必要时配合医生给予吗啡和普萘洛尔抢救。

（2）脑血栓　法洛四联症患儿因长期缺氧、红细胞代偿性增多致使血液黏稠，血流缓慢，易致血栓形成，如血栓形成在脑部，即为脑血栓。注意补充液体，尤其是脱水患儿需静脉补充液体，稀释血液。注意观察患儿有无脑血栓形成表现，如肢体移动障碍、偏瘫、失语、颅内压增高表现等，一旦发现，立即通知医生并给予处理。

（3）心力衰竭　注意患儿的心率、心律、呼吸、血压和尿量改变，注意患儿有无突发极度烦躁不安、呼吸增快、心率增快超过180次/分、奔马律、心音低钝、血压下降、肝脏迅速增大、颈静脉怒张等心力衰竭表现。一旦发生，立即配合医生进行抢救。

4. 健康指导

（1）讲解先天性心脏病的病因、临床特点和治疗护理方法，合理安排好生活与休息。

（2）传授预防呼吸道感染的知识，预防感染及并发症的发生。

（3）有出院带药者，向他们讲解药物的服用方法及注意事项。

（4）定期复诊。

第二节 心律失常

一、疾病概述

【概念与特点】

各种原因使心脏激动的起源、频率或传导发生异常而出现不正常心律，称为心律失常。心律失常多发生在心脏病变患儿，但也可见于健康小儿。小儿心律失常以窦性心动过速最为常见，婴儿心率>140次/分、1~6岁>120次/分、6岁以上>100次/分，称为窦性心动过速；婴儿心率<100次/分、1~6岁<80次/分、6岁以上<60次/分，称为窦性心动过缓；心率于吸气时增快、呼气时减慢，称窦性心律不齐。心律失常多反映在脉搏频率和节律上的变化。

【临床特点】

（1）期前收缩（过早搏动） 多数小儿无自觉症状，常在体检时偶然发现，年长儿可有心悸、乏力、头晕、心前区不适，听诊发现提前搏动及搏动后间歇，偶可呈联律；脉搏不均匀。

（2）心动过速 呈阵发性，每次持续数秒钟至数日，突然发作突然终止。心率多在200次/分以上。婴儿表现面色苍白、拒食、呕吐、呼吸增快、烦躁。年长儿诉心悸、胸闷、头晕、乏力。发作时间长者可诱发心力衰竭和心源性休克。

（3）房室传导阻滞 房室传导阻滞（AVB）是由于窦房结激动向心室传导受阻。根据程度分为三度：一度房室传导阻滞多无症状；二度Ⅰ型房室传导阻滞偶有心悸；二度Ⅱ型和三度房室传导阻滞可有心悸、乏力、头晕，活动后气促，严重者发生心力衰竭、阿-斯综合征，甚至猝死。

【辅助检查】

视引发心律失常的病因不同而不同，应常规检查电解质和酸碱平衡情况；检查甲状腺功能、肾功能情况；检查红细胞沉降率、抗链球菌溶血素O和免疫功能。

（1）心电图　是诊断心律失常的主要方法。

（2）24小时动态心电图　又称Holter监测，是一种在活动情况下连续24～72小时记录心电图的方法，可提高心律失常的检出率。目前已广泛应用于心律失常的诊断及观察药物治疗效果。

（3）经食管心房调搏检查　食管下端贴近左房，故该方法为间接左房调搏。近年儿科已广泛应用于心脏电生理检查。

（4）希氏束电图及心内电生理检查　为创伤性检查。希氏束电图是房室束激动产生的电位图。采用电极导管经静脉插入右心腔，直接接触房室束，记录其激动电波，即为希氏束电图。

（5）心内电生理检查　采用电极导管插入心腔内记录和（或）刺激心脏不同部位，进行电生理研究，可判断传导阻滞的精确位置和心动过速的发生机制。目前多用于结合心动过速的射频消融治疗与其发生机制的确切诊断。

【治疗原则】

首先要了解心律失常的性质及发生心律失常的原因，在治疗上方能有的放矢。同一性质的心律失常可由不同病因引起，对血流动力学的影响因病人具体情况而不同，而且病情发展的趋势个体差异大，绝不能单纯根据心律失常的心电图来诊断和治疗。

二、主要护理问题

（1）活动无耐力　与心排血量减少有关。

（2）潜在并发症　心排血量减少。

三、护理措施

1. 常规护理

（1）休息　给予适当体位，保证充足睡眠。

（2）饮食　给予低盐、高蛋白、高热量、富含维生素、易消化的饮食，一次进食不可过饱。

（3）准确、按时执行医嘱　给予药物治疗，观察用药后的反应。

2. 病情观察　密切观察病情变化，发现问题及时通知医生。

3. 健康指导

（1）指导患儿选择清淡、低脂、富含维生素的饮食，少食多餐，忌油炸及辛辣食物。合并心力衰竭及利尿时应限制钠盐的摄入，多进含钾丰富的食物，以减轻心脏负荷，防止因低钾血症而诱发心律失常。

（2）快速型心律失常患儿应避免刺激性饮料，如咖啡、浓茶、可乐等，心动过缓者应避免屏气、用力排便等兴奋迷走神经的动作。

（3）心律失常者不需卧床，但应适当休息，劳逸结合，生活有规律，保持情绪稳定。

（4）帮助患儿及家长调整情绪，避免各种诱因如发热、疼痛、寒冷、饮食不当、睡眠不好。

第三节　病毒性心肌炎

一、疾病概述

【概念与特点】

病毒性心肌炎是由多种病毒侵犯心肌所引起的，以心肌局灶性或弥漫性炎性病变为主要表现的疾病。现已知 20 余种病毒可引起心肌炎，包括柯萨奇病毒（B 组和 A 组）、埃可病毒、脊髓灰质炎病毒、腺病毒、合胞病毒、传染性肝炎病毒、流感和副流感病毒、麻疹病毒、水痘病毒、单纯疱疹病毒及流行性腮腺炎病毒等。其中以柯萨奇病毒 B 组（1 ~ 6 型）最常见（占 43.6%），其次为腺病毒（21.2%）和埃可病毒（10.9%）。少数可伴有心包或心内膜的炎性反应改变。临床表现轻重不一，预后大多良好，极少数病人可并发心力衰竭、心源性休克或严重心律失常，甚至猝死。

【临床特点】

本病前期多有上呼吸道或肠道感染症状，如发热、咽痛、肌痛、周身不适、腹泻、皮疹等。心肌炎症状为乏力、面色苍白、胸闷、心悸、心前区痛或不适。重症发生心力衰竭时有呼吸困难、肝大、水肿。心源性休克时血压下降、末梢发绀。

【辅助检查】

(1) 心电图检查　多表现为ST段下移，T波低平、双向或倒置，QRS波群低电压、Q－T间期延长及各种心律失常如期前收缩、房室传导阻滞和心动过速等。

(2) 血液检查　急性期外周血白细胞计数多轻度增高，以中性粒细胞为主，红细胞沉降率可轻度增快。

(3) X线胸片检查　心影呈轻度增大，心脏冲动减弱，可伴有肺充血、肺水肿，有时可见少量胸腔积液和心包积液征。

(4) 血清酶学测定　心肌受损时，血清中有十余种酶活性可增高，血清天冬氨酸氨基转移酶（AST）、肌酸磷酸激酶（CK）、肌酸磷酸激酶同工酶（CK－MB）、乳酸脱氢酶（LDH）及α－羟丁酸脱氢酶（α－HBDH）在急性期均可升高，其中以CK和CK－MB升高对心肌损害的诊断意义较大。CK－MB是心肌特异性胞浆同工酶，正常血清中含量甚微，故其水平增高可作为心肌炎的早期诊断依据。

(5) 超声心动图　左室扩大，左室流出道增宽，室间隔及左室后壁运动幅度降低，左室射血分数及缩短分数下降。

(6) 病毒分离　疾病早期可从咽拭子、粪便、血液和心包液中分离出病毒，但阳性率较低，且需结合血清抗体测定才更有意义。

【治疗原则】

病毒性心肌炎目前仍无有效治疗方法。一般多采用休息、营养心肌、免疫调节和抗心源性休克、心力衰竭等综合性治疗措施。

二、主要护理问题

(1) 活动无耐力　与心肌功能受损、组织器官供血不足有关。

(2) 舒适的改变——胸闷　与心肌炎性反应有关。

(3) 潜在并发症　心力衰竭、心律失常、心源性休克。

三、护理措施

1. 常规护理

（1）休息　①急性期卧床休息至热退后3～4周，以后根据心功能恢复情况逐渐增加活动量。②有心功能不全者或心脏扩大者应绝对卧床休息。③总的休息时间不少于3～6个月。

（2）创造良好的休息环境，合理安排患儿的休息时间，保证患儿的睡眠时间。

（3）主动提供服务，满足患儿的生活需要。

2. 专科护理

（1）胸闷　①观察患儿的胸闷情况，注意诱发和缓解因素，必要时给予吸氧。②遵医嘱给予心肌营养药，促进心肌恢复正常。③保证休息，减少活动。④控制输注速度和输注总量，减轻心肌负担。

（2）并发症　①注意有无心律失常的发生，警惕危险性心律失常的发生如频发室性期前收缩、多源室性期前收缩、二度以上房室传导阻滞心房颤动、心室颤动等。一旦发生，需及时通知医生并给予相应处理。如高度房室传导阻滞者给异丙肾上腺素和阿托品提升心率。②警惕心源性休克，注意血压、脉搏、尿量、面色等变化，一旦出现心源性休克，立即取平卧位，配合医生给予大剂量维生素C或糖皮质激素治疗。

3. 病情观察　密切注意心率、心律、呼吸、血压和面色改变，有心力衰竭时给予吸氧、镇静、强心等处理，应用洋地黄制剂时要密切观察患儿有无洋地黄中毒表现，如出现新的心律失常、心动过缓等。

4. 健康指导

（1）讲解病毒性心肌炎的病因、病理、发病机制和临床特点及诊断、治疗措施。

（2）强调休息的重要性，指导患儿控制活动量，建立合理的休息制度。

（3）讲解本病的预防知识，如预防上呼吸道感染和肠道感染等。

第四节 急性充血性心力衰竭

一、疾病概述

【概念与特点】

急性充血性心力衰竭是由各种病因使心脏泵功能减退，心排血量减少，导致静脉淤血，动脉血液灌注不足，机体组织代谢缺氧等一组临床症状和体征。为小儿常见急症，尤以婴幼儿多见。临床主要表现为肺循环淤血，体循环充血及心功能减退三方面征象。

【临床特点】

（1）心脏功能减退的表现可有尿量减少、下肢水肿、心慌气短、烦躁或精神萎靡、腹胀、食欲不振及咳嗽等。体检有心动过速、心脏扩大、舒张期奔马律及末梢循环障碍。

（2）左心衰竭的表现为呼吸急促，重者可有呼吸困难，严重者呈端坐呼吸体位，咳泡沫血痰与发绀，肺部可闻及湿啰音及哮鸣音。

（3）右心衰竭的表现为肝大伴叩痛、触痛，颈静脉怒张，肝颈静脉反流征阳性，下肢水肿，重者可有腹水、胸腔积液。

【辅助检查】

（1）X 线胸片检查　心脏扩大，肺充血，肺水肿。

（2）超声心动图　射血分数（EF）减低，心室收缩的时间间期延长，心室、心房腔扩大。

（3）心电图　除原发性心脏病心电图改变外，无心力衰竭的特异改变。

【治疗原则】

注意休息，吸氧，限制水、钠摄入，消除病因及诱因，加强心脏收缩能力，改善血流动力学，维护心脏功能。

二、主要护理问题

（1）心排血量减少 与心肌收缩力降低有关。

（2）体液过多 与静脉回流受阻和水、钠潴留有关。

（3）气体交换受损 与肺循环淤血有关。

（4）潜在并发症 药物不良反应、肺水肿。

（5）活动无耐力 与心排血量减少导致组织缺氧有关。

三、护理措施

1. 常规护理

（1）休息，床头抬高15°～30°，减少刺激，避免患儿烦躁、哭闹，减少心肌耗氧量。

（2）给予易消化、营养丰富的饮食，注意少食多餐。

（3）按医嘱给予氧气吸入。

（4）镇静，减轻心脏负荷，烦躁不安者，遵医嘱给予镇静剂。

（5）静脉滴注时严格掌握输注速度。

2. 专科护理 有明显左心衰竭时置患儿于半卧位或坐位，双腿下垂，减少回心血量。急性肺水肿患儿吸氧时可用20%～30%的酒精湿化，以降低肺泡内泡沫的表面张力，改善气体交换。伴有呼吸衰竭应加强呼吸道护理，及时清除痰液，必要时使用人工呼吸器。

3. 病情观察 观察症状是否缓解，发现危险情况及时报告医生。

4. 健康指导

（1）向患儿及其家长介绍心力衰竭的原因及防治措施，指导家长对脉搏、呼吸、面色、尿量、水肿等进行观察，根据不同病情制定适当的休息及生活方式。

（2）心力衰竭缓解后指导患儿家长做好预防，积极治疗原发病，并针对不同病因进行相应的健康指导。

（3）对患儿和家长给予心理支持，减少焦虑和恐惧，使他们较好地配合治疗。

第七章

内分泌系统疾病的护理

第一节　糖尿病

一、疾病概述

【概念与特点】

糖尿病是一种能量代谢疾病，主要是体内胰岛素绝对不足、胰岛素功能障碍或胰岛素拮抗激素增多引起的糖、脂肪和蛋白质代谢紊乱综合征。儿童糖尿病绝大多数为1型糖尿病，即胰岛素依赖型。临床上表现为多饮、多食、消瘦、乏力等，少数患儿可以脱水、昏迷、酮症酸中毒为首发表现。病因不明，目前认为是一种自身免疫性疾病，发病与遗传、病毒感染、环境因素等有关。

【临床特点】

（1）多急性起病，“三多一少”是其典型症状，即多饮、多尿、多食易饥、体重减轻。年幼儿在自己能控制小便后又现遗尿。

（2）少数起病较缓，表现为精神萎靡、消瘦较快、视力减弱，似成年起病者。

（3）约20%的病人在出现酮症酸中毒时才得确诊。此时除多饮、多尿和消瘦外，还有恶心、呕吐、厌食、腹痛、周身痛、嗜睡，甚至昏迷，伴严重脱水和代谢性酸中毒，呼气有酮味。

（4）糖尿病患儿易发生各种感染，感染又使糖尿病加重。

【辅助检查】

（1）尿糖测定　常为强阳性，一般每日早、中、晚、睡前各测1次。

（2）血糖测定 空腹血糖 >7.7mmol/L，随时测定均 >11.1mmol/L。

（3）葡萄糖耐量试验 用于疑诊病例，如患儿空腹血糖 >7.7mmol/L，餐后 2 小时 >11.1mmol/L 可诊断为糖尿病。

（4）糖化血红蛋白测定 反映患儿 1～3 个月内血糖水平，可作为近期血糖波动的检测指标。正常值为 4%～6%。患儿多增高，常在 12% 以上。

（5）血浆 C 肽测定 C 肽可反映胰岛 B 细胞分泌功能，正常值为（0.32±0.14）pmol/L。患儿常明显降低，平均为（0.064±0.05）pmol/L。

【治疗原则】

（1）1 型糖尿病 采取综合治疗措施，在控制饮食、运动治疗的基础上，应用胰岛素治疗，加强教育和精神支持，注意糖尿病监测，防治酮症酸中毒等并发症，保证患儿正常发育。

（2）2 型糖尿病 采取饮食治疗、运动治疗、药物治疗、糖尿病教育及自我监控等综合治疗。

（3）糖尿病酮症酸中毒 较危重，可造成死亡，故一经确诊，应积极救治，开放 2 条静脉通道，针对高血糖、脱水、酸中毒、电解质紊乱及可能存在的感染进行综合治疗。

二、主要护理问题

（1）营养失调，低于机体需要量 与胰岛素缺乏致体内代谢紊乱有关。

（2）排尿异常 与渗透性利尿有关。

（3）有感染的危险 与抵抗力下降有关。

（4）执行治疗方案无效 与知识缺乏及患儿的自控能力差有关。

（5）潜在并发症——酮症酸中毒、低血糖或低血糖昏迷 与急性感染、过食导致酸性代谢产物在体内堆积及胰岛素过量有关。

三、护理措施

1. 常规护理 控制饮食是护理工作的重要环节，用通俗易懂的语言向患儿及家长讲解其重要性与具体做法，使之自觉遵守。每周测体重 1 次，待病情稳定后根据患儿年龄定期测体重与身长，因生长速度可作为小儿糖尿病代谢障碍得到控制的一个指标。遵医嘱给低糖饮食或按营养师要求提供饮食。营养需要量与相同年龄、性别、体重及活动量的健康儿相似，热量分布为：碳水化合物占50%～55%，蛋白质占15%～20%，脂肪占25%～30%。运动多时给少量加餐（加20g碳水化合物）或减少胰岛素用量。食物应富含蛋白质和纤维素，限制纯糖和饱和脂肪酸。饮食需定时定量，并督促患儿吃完每餐所给食物，勿吃额外食品。详细记录进食情况。饮食控制以能保持正常体重、减少血糖波动、维持血脂正常为原则。

2. 专科护理

（1）排尿异常的护理　患儿多尿与烦渴由高渗利尿引起，需详细记录出入水量。对多尿患儿应及时提供便盆并协助排尿，对遗尿小儿夜间定时唤醒排尿。尿糖刺激会阴部可引起瘙痒，需每日清洗局部2次，婴儿需及时更换尿布。对烦渴小儿提供足够的饮用水，防止脱水发生。

（2）预防感染　患儿长期血糖、尿糖偏高，代谢紊乱，免疫功能受损，是泌尿系的易感人群，特别是皮肤感染。应经常洗头、洗澡，保持皮肤清洁。勤剪指甲，避免皮肤抓伤、刺伤和其他损伤，如有毛囊炎或皮肤受伤时应及时治疗。做好会阴部护理，防止尿路感染，如发生感染，需用抗生素治疗，以免感染促发或加重酮症酸中毒发生。

3. 病情观察

（1）观察患儿排尿是否恢复正常，脱水及酸中毒是否得到迅速纠正。

（2）观察患儿有无感染和并发症的发生。

4. 健康指导

（1）糖尿病是终身性疾病，患儿必须学会将饮食控制、胰岛素治疗及运动疗法融入自己的生活，护士应帮助患儿及其家长熟悉各项治疗及护理措施，并提供有效的心理支持。

（2）向患儿及家长讲解病因及表现，做好饮食控制指导，解释严格遵守的重要性，做好用药指导。

（3）合理安排患儿活动量，强调每日活动锻炼对降低血糖水平的意义。

（4）鼓励指导患儿及家长进行血糖及尿糖监测，教会其用纸片法监测末梢血糖。

第二节 身材矮小症

一、疾病概述

【概念与特点】

身材矮小症是指由于各种原因引起的生长落后或生长障碍而导致的儿童身材矮小。他们的身高均低于同民族及当地同龄同性别儿童的平均身高两个标准差以上。过去，对严重身材矮小者称之为侏儒症。身材矮小症的病因极为复杂，其临床特征及临床分类方式亦不同。

引起矮小症的原因很多，一般可根据体形分类。

（1）体形正常、生长缓慢的矮小　患儿外观为均匀性矮小，但生长缓慢，最常见的疾病为生长激素缺乏（GHD）。其他有环境和精神因素引起的矮小、染色体病变引起的特纳综合征、慢性疾病（如营养不良、慢性哮喘等）引起的矮小症。

（2）体形不匀称性矮小　这类患儿外观不匀称，即患儿的躯干与四肢长短不成比例。常见于软骨发育不良、成骨不全和甲状腺功能减退症。

（3）体形正常、生长速度正常的矮小　即每年的身高增长低于5～7cm，这类患儿外观匀称性矮小，而且每年的生长速度正常，常见于家族性矮小。

【临床特点】

1. 体质性矮小　此症较多见于男童，属正常生长发育中的一种变异，患儿出生时的身长大多在正常范围，甚至在幼儿期生长发育仍正常，但随后身高的增长逐渐减慢，在青春期尤为明显。其性征发育亦推迟，骨龄落后。

2. 家族性矮小

（1）特发性家族性矮小　又称正常矮小，小儿体态及出生时身长可正常，其矮小并不严重，无青春期发育推迟现象。

（2）遗传性单纯性生长激素缺乏　出生后即表现为严重的生长落后呈典型的垂体侏儒体态，智力正常，不伴其他垂体功能缺陷。其青春期发育略延迟。

（3）遗传性联合垂体激素缺乏症　患儿除生长迟缓外，还伴有倦怠、动作少而慢、厌食等。低血糖、性腺发育不全，至青春期仍无性器官发育和第二性征出现。

（4）Laron 型侏儒　临床严重程度各异，除身材矮小外，还具有向心性肥胖，性成熟明显延迟，但最终能够实现青春期发育，智力一般无缺陷，多伴有蓝色巩膜、骨质疏松及髋臼退变等。

3. 垂体性侏儒及多发垂体功能低下　出生时身长正常，出生后不久生长逐渐减慢，以男性多见，自幼食欲低下，约 1/3 病例伴有多饮多尿，呈部分性尿崩症。生长缓慢多于 2 ~3 岁后出现，典型者矮小、肢体匀称、稍胖、腹部脂肪堆积，圆脸、幼儿面容，学龄期身高增长率不足每年 5cm。男孩外生殖器发育不良，出牙、换牙及骨龄延迟，青春期发育延缓；女孩乳房不发育、原发性闭经。

4. 营养缺乏性矮小　体重较同龄儿低，但体重/身高比值常与非营养性矮小者相似，无垂体性侏儒的典型体态，同时伴有营养不良的临床表现，患儿的骨龄落后。

5. 精神心理障碍性矮小　生长迟滞、青春期发育延迟、骨龄落后，饮食、睡眠不佳，肠吸收不良、消瘦、性格孤僻、饮食习惯及行为异常，多见于幼儿及学龄期儿童。

6. 生长激素神经分泌紊乱性矮小　临床特点与垂体性侏儒相似。

7. 甲状腺功能低下性矮小　患儿肢体比例像婴儿，还可表现为畏寒、易疲倦、便秘、智力低下、特殊面容。

8. 甲状旁腺功能低下性矮小　严重低血钙引起神经 – 肌肉症状及生长发育落后，圆脸、矮小、并指、智力落后、肥胖等。

9. 糖尿病性矮小　患儿体格矮小、营养不良、成熟延迟、皮肤呈蜡状。

10. Turner 综合征　身长体重低于平均水平，出生即可见，蹼颈、盾状胸、手肘外翻、前额发际低、指趾甲突出。患儿性发育为幼稚型，女性可有原发性闭经，智力正常。

11. 21 三体综合征　患儿可有轻微的宫内发育迟滞，出生时身长偏短，6 个月后生长较正常儿明显迟缓。

12. Prader – Willi 综合征　患儿的身高往往较正常儿低 50 个百分位，其面容怪异：肥胖、圆脸，但额头狭窄、眼裂小、下颌小、鱼形口、外生殖器发育不良，智力低下。

13. 软骨发育不良　四肢短、躯干正常、头大、前额突出、鼻扁平、肘外翻、手短宽、下肢弯曲。一般男性最终能达到115～140cm，女性能达到110～135cm，但其智力水平及寿命可正常。

14. 成骨不全　患儿可见反复出现的病理性骨折和骨骼畸形，身材矮小，四肢短粗，可伴有骨质疏松症和成齿不全。

15. 黏多糖沉积症　患儿身材矮小且不对称，头大前额突出，鼻梁较塌，鼻孔大，唇厚大舌，智力低下。

【辅助检查】

（1）X线腕骨片　骨龄可落后年龄3岁以上。

（2）药物生长激素刺激试验　包括：①可乐定试验，0.004mg/kg 或 0.15mg/m^2顿服；②左旋多巴试验，10mg/kg 顿服；③胰岛素低血糖试验，普通胰岛素0.05～0.1U/kg 静脉推入；④精氨酸试验，10%精氨酸0.5g/kg（最大量30g）于30分钟内静脉输入。以上方法均在给药前及给药后30分钟、60分钟、90分钟和120分钟取血测生长激素。当生长激素峰值<5μg/ml 为生长激素缺乏，5～10μg/ml 为可疑病例；≥10μg/ml 为正常。至少需作2种药物刺激试验，两个试验结果均不正常才能确诊为生长激素缺乏症。

（3）血清胰岛素样生长因子－1（IGF－1）及胰岛素生长因子结合蛋白（IGFBP－3）测定　可降低。

（4）头颅及蝶鞍X线及CT和（或）MRI检查　了解有无颅内病变及蝶鞍的发育。

【治疗原则】

补充生长激素、促生长激素释放激素等药物行替代疗法。

二、主要护理问题

（1）生活自理能力低下　与发育障碍有关。

（2）自我形象紊乱　与疾病所致的外形异常有关。

（3）语言沟通障碍　与发育障碍有关。

（4）社会障碍　与发育障碍有关。

（5）父母不称职　与不能正确对待疾病有关。

三、护理措施

1. 常规护理

（1）患儿缺乏生活自理能力，应给予患儿指导及训练，让其掌握基本的生活自我料理，如穿衣、进食、如厕等，避开危害物，防止意外伤害发生，给予体力训练，以促进患儿生长发育。

（2）进行系统训练，使患儿能掌握基本的语言沟通能力，并使家长掌握对患儿进行语言训练的方法，使训练具有延续性。

2. 病情观察　观察患儿的生活自理能力、语言沟通能力、社交能力及对自我形象的接受情况。

3. 健康指导

（1）对患儿多鼓励、安慰及关心，避免歧视，使其接受自己的形象。

（2）协助患儿与其他儿童进行交往，通过宣教使其获得社会认同。

（3）多与家长沟通，帮助他们克服心理上的悲观情绪，强化家长的责任感。

第三节　先天性甲状腺功能减退症

一、疾病概述

【概念与特点】

先天性甲状腺功能减退症是由于甲状腺激素合成不足所致。本病分为两类：①散发性者是因先天性甲状腺发育不良或甲状腺素合成途径中酶缺陷所致；②地方性者多因母亲孕期居住地区水、土和食物中碘缺乏而造成。如不及时治疗，可导致儿童智力障碍、身材矮小、生理功能低下等。两类均可严重影响患儿中枢神经系统发育和机体代谢。

【临床特点】

（1）生长发育迟缓，如身体矮小，上部量大于下部量，头大、囟门大而且闭合迟，出牙延迟等。

（2）智力低下，如表情呆滞，对周围事物反应迟钝，动作笨拙，智商低。

（3）特殊面容为面色发黄、面部臃肿、眼距增宽、眼裂小、鼻梁塌平、皮肤粗糙，舌体宽厚，伸于口外，头发稀疏、干枯等。

（4）生理功能低下，低体温、心率减慢、血压偏低、全身黏液性水肿、腹大脐疝、便秘等。

（5）若为合成甲状腺激素过程中酶缺陷，可有甲状腺肿大。

【辅助检查】

（1）血清 T_3、T_4、TSH 测定　正常小儿血清 T_3 12～40nmol/L，T_4 90～194nmol/L，TSH 2～10mU/L。如 T_3、T_4降低，TSH 明显升高，即可确诊。

（2）甲状腺吸^{131}I 率试验　正常甲状腺吸^{131}I 率在 4 小时为 5%～15%，24 小时为 10%～30%。先天性甲状腺功能减退症患儿则吸^{131}I 率明显低下。由于^{131}I 有较大的放射性，故不宜用于婴幼儿。

（3）X 线检查　摄腕部正位片或膝关节正位片（6 个月以下），骨龄明显落后。

（4）TRH 刺激试验　对疑有 TSH 或 TRH 分泌不足的患儿，可静脉注射 TRH，正常情况在注射后 20～30 分钟时出现 TSH 上升，90 分钟后降至基础值。如用药后不出现反应峰时，应考虑垂体病变。反之，TSH 反应峰甚高或持续时间延长，则提示下丘脑病变。

（5）新生儿筛查　由于先天性甲状腺功能减退症在生命早期即严重损害小儿的神经系统功能，因此早期确诊至关重要。目前国内外大都采用出生后 2～3 日的新生儿干血滴纸片检测 TSH 浓度作为初筛，结果 >20mU/L 时，再采集血标本检测血清 T_4和 TSH 以确诊。

【治疗原则】

早期诊断，早期治疗，终身用药，定期复查，维持甲状腺正常功能。

二、主要护理问题

(1) 体温过低　与新陈代谢减低、活动量减少有关。
(2) 婴儿喂养困难　与食量小、吞咽缓慢有关。
(3) 便秘　与肌张力降低、肠蠕动减慢、活动量减少有关。
(4) 成长发展改变　与甲状腺功能减退有关。
(5) 知识缺乏　与患儿父母缺乏疾病知识有关。

三、护理措施

1. 常规护理

(1) 保暖、防止感染　患儿因基础代谢低下、活动量少致体温低而畏寒。因此，机体抵抗力低，易患感染性疾病。注意室内温度，适时增减衣服，避免受寒。勤洗澡，防止皮肤感染。避免与感染性或传染性疾病患儿接触。

(2) 保证营养供应　向家长介绍病情，指导喂养方法。对吸吮困难、吞咽缓慢者要耐心喂养，提供充足的进餐时间，必要时用滴管喂奶或鼻饲。经病因治疗后，患儿代谢增强，生长发育加速，故必须供给高蛋白、富含维生素、富含钙及铁剂的易消化食物，保证生长发育需要。

(3) 保持大便通畅　向家长解释预防和处理便秘的必要措施，如为患儿提供充足液体入量；早餐前半小时喝 1 杯热开水，可刺激排便；每日在肠蠕动方向按摩腹部数次，增加肠蠕动；适当引导患儿增加活动量，促进肠蠕动；养成定时排便习惯，必要时使用大便软化剂、缓泻剂或灌肠。

(4) 加强训练，促进生长发育，做好日常生活护理　患儿智力发育差，缺乏生活自理能力。把本病的知识教给患儿及家长，以取得合作，并增强其战胜疾病的信心。加强患儿日常生活护理。防止意外伤害发生。通过各种方法加强智力、体力训练，以促进生长发育，使其掌握基本生活技能。对患儿多鼓励，不应歧视。

(5) 坚持终身服药，注意观察药物的反应　对家长和患儿进行指导，使其了解终身用药必要性，以坚持用药治疗。对治疗开始较晚者，虽智力不能改善，但可改善生理功能低下的症状。甲状腺制剂作用较慢，用药1周左右方达最佳药效，故服药后要密切观察患儿食欲、活动量及排便情况，定期测体温、脉搏、体重及身高。用药剂量随小儿年龄加大而增加。用量小疗效不佳，过大导致甲状腺功能亢进症，消耗多，造成负氮平衡，并促使骨骼成熟过快致生长障碍。药物发生不良反应时轻者发热、多汗、体重减轻、神经兴奋性增高，重者呕吐、腹泻、脱水、高热、脉速甚至痉挛及心力衰竭。此时应立即报告并及时酌情减量，给予退热、镇静、供氧、保护心功能等急救护理。

（6）重视新生儿筛查　本病在遗传、代谢性疾病中的发病率最高，一经早期确诊，在出生后1～2个月即开始治疗者，可避免遗留神经系统功能损害。

2. 病情观察　观察患儿的体温、生长发育情况及大便情况。

3. 健康指导

（1）宣传开展新生儿筛查的重要性。

（2）向家长说明本病早期会严重损害儿童的神经系统功能，但只要早期确诊并终身服药，预后好，增加患儿及家长战胜疾病的信心。

（3）指导如何进行服药，介绍观察疗效的常用指标。教会患儿掌握基本的生活技能，增加其适应社会的能力。

（4）提醒家长定期来院进行随访，调整用药。

第四节　甲状腺功能亢进症

一、疾病概述

【概念与特点】

甲状腺功能亢进症（甲亢）是一组由于甲状腺激素分泌过多所致的多表现为甲状腺肿大及基础代谢率增高的内分泌疾病。本病中弥漫性毒性甲状腺肿（Graves病）占95%，其他少数患儿是由一些罕见疾病造成的，如毒性单结节甲状腺肿、甲状腺功能亢进性甲状腺癌、亚急性甲状腺炎、慢性淋巴细胞性甲状腺炎、碘甲状腺功能亢进症、医源性甲状腺功能亢进症、伴发McCune－Albright综合征的自主性甲状腺瘤、TSH增高型甲状腺功能亢进症、新生儿甲状腺功能亢进症等。Graves病属于自身免疫性疾病，其在体内产生了针对甲状腺细胞膜上的TSH受体刺激性抗体（TRSAb）、TSH受体阻断性抗体（TRBAb），导致甲状腺广泛增生，产生过多的甲状腺激素，引起体内分解代谢亢进及交感神经兴奋的表现。Graves病有家族发病倾向，感染、精神刺激和情绪紧张等为诱发因素。多见于10～14岁儿童，女性多见，常有家族史。

【临床特点】

本病可发生于儿童的任何年龄，女孩多见。多数起病缓慢，先有情绪的改变，易哭闹，脾气急躁，注意力分散，学习成绩下降，继而出现多食、消瘦、心悸、畏热、多汗、疲乏、腹泻等症状，以及甲状腺肿大，眼部听诊有血管杂音，眼球突出、眼睑后缩，心率快，有心脏杂音，脉压宽、手指及舌的震颤或眼球运动障碍等体征。

【辅助检查】

（1）血清甲状腺素水平　TT_4（总T_4）、FT_4（游离T_4）升高，FT_4诊断价值高。TT_3、FT_3升高而TT_4、FT_4正常时对甲状腺功能亢进症早期诊断更有意义，同时应考虑T_3型甲状腺功能亢进症。

（2）促甲状腺激素（TSH）　甲状腺功能亢进症时降低。

（3）基础代谢率（BMR）　BMR（%）＝脉搏/分＋脉压差－111。轻型甲状腺功能亢进症＞＋30%、＜＋60%，重型甲状腺功能亢进症＞＋60%。

（4）促甲状腺激素释放激素兴奋试验　TSH不增高或低于正常。

（5）甲状腺抗体测定　测定抗甲状腺球蛋白抗体（TGAb）、抗甲状腺过氧化物酶抗体（TPOAb）以明确是否慢性淋巴细胞性甲状腺炎（乔本病）引起的甲状腺功能亢进症。

（6）甲状腺吸碘率测试　吸碘率增高伴高峰前移，2～4小时＞30%，或24小时＞50%。

（7）甲状腺B超或扫描　了解甲状腺大小、结节性质，除外肿瘤、囊肿。

【治疗原则】

口服抗甲状腺药为主，结合放射性^{131}I治疗、手术切除及中医药综合治疗。

二、主要护理问题

(1) 活动无耐力　与甲状腺功能亢进引起的蛋白质分解增加、肌无力等有关。

(2) 营养失调，低于机体需要量　与甲状腺功能亢进引起的代谢率增高、分解代谢大于合成代谢有关。

(3) 应对无效　与甲状腺功能亢进引起的性格、情绪改变有关。

(4) 有组织完整性受损的危险　与浸润性突眼有关。

(5) 潜在并发症　甲状腺危象。

三、护理措施

1. 常规护理

(1) 休息　发病早期及病情较重时应卧床休息。保持环境安静、温湿度适宜，保证充足的睡眠。家长可选择患儿喜欢的轻松愉快的电视节目、音乐以放松患儿情绪。

(2) 饮食　患儿处于高代谢状态，能量消耗大，应给予高热量、高蛋白质、富含维生素的饮食。鼓励多摄取蔬菜和水果，给予足够的营养和充足的水分，禁止辛辣刺激性食物，限制高碘食物和碘盐摄入。

2. 专科护理

(1) 用药护理　使用抗甲状腺药物时除按医嘱及时准确服药外，嘱家长不可自行减量或停服。观察药物不良反应，如有无药物疹、关节痛、药物热、白细胞计数下降、肝功能损害等。

(2) 眼部护理　为了避免眼过度干燥，可经常以眼药水湿润眼部，睡前涂抗生素眼膏。

(3) 甲状腺危象的护理　如出现甲状腺危象应立即报告医生并即刻吸氧，绝对卧床休息，给予冰枕物理降温或遵医嘱应用退热剂、镇静剂，快速建立静脉通路，应用糖皮质激素、普萘洛尔等，避免各种诱发因素，如感染、过度劳累、精神刺激等，严密观察体温、脉搏、呼吸、血压等变化。

3. 病情观察

（1）症状、体征　监测体温、呼吸、意识、瞳孔的变化。观察突眼、代谢、精神神经症状情况，如有异常及时处理。

（2）并发症　如患儿出现原有甲状腺功能亢进症状加重，出现高热（体温39℃），心动过速（140～240次/分），常伴有心房颤动或扑动，烦躁不安、大汗淋漓、呼吸急促、畏食、恶心等症状提示甲状腺危象，应及早与医生联系，积极处理。

（3）观察药物疗效和不良反应　抗甲状腺药物不宜中断，应预防甲状腺功能低下。

4. 健康指导

（1）向患儿、家长耐心讲解疾病知识，解释长期坚持服药的重要性和使用甲状腺抑制剂的注意事项，以使患儿正确服药、定期门诊随访。

（2）指导家长合理喂养，保证患儿睡眠充足，使其身心愉快，并注意个人卫生，避免与上呼吸道感染的患儿接触，防止感染和外伤。

第八章
神经系统疾病的护理

第一节　急性颅内压增高

一、疾病概述

【概念与特点】

急性颅内压增高是由于多种原因引起的脑实质体积增大或颅内液体量异常增加造成颅内压力增高的一种严重临床综合征。

【临床特点】

颅内压增高三主征：头痛、呕吐、视盘水肿。颅内压增高所致头痛特点常是持续性发作，阵发性加剧。呕吐常出现于头痛剧烈时，典型表现为与饮食无关的喷射性呕吐，但并不多见。视盘水肿是颅内压增高的重要体征，是由于颅内高压影响眼底静脉回流之故。持续视盘水肿，可导致视神经萎缩，造成不可恢复的失明。因此，早期及时处理颅高压对保护视力很重要。

【辅助检查】

（1）脑超声波检查　幕上肿块（包括血肿、脓肿、肿瘤）可使中线偏移。

（2）颅骨透照法　适应于婴儿，有助于脑积水、双侧或单侧硬脑膜下积液的诊断。

（3）X 线头颅摄片检查　颅内高压可表现为颅骨指压痕增加，蝶鞍扩大，婴幼儿还可见颅缝增宽等。

（4）硬脑膜下穿刺　有硬脑膜下血肿、积液或积脓等，应做硬脑膜下穿刺。

（5）腰椎穿刺测脑脊液压力　疑为颅内高压者，腰椎穿刺要慎重，以免诱发脑疝。若必须进行穿刺以明确诊断者，应于术前静脉推注甘露醇 1 次，30 分钟后再行穿刺。穿刺时针芯不可完全拔出，放液量不可过多，速度不可太快，禁作奎氏（压颈）试验。

（6）CT 检查　是一种无损伤性的可靠诊断方法，对于原因不明的颅内高压病儿，CT 检查有助于寻找病因，如颅内肿瘤、脑脓肿、颅内出血及脑积水等。

【治疗原则】

去除病因，制止病变的继续发展，是治疗的根本。重症感染者应给抗生素；循环障碍者应改善脑血液循环；呼吸衰竭者应增加通气功能，排出潴留的二氧化碳；颅内占位性病变则须进行手术治疗。降低颅内压是利用脱水剂、利尿剂及糖皮质激素等药物使颅内降低。临床常采用液体疗法、氧疗法、人工冬眠及物理降温、呼吸兴奋剂与镇静剂的应用、促进脑细胞功能恢复。

二、主要护理问题

（1）脑组织灌注量改变　与颅内压增高有关。

（2）头痛　与颅内高压有关。

（3）潜在并发症　脑疝。

三、护理措施

1. 常规护理

（1）卧床休息　头部抬高 15°～30°，加床档防止坠床。

（2）保持呼吸道通畅，及时吸出痰液。

（3）遵医嘱给予氧气吸入，必要时可用高压氧。

（4）加强基础护理，昏迷病人注意眼、耳、鼻、口腔护理及皮肤护理。

2. 专科护理

（1）保持患儿安静，治疗、护理尽量集中进行，避免不必要的刺激，防止患儿哭闹。

（2）保持大小便通畅，便秘时用开塞露润肠，防止患儿用力排便。

（3）遵医嘱给予脱水利尿剂，保证准确、及时用药。观察治疗后的反应，记录24小时尿量。

3. 病情观察　观察患儿的生命体征及颅内压。

4. 健康指导

（1）向家长介绍患儿的病情及预后，安慰、鼓励他们，树立治疗信心。

（2）解释保持安静的重要性及头肩抬高的意义，以取得家长的合作。

（3）查找病因作好相应的保健指导。

第二节　化脓性脑膜炎

一、疾病概述

【概念与特点】

化脓性脑膜炎是由于化脓菌感染引起的急性脑膜炎症，以发热、头痛、呕吐、脑膜刺激征、脑脊液呈化脓性改变为特征。化脓性脑膜炎的病原菌可因小儿年龄及感染原因不同而异。新生儿及产前及出生后1周内感染者常以大肠埃希菌、B组溶血性链球菌、铜绿假单胞菌为主；日龄7日以上皮肤或脐部感染者常为金黄色葡萄球菌、表皮葡萄球菌；2个月以上小儿易从呼吸道感染入侵则以流感嗜血杆菌、脑膜炎双球菌和肺炎链球菌致病者较多；年长儿则以脑膜炎双球菌和肺炎链球菌更为常见。主要通过血行传播途径致病，少数化脓性脑膜炎也可由邻近组织感染扩散而至。任何年龄均可发病，但多见于婴幼儿，诊治不及时者后遗症严重，死亡率极高。

【临床特点】

本病起病急，偶可初起症状轻，经1～3日才出现典型症状。表现为发热、呕吐、嗜睡、谵妄、惊厥、昏迷、面色发灰、双目凝视发呆、感觉过敏、烦躁不安、尖叫、颈强直、头后仰、前囟饱满或膨隆，克氏征、布氏征阳性。2 岁以上小儿常诉头痛，意识障碍较明显。也可伴有脱水、酸中毒。在体格检查时还应注意发现感染灶，如肺炎、中耳炎、鼻窦炎、颅脑外伤、皮肤脓肿和败血症等。

【辅助检查】

（1）血象　白细胞计数和中性粒细胞明显增高。

（2）脑脊液测定　压力增高，外观混浊或脓性。白细胞计数多在 $1000 \times 10^6/L$ 以上，分类以中性粒细胞为主；蛋白定量多在 1.0g/L 以上；糖含量显著降低，常 <1.1mmol/L。应做涂片检查细菌、细菌培养及药物敏感试验。现已开展应用对流免疫电泳法、乳胶颗粒凝集法等免疫学诊断方法，测定脑脊液中菌体抗原，以确定病原菌。

（3）血培养　是明确病原菌的重要方法。

（4）头颅 CT 扫描及磁共振（MRI）检查　有显著颅内压增高，疑有并发症的患儿，在有条件的情况下应进行 CT 检查及 MRI 检查。

【治疗原则】

加强护理，选用敏感且易透过血－脑屏障的抗生素抗感染治疗，对症处理，防治并发症。

二、主要护理问题

（1）体温过高　与感染有关。

（2）调节颅内压能力下降　与颅内感染有关。

（3）有体液不足的危险　与高热及呕吐有关。

（4）营养失调，低于机体需要量　与高热及呕吐有关。

（5）口腔黏膜改变　与感染及抗生素应用有关。

（6）有皮肤完整性受损的危险　与卧床及意识障碍有关。

（7）有误吸的危险　与呕吐有关。

三、护理措施

1. 常规护理

（1）高热的护理　保持病室安静、空气新鲜。应绝对卧床休息。每 4 小时测体温 1 次，并观察热型及伴随症状。鼓励患儿多饮水。必要时静脉补液。出汗后应及时更衣，注意保暖。体温超过 38.5℃时，及时给予物理降温或药物降温，以减少大脑氧的消耗，防止高热惊厥，并记录降温效果。

（2）饮食护理　保证足够热量摄入，按患儿热量需要制定饮食计划，给予高热量、高蛋白、富含维生素、清淡、易消化的流质或半流质饮食。不能进食者给予鼻饲，少食多餐，以减轻胃的饱胀感，防止呕吐发生。注意食物的调配，可增加患儿食欲。频繁呕吐不能进食者，应注意观察呕吐情况并行静脉滴注，以维持水、电解质的平衡。监测患儿每日热量摄入量，及时给予适当调整。

（3）日常生活护理　协助患儿洗漱、进食、大小便及个人卫生等生活护理。做好口腔护理，呕吐后帮助患儿漱口，保持口腔清洁，及时清除呕吐物，减少不良刺激。做好皮肤护理，及时清除大小便，保持臀部干燥，必要时使用气垫等抗压力器材，预防压疮的发生。注意患儿安全，患儿躁动不安或惊厥时防止其坠床及舌咬伤。

（4）做好抢救药品及器械的准备　做好氧气、吸引器、人工呼吸机、呼吸兴奋剂、脱水剂、硬脑膜下穿刺包及侧脑室引流包的准备。

（5）心理护理　对患儿及家长给予安慰、关心和爱护，使其接受疾病的事实，鼓励战胜疾病的信心。介绍病情、治疗护理的目的与方法，使其主动配合。及时解除患儿不适，取得患儿及家长的信任。

2. 用药护理　了解各种用药的使用要求及不良反应，如静脉用药的配伍禁忌；青霉素稀释后应在 1 小时内输完，防止破坏，影响疗效；高浓度的青霉素需避免渗出血管外，防止组织坏死；注意观察氯霉素的骨髓抑制作用，定期做血象检查；静脉输注速度不宜太快，以免加重脑水肿；注意保护好血管，保证静脉滴注的通畅；记录 24 小时的出入量。

3. 病情观察

（1）严密监测生命体征　若患儿出现意识障碍、囟门、瞳孔改变、躁动不安、频繁呕吐、四肢肌张力增高等惊厥先兆，提示有脑水肿、颅内压升高的可能。若呼吸节律不规则、瞳孔忽大忽小或两侧不等大、对光反应迟钝、血压升高，应注意脑疝及呼吸衰竭的存在。应经常巡视、密切观察、详细记录，以便及早发现，给予急救处理。

（2）做好并发症的观察　如患儿在治疗中出现发热不退或退而复升，前囟饱满、颅缝裂开、呕吐不止、频繁惊厥，应考虑有并发症存在。可作颅骨透照法、头颅 CT 扫描检查等，以期早确诊，及时处理。

4. 健康指导　对恢复期患儿应进行功能训练，指导家长根据不同情况给予相应护理，以减少后遗症的发生。

第三节　癫　痫

一、疾病概述

【概念与特点】

癫痫是多种原因所致的大脑神经元反复发作性异常放电而产生的脑部慢性疾病。癫痫常表现为慢性反复发作的意识障碍与抽搐，也可有感觉障碍、精神障碍或自主神经系统症状。在发作间隔期患儿基本正常。癫痫分特发性（原发性）、症状性（继发性）与隐源性三大类。特发性癫痫与遗传相关，症状性癫痫由脑部病变所致，隐源性癫痫病因不明。癫痫大多数在 10 岁前发病。

【临床特点】

（1）强直 - 阵挛发作（大发作）　发作初起时突然意识丧失，全身肌肉强直收缩，眼睁大，眼球上翻，瞳孔散大，对光反射消失，呼吸暂停，青紫，角弓反张，继而出现震颤，随后进入阵挛期，表现为全身反复、连续、短促的屈曲性痉挛，持续约 30 秒，可伴尿失禁，而后有一段意识混浊时期或嗜睡，再转入清醒状态。发作后感到疲乏、头痛，有时呕吐或全身肌肉疼痛。

（2）失神小发作　突然发生短暂的意识丧失，正在进行的活动停止，固定于某一体位，语言中断，两眼茫然凝视，偶尔两眼上翻，持续数秒钟，无肌肉抽搐，不跌倒。发作前无先兆，发作后不嗜睡，继续原来的动作。发作频率多少不等，每日数次或数十次。

(3) 肌阵挛性发作　表现为某个肌肉或肌群突然快速有力地收缩，引起面、躯干或肢体抽动。多为单一的，动作幅度大小不等，表现形式各异。可以是全身或某个肢体哆嗦一下，上肢抽动可将手中持物甩出，面部抽动表现为用力地点一下头或缩颈，站立时发作常猛烈地摔倒在地，易造成撞伤。

(4) 失张力性发作　表现为突然发生的一过性肌张力丧失，不能维持姿势，如在站立时可突然低头，上臂下垂，屈膝，跌倒，同时伴意识丧失。发作持续 1~3 秒，意识很快恢复，立即站立起来。有时连续发作数次。

(5) 局限性运动性发作　表现为身体某一部分节律性抽动，如一侧上肢或一侧面肌抽动，也可先从某一局部开始，然后按照皮层运动区对肌肉神经支配的顺序扩展，如从一侧口角开始，依次扩展到手、臂、下肢。发作间期可能较长，意识不丧失。较长时间发作后，抽搐部位可有暂时性麻痹。

(6) 复杂部分性发作　发作时有精神意识改变，如感觉、情绪、行为、记忆、观念等障碍，意识处于朦胧状态，伴有自动症，为一系列无目的、不恰当而离奇的重复刻板运动，如咀嚼、眨眼、搓手、摸索、自言自语、漫游、狂跑等。发作后不能回忆。

(7) 癫痫持续状态　是持续性脑节律紊乱引起的长时间反复发作，持续 30 分钟以上。开始有短暂的强直期，然后为长时间反复的全身阵挛发作，发作间期意识不恢复。常见原因为长期服用抗癫痫药而突然停药、高热惊厥、缺氧、缺血、颅内感染、电解质紊乱等。

【辅助检查】

1. 实验室检查　一般癫痫患儿血常规正常，如血红蛋白明显下降提示出血、溶血等可能，血白细胞计数和中性粒细胞比例升高提示感染性疾病，须追查病因。伴发热者应做脑脊液检查。可进行血电解质、血钙、血磷、血镁及血糖的测定。

2. 特殊检查

(1) 脑电图　癫痫患儿 75% ~79% 有脑电图异常，但脑电图正常也不能排除癫痫，每例都要做脑电图。发作间期的异常放电可以确定癫痫发作的性质。发作间期的描记应包括清醒和睡眠的图形。脑电图和录像同时在屏幕上显示可供直接判断发作类型、放电起源部位及其扩散情况。

（2）神经影像学检查　包括 CT、磁共振成像（MRI）、正电子发射断层扫描（PET）和单光子发射断层扫描（SPECT）。结合脑电图分析有助于发现病因和病灶。

（3）脑脊液检查　癫痫持续状态，怀疑发病与颅内感染或出血有关。

【治疗原则】

去除病因和诱因，预防复发，长期、系统、正规的抗癫痫药物治疗，结合心理疗法和手术治疗等综合治疗。

二、主要护理问题

（1）有受伤的危险　与发病时意识丧失及抽搐有关。

（2）有窒息的危险　与发作时呕吐、神志不清有关。

（3）潜在并发症——脑疝　与癫痫持续状态有关。

（4）知识缺乏　与对疾病的了解及用药的长期规范性认识缺乏有关。

（5）焦虑　与疾病病程长及其反复性有关。

三、护理措施

1. 常规护理

（1）癫痫发作时应将患儿平卧，松衣领、裤带，不可用力按压患儿，用牙垫或厚纱布包裹的压舌板置于患儿上下臼齿之间以防止舌咬伤，保持呼吸道通畅，给氧，必要时吸痰。床周围安置软垫防止碰伤，必要时约束肢体。

（2）进食、进饮后应采取右侧卧位，头偏向一侧。

（3）留陪护人员，防止突发抽搐造成意外。

（4）遵医嘱给予抗惊厥药物，以控制癫痫发作，给药要注意按时按量，保持恒定血药浓度。

（5）当抽搐发作持续时间较长时，应密切观察患儿生命体征变化，每 30 分钟测量血压、脉搏并做好记录。注意监测神志、瞳孔的变化。根据病情需要，给予氧气吸入，应保持呼吸道通畅，必要时吸痰，喉痉挛时可行气管切开。遵医嘱应用脱水剂，注意防止渗漏。备好急救药品及器械物品。

（6）根据家长及患儿的接受程度向家长及年龄较长患儿讲解疾病过程、预后及发作先兆，用药的必要性及规律用药的重要性；指导患儿携带病情说明卡，发生意外时便于急救。指导患儿养成良好的生活作息习惯，避免诱发癫痫的发作。定期复诊。

（7）与患儿建立良好的护患关系，对待患儿及家长应态度亲切、声音轻柔和蔼，尽可能回答其提出的疑问。消除家长及患儿的恐惧、焦虑心理，消除其他人群歧视轻视患儿的态度，鼓励患儿与人正常交往，消除自卑心态。

2. 病情观察

（1）观察癫痫发作是否减少。

（2）观察患儿发作时生命体征是否稳定，是否有窒息。

（3）观察是否有并发症发生。

3. 健康指导

（1）用药知识的宣教　服药要有规律，不间断。抗癫痫药不能自行减量或停药，以免诱发癫痫持续状态。抗癫痫药间有相互作用，服用两种药最好间隔1小时以上。

（2）安全护理　教育患儿及家长一旦有幻听、心悸、出汗、唾液多等时应立即平卧或靠墙坐，防止摔伤；发作时让患儿躺下，顺其自然；只有在发生危险的情况下（如接近燃烧物品、电器等），才需要移动患儿至安全处，以免发生意外。发作停止后切勿马上给患儿饮料或食物，以免诱发恶心、呕吐。

第四节　Reye 综合征

一、疾病概述

【概念与特点】

Reye 综合征是一种以急性脑病合并肝脂肪变性为特点的综合征，多数认为本病是与病毒感染有关的肝、脑等多器官线粒体受损伤所导致的全身性疾病。

【临床特点】

前驱期：上呼吸道病毒感染，伴轻度发热、咳嗽、流涕、疲倦等症状，起病4～7日时可突然发生反复呕吐，继而出现嗜睡、行为改变、反应迟钝；神经系统受累症状呈进行性恶化，出现惊厥、昏迷、颅内压增高，甚至死亡，通常无神经系统定位体征。肝脏呈轻至中度增大，肝功能异常，但患儿始终无黄疸。

病程进展可分为0期、Ⅰ期、Ⅱ期、Ⅲ期、Ⅳ期。

0期：有呕吐而无脑功能受累。

Ⅰ期：有呕吐、意识混乱、嗜睡。

Ⅱ期：有不安、谵妄、去皮层状态和过度换气。

Ⅲ期：有惊厥、昏迷、去大脑强直。

Ⅳ期：有全身肌肉松弛，呼吸暂停，瞳孔固定且散大。

【辅助检查】

（1）实验室检查　外周血白细胞计数升高，中性粒细胞升高。早期血清丙氨酸氨基转移酶、门冬氨酸氨基转移酶升高，可达正常3倍以上。早期血氨增高，常于2～3日内降至正常；肌酸激酶、乳酸脱氢酶、淀粉酶、乳酸、丙酮酸、游离脂肪酸增高。血清胆红素基本正常，血糖降低，胆固醇可降低，凝血酶原时间延长。脑脊液检查除压力明显升高外，细胞数与蛋白无异常，由于血糖降低，脑脊液糖可降低。肾功能不全者BUN、Cr升高。

（2）特殊检查　脑电图为弥漫性高幅慢波，部分有癫痫样棘波。肝脏活检有特异性微小囊性脂肪浸润。

【治疗原则】

1. 一般疗法　充分营养，供给水和电解质，监测血气，及时纠正水、电解质紊乱与代谢性酸中毒、呼吸性碱中毒。

2. 药物治疗

（1）脑水肿的治疗　20%甘露醇每次0.5～1g/kg，根据病情每4～6小时静脉推注1次，疗程5～7日。甘油果糖每次0.5～1g/kg，每日2次静脉滴注，可和甘露醇交替使用。可配合应用地塞米松、呋塞米，与甘露醇交替静脉推注。限制液体入量，但也要防止低血容量性休克。可应用氯丙嗪与异丙嗪进行亚冬眠疗法，冰帽头部降温。

（2）持续静脉滴注10%葡萄糖液，纠正低血糖。血糖降低显著者也可先静脉推注50%葡萄糖液，然后静脉滴注10%葡萄糖液。血糖稍高于正常水平后可加用胰岛素以减少游离脂肪酸。应用维生素K治疗低凝血酶原。高氨血症可应用静脉滴注精氨酸，口服乳果糖。肝功能异常可应用保肝降酶药物。抽搐时应用止惊药物时应注意呼吸抑制不良反应。可试用卡尼汀（左旋肉毒碱）静脉滴注治疗本病。恢复期应用脑活素、胞磷胆碱（胞二磷胆碱）等促进脑细胞代谢，降低后遗症。

3. 其他治疗　严重病例可试用腹膜透析、血液透析或换血疗法。呼吸衰竭者可进行呼吸机机械通气。过度换气治疗使 $PaCO_2$ 降低，脑血管收缩，降低颅内压。

二、主要护理问题

（1）体温升高　与病毒感染有关。
（2）有窒息的危险　与昏迷、惊厥有关。
（3）有营养不足的危险　与呕吐有关。

三、护理措施

1. 常规护理

（1）体位　头部抬高15°～30°，昏迷患儿头偏向一侧。

（2）环境　保持安静、清洁、舒适。

（3）饮食　以高热量、富含维生素饮食为主，少食高蛋白饮食，减少氨的形成。

2. 专科护理

（1）惊厥发作的护理　①立即就地平卧，患儿头偏向一侧，清除气管异物及分泌物，松解衣扣，必要时吸痰。②吸氧。③将压舌板置于上下磨牙之间。④刺激人中、合谷穴，遵医嘱静脉或肌内注射或直肠给予镇静止惊药，如地西泮。

（2）昏迷患儿的护理　加用床档，防止坠床，备吸痰器和气管插管用物于床旁，及时清除口、鼻、咽、喉分泌物，防止发生吸入性窒息。根据病情需要吸氧，必要时给高压氧治疗。加强口腔、皮肤护理，双眼不能闭合者，用浸生理盐水的湿纱布遮盖或涂以抗生素眼膏以防角膜受损。

3. 病情观察

（1）根据意识障碍评估昏迷程度，是否为嗜睡、昏睡、半昏迷、昏迷、深昏迷等。

（2）观察有无呕吐、发热、头痛、意识障碍、惊厥、呼吸困难等症状。

（3）监测生命体征和心电图，检查评估肝功能。

4. 健康指导

（1）向家长介绍疾病的有关知识，指导其认识 Reye 综合征的各种诱发因素并加以避免。

（2）指导家长帮助患儿按医嘱服药，了解药物的主要不良反应，并定期随访。

（3）使家长了解 Reye 综合征的早期征象，以便早期发现，并得到及时诊治。

第五节　注意力缺陷多动症

一、疾病概述

【概念与特点】

注意力缺陷多动症又称为儿童多动综合征，是指智力基本正常的小儿，发生与年龄不相称的注意力不集中、不分场合的过度活动、情绪冲动并伴有认知障碍与学习困难的一组症候群。本病大多在学龄前起病，男性多见，男女比为（4～6）：1。病因不清，与遗传因素、环境因素、食物添加剂、脑组织儿茶酚胺代谢、多巴胺受体异常有关。

【临床特点】

患儿注意力不集中，主动注意明显减弱，被动注意却亢进。婴儿期易兴奋、易激惹，睡眠差；幼儿期不能静坐，精细动作有困难；儿童期有与年龄不相称的动作过多，学龄儿上课思想开小差，喜做小动作，学习困难，患儿情绪不稳，行为冲动、任性，难以约束自己，随心所欲，不顾后果。可有逃学、说谎甚至偷窃、打架等各种行为问题。智力测验一般正常，体格检查无特异所见。

【辅助检查】

（1）实验室检查 脑脊液的肾上腺素更新率、多巴胺更新率降低。脑脊液3－甲氧基－4－羟基苯乙二醇水平降低。

（2）特殊检查 头颅MRI检查要有胼胝体前顶鞘与后压部体积减少，尾状核、苍白球体积减少。可进行脑电图、头颅影像学检查排除器质性疾病。

【治疗原则】

加强教育，改变生活习惯，6岁以上者可应用中枢兴奋药，结合行为矫正疗法。

二、主要护理问题

（1）思维过程改变 与神经发育延迟或损伤、遗传等因素有关。

（2）焦虑（家长） 与患儿常有攻击破坏行为及学习成绩落后有关。

三、护理措施

1. 心理护理 需家长、教师、医务人员密切地配合进行。针对患儿临床表现，尽可能寻觅、除去致病诱因，减少对患儿的不良刺激（打骂、歧视），发现优点予以表扬，以提高自尊心。积极开展文娱、体育活动，不但对过多的精力给予了出路，对培养小儿注意力也有帮助。为患儿制订简单可行的规矩，培养一心不二用，如吃饭时不看书，做作业时不玩玩具等。对于一些攻击和破坏性行为不可袒护，严加制止。加强家庭与学校的联系，共同教育，持之以恒。

2. 药物治疗的护理 对需要用药物治疗的患儿，指导用药的方法、疗效及不良反应的观察。精神兴奋剂仅能改善患儿注意力，而对多动、冲动等无多大影响。该类药物有引起淡漠、刻板动作、食欲减退、影响发育等不良反应，用药应予注意。抗精神病药、安眠药对本症无效，有时还会使症状恶化，不宜使用。

3. 病情观察

（1）观察患儿有无注意力缺陷、活动过度及行为问题，观察患儿的认知功能及神经发育情况。

（2）密切观察患儿有无药物不良反应出现。

4. 健康指导

（1）帮助患儿消除不良行为　当患儿出现不良行为时，加以漠视或者暂时取消所给予的奖励，以示惩罚；当患儿表现出良好的行为时，予以重视和表扬，鼓励患儿保持良好行为。同时，通过集体制作一些简单的手工艺品，让患儿在游戏中完成学习，记住和叙述工艺品的制作过程，并在此过程中训练患儿的认知行为和社交能力。培养患儿与伙伴之间互相尊重、互相帮助、互相爱护的精神，激发患儿的强烈情感，帮助其提高社交技能，控制冲动、激惹。

（2）加强对学校老师和家长的教育　通过争取医生、家长、老师三方面的合作，共同进行教育，达到治疗注意力缺陷多动症的目的。

第九章
泌尿系统疾病的护理

第一节　急性肾小球肾炎

一、疾病概述

【概念与特点】

急性肾小球肾炎（急性肾炎）是一种与感染有关的以两侧肾小球弥漫性炎性病变为主的急性免疫反应性疾病。本病绝大多数由链球菌感染后引起，故又称急性链球菌感染后肾炎。其他病原体如葡萄球菌、肺炎链球菌、柯萨奇病毒4、埃可病毒9、流感病毒及腮腺炎病毒等也可引起肾炎，但较少见。急性肾炎是小儿时期最常见的一种肾脏疾病，占小儿泌尿系统疾病的首位。好发于6~12岁小儿，2岁以上极少见，男性多于女性，约为2∶1。发病以秋冬季节较多。绝大多数预后良好。

【临床特点】

（1）前驱感染　发病前1~2周上呼吸道感染或扁桃体炎等（或3周前有皮肤感染）。

（2）血尿　多为肉眼血尿。可为“洗肉水样”、茶色或烟灰样，血尿常为首次就诊的原因，为全程无痛性、无血凝块，偶伴尿频、尿急。

（3）蛋白尿　一般（+~++），很少超过（+++）者。

（4）水肿及少尿　尿量明显减少，严重者可出现无尿甚至肾功能不全。同时伴有水肿，水肿性质为非凹陷性。

（5）高血压　病初血压明显增高，一般达120~150/70~110mmHg。

【辅助检查】

1. 尿液检查 尿比重在急性期多增高，尿沉渣镜检可见红细胞增多，尿蛋白通常为（+～++），可见透视、颗粒或红细胞管型，少数可见较多白细胞及上皮细胞。尿常规一般4～8周恢复正常。

2. 血液检查

（1）血象 红细胞计数及血红蛋白可稍低，白细胞计数可轻度升高。

（2）红细胞沉降率（血沉） 血沉多增快，但其程度与病情轻重无关。往往提示疾病活动，一般2～3个月内恢复正常。

（3）抗链球菌溶血素O（ASO）抗体测定 50%～80%患儿ASO升高，通常于链球菌感染2～3周开始升高，3～5周达高峰，其后逐渐下降，约50%患儿于半年内恢复正常。

（4）血清补体测定 绝大多数病例起病2周内血清总补体及C_3均明显下降，一般6～8周后恢复正常。血清补体下降程度与急性肾炎病情轻重无明显相关性，但对急性肾炎的鉴别诊断有重要意义。

3. 肾功能检查 早期因尿量减少，可有一过性氮质血症，血中尿素氮和肌酐轻度升高。肾小管功能一般正常。早期因水、钠潴留还可有轻度稀释性低钠血症，少数病例可出现高血钾及代谢性酸中毒。

【治疗原则】

以休息、对症治疗为主，防治感染及致死性并发症，急性肾衰竭时应行透析。

二、主要护理问题

（1）体液过多 与肾小球滤过率下降和水、钠潴留有关。

（2）营养不足 与限盐饮食及水肿等致消化功能下降有关。

（3）潜在并发症 严重循环充血、高血压脑病、急性肾功能衰竭。

（4）知识缺乏 缺乏有关护理知识。

三、护理措施

1. 常规护理

（1）休息 ①休息可以减轻心脏负担、改善心脏功能、增加心搏出量，从而肾血流量增加、肾小球滤过率增加而使尿量增加、水钠潴留减轻，从而减轻水肿。②急性肾小球肾炎休息分四步：起病2周内卧床休息；水肿消退，肉眼血尿消失，血压降至正常后可以下床轻微活动或户外散步；红细胞沉降率正常后可恢复，但应避免剧烈体力活动；Addis计数正常后可恢复正常活动。

（2）饮食 ①水肿和高血压时限制水、盐摄入，给予低盐饮食，每日食物中含盐量1～2g。②氮质血症期间给低蛋白饮食，每日蛋白质摄入量30～40g，一般为每日0.5g/kg。③给予高碳水化合物饮食以补充热量。④除严重循环充血或少尿，一般不必严格限制水量。⑤水肿消退、氮质血症恢复后可恢复正常饮食，以满足生长发育需要。

2. 用药护理

（1）利尿剂 ①准确记录24小时尿量；②观察水肿的消退情况和体重的变化；③注意大量利尿后有无脱水、电解质紊乱的发生。

（2）硝普钠 ①现用现配，放置4～8小时后不可再用；②避光，整个输注管道需用黑纸或铝箔包裹避光防止硝普钠见光分解；③控制滴速，最好使用输液泵，每分钟不超过8μg/kg；④严密监测血压、心率的变化及药物的不良反应，警惕血压过低或过高；⑤防止药液外渗致皮下组织坏死；⑥长期应用防止氰化物或硫氰酸盐中毒。

3. 病情观察

（1）密切注意心率、呼吸、血压和水肿程度变化，有循环充血时取半卧位，给氧并协助医生抢救。

（2）密切注意血压变化，观察神志、瞳孔和有无头痛、呕吐、复视、意识改变、惊厥等高血压脑病表现，一旦发生，立即报告医生并给予硝普钠抢救。

（3）观察尿量变化，注意少尿时有无血肌酐、尿素氮升高和酸中毒的发生，必要时给予强效利尿剂或做好透析前的准备。

4. 健康指导

（1）告知患儿和家长急性肾小球肾炎是一种自限性疾病，目前仍无特异疗法，本病预后良好，发展成慢性肾炎者少见，使患儿及家长增强信心，更好地与医护人员合作。尤其配合医务人员观察和记录尿量、尿色及血压。

（2）指导患儿和家长制订食谱，强调限制患儿钠、水及蛋白质摄入的重要性。

（3）强调限制患儿活动是控制病情进展的重要措施，整个病程中应始终适当限制活动，尤以前2周最为关键。尿中红细胞减少、红细胞沉降率正常可上学，但要避免体育活动，Addis计数正常后恢复正常生活。

（4）做好出院指导及预防宣教工作，强调锻炼身体、增强体质，避免或减少上呼吸道感染是预防本病的根本方法。一旦发生上呼吸道感染或皮肤感染，应及早应用青霉素或红霉素彻底治疗。

第二节　肾病综合征

一、疾病概述

【概念与特点】

肾病综合征是由多种原因引起肾小球毛细血管通透性增加，导致血浆内大量蛋白质从尿中丢失的临床综合征，具有大量蛋白尿、低蛋白血症、高脂血症和不同程度的水肿四大特点。男性发病较多。

根据病因和发病年龄将肾病综合征分为三类：①先天性肾病，指出生后3～6个月内起病，具有肾病四大特点的疾病，多属常染色体隐性遗传，临床较少见；②原发性肾病，指原因不明的肾小球疾病引起的肾病，又分单纯性肾病和肾炎性肾病两型；③继发性肾病，指继发于全身性疾病（如过敏性紫癜、系统性红斑狼疮等）及某些药物原发性肾小球疾病所致的肾病。

【临床特点】

（1）水肿，呈可凹性，严重者可出现胸腔积液、腹水和阴囊水肿。

（2）易并发各种感染，呼吸道感染最常见，其次为皮肤感染、尿路感染及腹膜炎。

（3）可伴有蛋白质营养不良，营养不良性贫血及生长发育迟缓。

（4）可并发低钠血症、低钾血症及低钙血症，有的病例可发生低血容量性休克。

（5）有的病例可发生动脉或静脉血栓，以肾静脉血栓最常见。

【辅助检查】

1. 实验室检查

（1）尿液检查　尿蛋白明显增加，定性为（++）～（++++），24小时尿蛋白定量>0.1g/kg。单纯性肾病偶可见少量红细胞，肾炎性肾病可见较多红细胞及颗粒管型。

（2）血液检查　血浆总蛋白及血清蛋白均明显下降，总蛋白<50g/L，血清蛋白<30g/L。血清蛋白电泳显示血清胆固醇明显增高。红细胞沉降率明显增快，多在100mm/h以上。单纯性肾病血清补体正常，肾炎性肾病补体多降低。

（3）肾功能检查　一般正常，单纯性肾病尿量极少时可有暂时性氮质血症，肾炎性肾病可有不同程度的肾功能异常。

2. 特殊检查　X线胸片可见胸腔积液，B超可检出腹水。彩色多普勒超声检查或数字减影血管造影可检出深部血栓形成。

【治疗原则】

控制水肿，维持电解质平衡，供给适量营养，预防和控制感染等并发症，正确使用糖皮质激素，综合治疗。

二、主要护理问题

（1）有感染的危险　与皮质醇治疗引起全身水肿、机体抵抗力下降有关。

（2）活动无耐力　与水肿和疲乏有关。

（3）营养失调，低于机体需要　与大量蛋白由尿中丢失有关。

（4）有处理治疗方案不当、无效的危险　与知识缺乏有关。

（5）潜在并发症　药物不良反应、血栓形成。

三、护理措施

1. 常规护理

（1）休息　一般不需卧床休息。高度水肿、高血压和低血容量性休克时卧床休息，但需床上变换体位防止血栓形成，避免过度劳累。

（2）饮食　大量蛋白尿期间给予优质蛋白饮食（如乳类、蛋、鱼、家禽等），每日摄入蛋白 2g/kg，蛋白尿消失后长期激素治疗期间给高蛋白饮食。严重水肿、高血压时给予低盐饮食。一般不必长期限盐，防止发生低钠血症。氮质血症期间给予低蛋白饮食；宜少食多餐。

（3）预防感染　肾病患儿与呼吸道感染者相隔离。室内加强通风和消毒，注意保暖，避免受凉。加强皮肤护理，内衣柔软舒适，减少刺激，水肿局部皮肤避免长期受压。减少探视，防止交叉感染。激素治疗期间，密切观察病情变化，及时发现潜在的感染。

（4）心理护理　态度亲切温和，鼓励患儿及家长说出内心感受，及时满足患儿及家长的要求，解答其疑问，鼓励患儿增强战胜疾病的信心。

2. 药物应用及不良反应的观察

（1）激素　①不良反应：诱发感染和使感染扩散，库欣综合征，血压升高，骨质疏松，电解质紊乱如低钾、低钠、低钙。②应用：按时服用勿漏服，监测血压变化。

（2）环磷酰胺　①不良反应：骨髓抑制，出血性膀胱炎，脱发，远期性腺损伤，恶心、呕吐等胃肠道反应。②应用：现用现配，多饮水预防出血性膀胱炎，定期复查血象，输注液体时应防止液体外渗。

3. 健康指导

（1）告知家长，患儿出院后应继续保持良好的休息，合理饮食。

（2）告知家长患儿应定期门诊复诊。

（3）指导家长预防各种感染的发生。

第三节　尿路感染

一、疾病概述

【概念与特点】

尿路感染是病原体直接侵入尿路，在尿液中生长繁殖，并侵犯尿路黏膜或组织而引起的尿路炎性疾病。感染可累及尿道、膀胱、肾盂及肾实质，根据感染部位可分为上尿路感染（肾盂肾炎）与下尿路感染（膀胱炎和尿道炎）。根据临床表现可分为症状性与无症状性（无症状性菌尿）两类。根据病程可分为急性尿路感染与慢性尿路感染。小儿易发生尿路感染的内在因素包括生理解剖特点、先天畸形、尿路梗阻、膀胱输尿管反流、女孩的蛲虫感染等。女孩较多见。病原体多为细菌，其中大肠埃希菌占50% ~90%，其他少见的有支原体、真菌及病毒。感染途径多为上行感染，新生儿及婴儿多由血行感染所致，而淋巴感染及直接感染较少见。

【临床特点】

（1）急性期病程在6个月以内。①婴幼儿全身中毒症状严重而尿路局部症状轻微或缺如。如突起高热、呕吐、腹泻、烦躁。偶发惊厥，可有尿频，或新近出现遗尿。②年长儿上尿路感染除发热、寒战、腹痛等全身症状外，常伴腰痛和肾区叩击痛；下尿路感染以尿频、尿急、尿痛、排尿困难或一过性血尿为主。

（2）再发期包括复发和再感染2种情况，症状与急性者相似。

（3）慢性期病情迁延或反复急性发作超过6个月以上，尿浓缩功能受损久不恢复，症状轻重不一。小儿较少见，多合并先天畸形。

【辅助检查】

1. 实验室检查

（1）尿常规　沉渣中白细胞计数 >5 个/高倍镜，偶见成堆，红细胞减少，可有微量蛋白和白细胞管型。

（2）尿培养及菌落计数　尿培养有细菌生长，且菌落计数 $>10^5$/ml 而症状明显，2 次培养得同一细菌，仍有诊断价值。若高度怀疑尿路感染而常规培养阴性，必要时应做 L－型菌培养和厌氧菌培养。

（3）尿涂片检菌　油镜下每视野找到1个细菌，提示培养计数 $>10^5$/ml。

（4）Addis 计数（3 小时）　男，红细胞 $<3\times10^4$/小时，白细胞 $<7\times10^4$/小时。女，红细胞 $<4\times10^4$/小时，白细胞 $<14\times10^4$/小时。

（5）肾功能检查　急性感染偶有尿浓缩功能轻度障碍，治疗后多可恢复。慢性感染常有持久或明显的尿浓缩功能障碍，晚期肾功能全面受累。

2. 特殊检查　应用B超、排泄性膀胱造影、静脉肾盂造影、放射性核素扫描、CT 等检查有无尿路先天性或获得性畸形、膀胱输尿管反流、肾瘢痕形成、肾结核、肿瘤、肾结石、尿路梗阻等。

【治疗原则】

积极控制感染，防止复发，去除诱因，纠正先天或后天尿路结构异常，防止肾瘢痕形成。

二、主要护理问题

（1）排尿异常　与膀胱、尿道炎性反应有关。

（2）体温过高　与细菌感染有关。

三、护理措施

1. 常规护理

（1）给予富含优质蛋白、维生素，易消化的半流质饮食或软食。

（2）鼓励患儿多饮水，促进细菌毒素和炎性分泌物的排出。

（3）保持外阴部的清洁、干燥，减少尿道口的污染。

（4）遵医嘱留取中段尿送检和培养，注意无菌操作。

（5）体温过高，按常规护理要求进行。可采取物理降温或药物降温措施。

（6）鼓励患儿多饮水，提供合适的排尿环境，遵医嘱给予抗生素。

2. 病情观察　观察患儿排尿是否恢复正常，尿路刺激是否减轻。

3. 健康指导

（1）加强卫生意识，婴儿应勤换尿布，幼儿不穿开裆裤，勤换内裤。尿布、内裤应用开水烫后晒干。

（2）教会家长给男性清洗尿道口时应轻轻地将包皮向上翻起。给女性清洗外阴部时，应由前向后擦洗，防止肛门周围细菌污染尿道，引起逆行感染。清洗时用专用的洁具。

（3）耐心向家长解释，按医嘱坚持服药。加强个人卫生，增加患儿抵抗力是预防疾病反复的关键。

（4）对男性的包茎及包皮过长要及时治疗。

第四节 急进性肾小球肾炎

一、疾病概述

【概念与特点】

急进性肾小球肾炎是一种多病因引起的临床综合征，临床过程进展迅速，很快发展为肾衰竭。肾脏病理以广泛新月体形成为特点，如不能早期诊断和有效治疗，预后差，3~6个月大多数患儿进入终末期肾衰竭。

【临床特点】

（1）前驱症状 急性起病，病前2~3周内可有疲乏、无力、发热、关节痛等症状。1/3~1/2患儿可有上呼吸道感染史。

（2）水肿、少尿 水肿呈全身性，非凹陷性，程度不等，严重病例可有胸腔积液或腹腔积液。尿量减少，体重呈进行性增加。

（3）血尿 多数患儿有血尿，约1/3患儿表现为肉眼血尿。

（4）面色 苍白，贫血貌。

（5）高血压 多数呈持续性。

【辅助检查】

1. 尿液检查 持续性血尿，可有肉眼血尿和红细胞管型，大量蛋白尿，白细胞计数也常增多，尿比重和尿渗透压降低且固定。

2. 血液检查

（1）红细胞和血红蛋白降低，白细胞和血小板计数可升高。

（2）血补体C_3多正常，免疫复合物型可降低。

（3）与分型有关的血液检查 ①抗基底膜抗体：在Ⅰ型可阳性。②抗中性粒细胞胞浆抗体（ANCA）；3型均可阳性，以Ⅲ型最敏感。③冷球蛋白试验：在Ⅱ型可阳性。

3. 肾脏B超检查 可发现肾脏肿大或正常大小，皮髓质分界不清。

【治疗原则】

本症治疗应包括针对肾脏病变及急性肾衰竭两部分，对继发性者还需对原发病给予治疗。

（1）甲泼尼龙冲击伴环磷酰胺治疗　甲泼尼龙每次 15～30mg/kg（总量不超过 1000mg）溶于 5% 葡萄糖液 100～200ml 内静脉滴注。每日或隔日 1 次，3 次为 1 个疗程。视病情 1～2 个疗程。辅以口服泼尼松及环磷酰胺治疗。不良反应：高血压、消化性溃疡、严重感染、心律失常、高凝状态等。

（2）常同时加以肝素、双嘧达莫治疗。

（3）替代治疗　有急性肾衰竭时行透析治疗。

二、主要护理问题

（1）有感染的危险　与大量蛋白丢失、应用激素及细胞毒性药物治疗有关。

（2）恐惧　与病情进展快、预后差有关。

（3）潜在并发症　高血压脑病、消化道溃疡等。

三、护理措施

1. 常规护理

（1）一般护理　患儿应绝对卧床休息至病情好转；保证营养，供给足够的热量，限制水、盐、蛋白质的摄入；积极预防感染，每日认真做好生活护理，如口腔护理、皮肤清洁卫生，经常擦身，勤换内衣，保持病室空气新鲜，减少探访。

（2）心理护理　急进性肾小球肾炎因病情重、发展快、预后差、死亡率高，易引起患儿及家长恐惧和绝望情绪。医护人员应以高度的同情心，热情帮助、关心患儿，多与患儿及家长交流，给予解释、安慰和鼓励，树立起战胜疾病的信心。

2. 专科护理

（1）安排患儿于抢救病房，准备好氧气、吸引器及监护设备，及时采取对症护理。

（2）行腹膜透析治疗的患儿按腹膜透析护理。

3. 病情观察　密切观察病情，发现异常及时处理。

（1）密切观察患儿的生命体征及精神状态，特别要注意有无水、电解质紊乱和酸碱平衡失调；有无头痛、视物模糊、呕吐等高血压脑病的表现；有无烦躁不安、胸闷、心悸、肝大等心力衰竭症状；有无恶心、呕吐、厌食等，警惕急性肾衰竭的发生。

（2）准确记录 24 小时出入液量；每日晨定时测空腹体重以检查水肿进展情况；每 8 小时 1 次监测血压，血压显著升高者，酌情增加测量次数并及时报告医师及时处理。

（3）密切观察药物疗效和不良反应：应用利尿剂后要注意尿量，有无脱水；应用降压药后要定时测量血压，评估降压效果；应用肝素后要注意有无发生出血倾向；甲泼尼龙冲击期间应警惕血压升高而发生高血压脑病、消化道应激性溃疡或出血；环磷酰胺冲击治疗时要进行水化，鼓励患儿多饮水，以防发生出血性膀胱炎。

4. 健康指导

（1）向患儿及家长讲解本病的有关护理、治疗计划以及对休息、饮食的要求，并告知各种药物的不良反应使家长配合治疗与护理。

（2）指导家长协助护理人员做好各项生活护理，记录出入液量。

（3）出院指导　①休息：出院后如血压仍高、尿常规改变明显者应卧床休息，待尿检验结果好转、血压降至正常后可在室内适当活动。6 个月至 1 年，如病情稳定，可逐渐恢复体力活动及上学。②饮食：给予足够的热量以满足机体恢复的需要，多吃新鲜蔬菜、水果，进食蛋、奶等优质蛋白质，但应适当限制每日的摄入量，同时适当限制肉类、鱼类、海产品等含磷高食物的摄入，如无水肿、高血压，可不必忌食盐。③预防感染：保持患儿卧室空气流通、阳光充足，限制亲友探视；加强生活护理，注意饮食卫生，防止各种感染。④服药指导：严格按照医嘱，准确、及时服用药物，不得自行减量或停药；不使用肾毒性药物，以保护残肾功能。⑤每周检验尿常规 1 次，尿检正常后每 2 ~4 周检验 1 次。定时监测血压，定期复查血常规、肾功能、肾脏 B 超。

第五节　乙型病毒性肝炎病毒相关肾炎

一、疾病概述

【概念与特点】

乙型病毒性肝炎病毒（HBV）相关肾炎是指HBV通过形成免疫复合物或直接侵袭肾组织引起的肾小球炎性疾病。本病是儿童时期常见的一种继发性肾炎，90%患儿在6岁前发病，男女性别之比为（3~4）:1。主要病理类型为膜性肾病，其次为膜增生性肾炎、系膜增生性肾炎。

【临床特点】

（1）起病年龄多在2~14岁，平均为6岁，男性居多。临床症状不典型，病情多变、迁延。

（2）持续性蛋白尿或血尿，也可有低蛋白血症和不同程度水肿，可表现为肾病综合征。

（3）常无肝炎症状，有时仅有乏力、纳差、低热等全身症状，半数患儿在病程中可有肝大或肝、脾大。

【辅助检查】

（1）实验室检查　尿蛋白（+）~（+++），可有不同程度的镜下血各种管型。血浆蛋白可降低，但高脂血症、高胆固醇血症可不明显，部分病人血补体C_3减少。肝功能可正常或丙氨酸氨基转移酶（ALT）、天冬氨酸氨基转移酶（AST）、谷氨酰转移酶（GGT）轻至中度升高。血清HBsAg和HBcAb阳性，HBeAg可阳性，少数患儿HBeAb阳性而HBeAg阴性。HBV-DNA可阳性。肾组织病理切片中可检出肾小球HBV抗原成分或HBV-DNA。肾组织病理多为膜性肾病，也可为系膜增生性肾小球肾炎或膜增生性肾小球肾炎。

（2）特殊检查　X线胸片可见胸腔积液，B超可检出腹水。

【治疗原则】

尚无特效药治疗，以调整生活习惯，恰当营养，定期医疗随诊及对症治疗。

二、主要护理问题

(1) 有感染的危险 与长时间应用抗病毒药物致机体抵抗力下降有关。

(2) 焦虑 与病程长、影响患儿上学与生活有关。

三、护理措施

1. 常规护理

(1) 休息 处于乙型病毒性肝炎急性期，有水肿、高血压者应卧床休息。待临床症状消失、尿检轻度异常，可逐渐增加活动量。

(2) 饮食 给予高热量、富含维生素、低蛋白、清淡易消化饮食，食欲减退的患儿应鼓励少量多次进餐，伴水肿、高血压者给予低盐饮食。

(3) 隔离与消毒 按消化道及血液病病人隔离。患儿的食具、药杯、体温表用相应浓度的含氯消毒剂浸泡消毒。注射、采血、输液器械一次性应用，用后焚毁处理。

2. 专科护理 预防感染，保持口腔及皮肤清洁，保护水肿部位皮肤，勤翻身，避免擦伤和压疮。注意饮食卫生，避免消化道感染。

3. 病情观察

(1) 症状体征的观察 监测血压，观察尿量、尿的颜色、尿的性质等情况。观察精神状态及面色，有无皮肤黄染、乏力、食欲缺乏、腹胀、肝区压痛等；准确记录24小时尿量。出现异常情况应及早与医生联系，积极处理。

(2) 观察药物疗效和不良反应 应用利尿剂时应按时监测电解质情况。应用抗病毒药物应警惕不良反应如发热、流感症状、嗜睡和乏力等。

4. 健康指导

(1) 告知患儿及家长本病病程较长，多数病例经数年方可自然缓解，预后多良好，让患儿及家长树立长期治疗的信心。

(2) 告知家长乙型病毒性肝炎的传播途径、症状以及预防和消毒隔离知识，告之积极防治乙型病毒性肝炎的重要性，本病可随着乙型病毒性肝炎的有效控制而缓解。

（3）出院指导　①休息：出院后若肝功能正常，无水肿、高血压，可适当活动，待尿蛋白转阴、病情稳定，可回学校学习，但应避免剧烈运动和过度劳累。②饮食：饮食应易消化、少油腻，多吃含碳水化合物和维生素高的食物，并给予优质蛋白（如瘦肉、蛋、奶类、豆制品等）饮食。③培养良好的生活习惯，注意卫生，避免感染，以免病情反复。④每周检验尿常规 1 次，正常后可每 2 ~4 周检验 1 次，6 个月至 1 年复查肝功能和乙肝 3 项。同时需在专科门诊随访数年。

第六节　先天性肾上腺皮质增生症

一、疾病概述

【概念与特点】

先天性肾上腺皮质增生症是一组由于糖皮质激素合成过程中酶的缺陷所引起的疾病，属常染色体隐性遗传病。本症以女性多见，男女之比为 1∶2。发病常有家族性，在同一家族中常表现为同一类型的缺陷。

【临床特点】

（1）21 – 羟化酶缺乏　①性征异常：女性表现为假两性畸形：阴蒂肥大、类似男性尿道下裂，大阴唇似男性阴囊，但无睾丸，或阴唇融合，内生殖器为女性型；青春期无乳房发育和月经来潮。男性表现假性性早熟：阴茎和阴囊增大，早期出现阴毛、腋毛、胡须、喉结，声音低沉。男、女性均发育过快，骨龄提前，最终身材矮小。②失盐综合征：出生后不久即拒食、呕吐、腹泻、体重不增或下降、脱水、低血钠、高血钾、代谢性酸中毒等，甚至循环衰竭。③肾上腺皮质功能不全：皮肤及黏膜色素增加，乳晕及外生殖器皮肤较黑。

（2）少见类型酶缺乏　①11β – 羟化酶缺乏：性征异常，高钠血症和高血压。②3β – 羟脱氢酶缺乏：男性假两性畸形，女性轻度男性化，失盐症状。

【辅助检查】

（1）实验室检查　血电解质测定失盐型可有低钠血症、低氯血症、高钾血症；血 17－羟孕酮升高；尿 17－羟类固醇降低；17－酮类固醇升高；血脱氢异雄酮、雄烯二酮、睾酮大多增高；皮质醇可正常或降低，ACTH 则不同程度升高。当外生殖器严重畸形不能分辨性别时作染色体核型分析检查以助判断性别。

（2）影像学检查　X 线检查：左手腕掌指骨摄片判断骨龄，骨龄超过实际年龄；B 超和 CT 检查：可发现双侧肾上腺增大。

（3）基因诊断　采用直接 PCR、寡核苷酸杂交、限制性内切酶片段长度多态性和基因序列分析可发现相关基因突变或缺失。

【治疗原则】

（1）肾上腺危象的治疗　严重失盐型需纠正脱水及电解质紊乱，应用氢化可的松和盐皮质激素，切忌补钾。

（2）常规皮质激素维持治疗　治疗成功的关键是合适的皮质激素剂量和定期随访，保证正常生长速率，使患儿既无雄激素及外源性皮质激素过多征象，又能维持正常的性腺成熟和发育。常用糖皮质激素、盐皮质激素、性激素等。

二、主要护理问题

（1）营养失调，低于机体需要量　与糖皮质激素缺乏造成的消化功能不良、食欲减退有关。

（2）身体意象失调（父母）　与患儿色素沉着、性征异常有关。

（3）焦虑（父母）　与患儿父母担心本病预后不良有关。

（4）潜在并发症　水、电解质紊乱和肾上腺危象。

三、护理措施

1. 常规护理

（1）保证营养供给　给予高热量、富含维生素的饮食；失盐患儿每日钠摄入量不少于 12g，多饮水；对拒食患儿要耐心喂养，必要时用滴管或鼻饲，尽可能满足生理需要；有呕吐时，头偏向一侧，及时清除口鼻腔内的呕吐物以防窒息，并做好口腔护理。

（2）观察生长发育情况　观察性征是否异常。测量身高、体重。

（3）心理护理　由于本病患儿需要长期服药，且女性性征异常需要在6个月至1岁时手术治疗，家长会有焦虑情绪。护理人员应多与家长沟通，鼓励其表达自己的情感和想法，并告知疾病相关知识，说明手术不影响女性的性功能，解除他们的思想顾虑。

2. 专科护理

（1）及时纠正水、电解质紊乱，按医嘱静脉补充生理盐水，有代谢性酸中毒者用0.45%氯化钠和碳酸氯钠溶液。重症失盐者需静脉滴注氢化可的松；高钾血症患儿禁用含钾溶液，血钾>6.5mmol/L，遵医嘱静脉注射1.4%碳酸氢钠、10%葡萄糖酸钙、胰岛素等。静脉滴注及用药过程中及时评估脱水程度及监测血电解质，根据病情调整输注速度及量，观察用药效果。

（2）如患儿出现极度衰弱、烦躁不安、神志淡漠、嗜睡甚至昏迷，高热、呕吐、腹痛、腹泻、心率加快、四肢厥冷、血压下降、循环衰竭，少尿、无尿及肾衰竭，电解质紊乱（低血钠、低血氯、高血钾等）的肾上腺危象表现，需立即通知医生，遵医嘱迅速补充盐水、糖皮质激素，纠正低血压和休克。密切观察脱水纠正情况，并详细记录出入液量。

（3）使用皮质激素期间，护士应准确、按时给药，口服给药必须喂药到口。密切观察药物反应，如类库欣综合征，易出血倾向，消化性溃疡，肠穿孔等；监测血压、血糖、血电解质、血17－羟孕酮或17－酮类固醇；患儿下床活动应注意安全，以防骨质疏松而引起骨折；做好保护性隔离，避免受凉，防止交叉感染。

3. 病情观察

（1）观察患儿身高、相貌及第二性征发育，如有酸碱平衡失调、电解质紊乱时，应及时纠正。

（2）观察药物疗效和不良反应——糖皮质激素的不良反应：①代谢紊乱，可出现明显库欣征、肌肉萎缩无力、伤口愈合不良、蛋白质营养不良、高血糖、尿糖、水钠潴留、高血压、尿中失钾、高血钙和骨质疏松。②消化性溃疡和精神欣快感、兴奋、失眠甚至呈精神病、癫痫发作等。还可发生白内障、无菌性股骨头坏死、高凝状态、生长停滞等。③已发生感染或诱发结核灶的活动。④急性肾上腺皮质功能不全，戒断综合征。

4. 健康指导

（1）向家长讲解疾病有关知识、治疗计划、药物作用及不良反应，告诉家长患儿如治疗得当，两性均可有正常的青春发育和生育功能，使家长增强信心，主动配合。

（2）先天性肾上腺皮质增生症的患儿母亲，在第二次妊娠时应做产前诊断。

（3）宣传新生儿筛查的重要性。

第十章
造血系统疾病的护理

第一节　缺铁性贫血

一、疾病概述

【概念与特点】

缺铁性贫血是由于患儿体内贮存铁缺乏，影响血红蛋白合成所致的低色素小细胞性贫血，又称营养性小细胞性贫血。从出生后 6 个月至 2 岁发病率较高，占 7 岁前儿童的 30% 以上。其原因主要是出生时铁贮存不足、饮食缺铁及长期少量失血等。

【临床特点】

皮肤黏膜苍白，以口唇、口腔黏膜、睑结膜及甲床最为明显。精神不振，食欲减退，心悸头晕耳鸣。因含铁酶缺乏致消化功能紊乱和神经系统改变，注意力不集中，理解力降低，免疫功能低下，易发生各种感染。

【辅助检查】

（1）血象　以血红蛋白减少为主。贫血早期红细胞数不减少，但随着病情的发展红细胞数减少，红细胞平均容积小于正常。红细胞平均血红蛋白量和红细胞平均血红蛋白浓度均减低，网织红细胞数正常，血涂片可见红细胞大小不一和异形，胞径以小为多，中央浅染区增大，白细胞计数正常，血小板计数多正常。

（2）骨髓象　骨髓有核细胞增生活跃，粒、红比例正常或红细胞增多。红细胞系统中以中幼和晚幼红细胞增加明显。胞浆成熟程度较胞核差，故各期红细胞体积小，胞浆少，染色偏蓝，白细胞系统无特殊改变，巨核细胞多属正常。

【治疗原则】

去除病因，足量、足疗程补充铁剂，必要时输血治疗。

二、主要护理问题

（1）有感染的危险 与酶的活性降低、细胞免疫功能降低有关。

（2）营养失调，低于机体需要量 与铁的摄入不足、丢失过多或胃肠功能吸收障碍有关。

（3）活动无耐力 与贫血、细胞携氧能力差有关。

（4）知识缺乏 与患儿及家长缺乏疾病的相关知识有关。

三、护理措施

1. 常规护理

（1）预防感染 ①重度贫血的患儿注意保护性隔离，置于单人房间，尽量少去公共场所，以免感染。住院期间减少探视，注意与感染患儿分开，防止交叉感染。房间每日紫外线照射70分钟或用食醋熏蒸房间，每日定时通风2次，保持居室空气的新鲜。②保持皮肤的清洁，勤换内衣、内裤，有条件的最好每日沐浴1次。③养成良好的卫生习惯，饭前便后勤洗手，注意口腔清洁，注意饮食卫生，指导患儿多饮水，可起到口腔清洁的作用。每日用生理盐水或2.5%苏打水漱口，以预防舌炎和口腔炎。若发生口腔炎，则按口腔炎护理。

（2）加强营养 根据患儿的年龄、消化功能，合理增加富含营养、含铁质丰富的辅食，如瘦肉、蛋类、鱼、肝、肾、豆类、动物血、含铁性植物等（有绿叶菜、水果、大豆、海带、木耳、香菇、玉米、芝麻等），注意合理的饮食搭配，纠正患儿偏食的不良习惯。鼓励患儿进食，注意食物的色、香、味等的调配，以增进患儿的食欲。

（3）用药的护理 ①口服铁剂应注意在饭前服用或两餐之间服用，以减少对胃肠的刺激，避免与牛乳、钙片、茶或咖啡同服，以免影响铁的吸收。②维生素 C 可促进铁的吸收，所以铁剂治疗时可喝含维生素 C 的果汁，如橙汁、柠檬汁等，有利于铁的吸收。③喝铁剂后牙齿会发黑，属正常现象，停药后会恢复，应向家长说明原因，消除顾虑。④服用铁剂后，排出的大便呈黑色，是因为一部分未被吸收的铁剂随大便排出，告诉家长不要紧张，停药后会恢复正常。密切关注患儿服用铁剂有无不良反应，如恶心、呕吐、食欲下降、便秘、腹泻等。⑤肌内注射铁剂时，要深部肌内注射，注射部位轮换，抽药和给药必须使用不同的针头，防止铁剂渗入皮下，造成注射部位皮肤着色、疼痛，引起局部硬结及炎性反应。⑥观察疗效：本病对铁剂治疗效果敏感。如果有效，网织红细胞于用药 48 ~ 72 小时开始上升，4 ~ 11 日达高峰，2 ~ 3 周后降至正常，此时血红蛋白迅速上升，一般治疗 3 ~ 4 周后贫血被纠正。临床症状随之好转，心脏杂音于 2 ~ 3 周后减轻或消失。铁剂应连续服用 1 ~ 3 个月，使血红蛋白达到正常水平再维持一段时间，以补充铁的储备量。若用药 3 个月无效需重新就医。

（4）对患儿日常生活和活动能力、耐受力进行评估　安排患儿喜欢的力所能及的活动，在活动中避免剧烈的运动，要多安排适当的休息，以免体力消耗过度而出现心悸、心动过速、气促、发绀等。重度贫血患儿限制活动，应卧床休息，减少耗氧。静脉滴注及输血时，根据病情适当调节输注速度，以免发生心力衰竭。

（5）向患儿及家长讲解有关疾病的知识及过程、治疗方案和预期目的、合理喂食及加强营养的重要性，消除紧张心理，积极配合治疗。

2. 病情观察

（1）观察患儿有无发生感染。

（2）观察患儿的食欲和活动量。

3. 健康指导

（1）提倡母乳喂养，宣传贫血的危害性。

（2）婴儿随时添加辅食，对早产及双胞胎、极低体重儿，可于出生后 2 周，即给予铁剂预防。

（3）做好孕期保健，加强孕妇的营养，预防先天储备铁不足。

（4）向患儿家长讲解加强营养，纠正偏食的重要性。了解哪些食物中含铁质，并详细讲解服用铁剂的注意事项。

（5）在钩虫病流行地区进行大规模的寄生虫病防治工作。

（6）及时处理慢性出血灶。定期检查，发现贫血及时治疗。

第二节　营养性巨幼细胞性贫血

一、疾病概述

【概念与特点】

营养性巨幼细胞性贫血又称营养性大细胞性贫血，以外周血中红细胞体积变大，数目明显减少以及骨髓中粒红系统巨幼变为特点，主要因缺乏维生素 B_{12} 及叶酸所致的一种大细胞性贫血。发病年龄：以 6～12 个月多见，2 岁以上极少。

【临床特点】

（1）体征　发病缓慢，进行性面色蜡黄，呈虚胖样，头发黄细、稀疏，肌肉无力，肝脾稍大。

（2）神经精神症状　表情呆滞，对周围反应差。智力和体格发育倒退，少哭不笑，嗜睡，手足不规则震颤，轻者睡眠时消失，重者睡眠时亦抖动。

（3）其他　常有厌食、恶心、呕吐、腹泻，伴有舌炎、舌面光滑等消化系统症状。

【辅助检查】

（1）血象　红细胞数减少，呈正色素大红细胞性贫血，红细胞平均体积 >94fl（>94μm^3），白细胞计数减低，粒细胞核分叶增多，血小板计数可减少。

（2）骨髓象　造血呈代偿性增生，尤其表现在原红细胞和早幼红细胞阶段，幼红系统各期细胞均可见巨幼变，胞体大，核染色质疏松，具有核发育落后于胞浆的表现。巨核细胞分叶过多，血小板过大。

（3）血生化检查　叶酸 <3μg/L，维生素 B_{12} <73.8pmol/L（100pg/ml），红细胞叶酸测定 <100ng/ml。

【治疗原则】

去除病因，补充维生素 B_{12}和叶酸治疗。

二、主要护理问题

（1）营养失调，低于机体需要量　与患儿恶心、呕吐、厌食、腹泻等引起食欲下降有关。

（2）口腔黏膜改变　与感染有关。

（3）躯体移动障碍　与疾病因素引起神经精神状况有关。

（4）有感染的危险　与长期贫血、机体抵抗力下降有关。

三、护理措施

1. 常规护理

（1）加强饮食管理，改善营养　提倡母乳喂养，及时添加辅食。由于瘦肉、动物内脏、海产品、蛋黄、新鲜绿叶蔬菜、谷类等食物含维生素 B_{12}和叶酸多，应指导家长按时添加。贫血患儿多有厌食，应鼓励患儿进食，同时注意色、香、味的搭配，必须耐心喂养，对震颤严重不能吞咽的患儿可采用鼻饲。

（2）用药观察及护理　①肌内注射维生素 B_{12}及口服叶酸，两者联用数周至临床症状改善，血象恢复正常为止。神经系统症状明显的患儿，以维生素 B_{12}治疗为主，但神经系统症状恢复较慢，少数患儿数月才能恢复。②用维生素 B_{12}治疗 2～4 日精神好转，红细胞血红蛋白于 4～7 周恢复正常。

（3）防止受伤　①震颤严重的患儿可使用镇静剂，影响呼吸者应吸氧。需专人陪护，床旁设护栏，防止摔伤、碰伤。②保护舌和口唇不被咬伤，震颤时需使用牙垫。

（4）加强口腔护理　指导患儿多饮水，进食后需漱口，可用生理盐水加上庆大霉素漱口。口腔炎严重时应按口腔炎护理，口腔溃疡涂以各种疳散（有清热解毒、消炎、止痛、生肌等作用），禁食辛、辣、冷、油炸食物，预防感染。

（5）控制感染　减少探视，保持环境清洁、整齐、空气新鲜。避免与感染的患儿接触。遵医嘱给予抗生素治疗。

2. 病情观察

（1）观察患儿的营养状况是否改善，精神是否好转。

（2）观察口腔炎是否痊愈。

（3）观察患儿躯体表现是否正常，活动能力是否提高。

（4）观察感染是否得到控制。

3. 健康指导

（1）向家长讲解补充营养的重要性及合理喂养的知识。

（2）讲解疾病的病因及药物使用疗效的观察。

（3）定期体检。

第三节　遗传性球形红细胞增多症

一、疾病概述

【概念与特点】

遗传性球形红细胞增多症是因红细胞膜的先天性缺陷导致膜表面积减少、红细胞变为球形而引起的常染色体显性遗传的溶血性贫血。红细胞膜结构上的缺陷是发病的基本原因，脾脏是破坏红细胞的主要场所。本病病程呈慢性经过并常伴有急性发作，男女均可发病，多在1岁内发病，并发胆石症的最小年龄为4～5岁。患儿几乎全为杂合子，纯合子极为罕见。本病常有明显的家族史，但亦有10%～20%病人为散发性病例，在其家族中并无此病，这与基因自然突变有关。

【临床特点】

小儿遗传性球形红细胞增多症突出的临床表现是贫血、黄疸和脾大。婴儿和儿童期均可发病。于新生儿期起病者病情大多较重，出现急性溶血性贫血表现和高胆红素血症，常需光疗和换血治疗；婴儿和儿童患儿贫血的严重程度变化很大，但在同一家族中其贫血程度一般相似。有些患儿在6~8个月时有较明显的贫血，以后由于机体的代偿功能增强，贫血可减轻。几乎所有患儿都有脾大，且随年龄增长逐渐明显。颅骨骨髓腔可出现中度增宽，但不及球蛋白生成障碍性贫血或其他血红蛋白病者明显。黄疸常较轻。大约50%未行脾切除的患儿最终形成色素性胆结石，发现胆结石的最小年龄是4岁。长期贫血可致骨骼改变，但程度较地中海贫血轻，偶见踝部溃疡。

在病程中，常因劳累、受惊或感染等因素诱发"溶血危象"，使贫血和黄疸突然加重，并伴有发热、寒战、呕吐、肝脾疼痛等症状。与微小病毒感染有关的"再生障碍危象"是本症在儿童期的严重并发症之一，表现为以红系造血受抑为主的骨髓造血功能暂时性抑制，出现严重贫血；可有不同程度的白细胞和血小板计数减少；持续数天或1~2周自然缓解。

【辅助检查】

实验室检查中，血象提示贫血多为轻至中度，发生"溶血危象"或"再生障碍危象"时可呈重度；网织红细胞升高>0.08，可达0.2~0.7，但发生再生障碍危象时降低。红细胞平均体积和红细胞平均血红蛋白含量多正常，红细胞平均血红蛋白浓度可增加。白细胞及血小板计数多正常，发生再生障碍危象时降低。小球形红细胞增多，占20%~40%，少数可高达80%以上，正常人<5%。血清叶酸降低。血清未结合胆红素升高，血清游离血红蛋白增加，结合球蛋白降低。尿胆原增加。红细胞渗透脆性增加，24小时孵育脆性试验100%病例阳性。自身溶血试验阳性，加入葡萄糖或三磷腺苷可纠正。酸化甘油溶血试验阳性。红细胞膜蛋白电泳分析可见收缩蛋白等膜骨架蛋白缺少。单链构象多态性分析、PCR-核苷酸测序等可确定基因突变点。

【治疗原则】

1. 一般治疗 注意休息，加强营养，预防感染。避免受凉、情绪紧张、劳累、感染。

2. 药物治疗

（1）口服叶酸，每日3次，每次5mg，可预防溶血危象。

（2）发生再生障碍危象、溶血危象时应用糖皮质激素及叶酸，补液。防治肾衰竭，早期应用呋塞米每次1～2mg/kg。应用镇静剂，吸氧防止严重脑缺氧及心力衰竭。应用抗生素积极控制感染。溶血危象时应用5%碳酸氢钠每日5ml/kg静脉滴注。

（3）如有胆石症可应用解痉止痛药。

（4）脾切除术前与术后应用抗生素，严重的婴幼儿可应用免疫球蛋白静脉滴注。

3. 其他治疗

（1）脾切除　其对纠正贫血及消除症状具有良好的治疗效果。幼儿免疫功能尚不完善，脾切除后可发生暴发性肺炎球菌或大肠埃希菌感染。本病因慢性溶血，可并发胆管的胆红素结石，10岁以后胆石症的发生迅速增多。因此，手术年龄以5～10岁为宜，既可减少术后感染的危险，又可防止胆石症的发生。反复发生再生障碍危象或重度溶血性贫血、生长发育迟缓的婴幼儿可于3岁以后手术。

（2）介入治疗　近年开展大部分脾栓塞治疗本病，可以避免脾切除术后免疫功能的下降，近期疗效良好，远期疗效有待进一步观察。

（3）输血　重度贫血应输注浓缩红细胞。发生溶血危象或再生障碍危象时，输注浓缩红细胞，每次10ml/kg，可提高血红蛋白20～30g/L，维持血红蛋白60～90g/L。输血速度每小时1ml/kg，避免过多过快输血。发生再生障碍危象时可加输血小板。

（4）蓝光照射　新生儿发病者可进行蓝光照射。

二、主要护理问题

（1）潜在并发症　胆红素脑病、溶血危象。

（2）有感染的危险　与劳累受凉所致机体抵抗力下降有关。

（3）营养失调，低于机体需要量　与溶血的过程中消耗大量的叶酸有关。

（4）自理能力低下　与溶血所致患儿营养不足、体质虚弱有关。

三、护理措施

1. 常规护理

（1）遵医嘱输血　在输血的过程中严格遵守无菌操作规程，认真执行“三查七对”制度。密切观察输血的不良反应。根据病情适当调节输血速度。

（2）手术治疗　脾切除是惟一有效的方法，手术年龄应该在5岁以上10岁以下为宜，控制感染是其中关键的一个环节。①遵医嘱给予抗生素治疗。②接触患儿前要洗手、戴口罩，严格遵守无菌操作原则。③做好皮肤及口腔护理。

（3）病室每日定时通风2次，每次15～30分钟。每日用紫外线照射70分钟进行空气消毒。

（4）溶血的过程中会消耗大量的叶酸，应补充叶酸，指导家长给患儿加强营养，多吃瘦肉、猪肝、蛋黄、新鲜蔬菜、水果等。少食多餐，保证充足热量摄取。

（5）给患儿提供一个安全、安静、舒适的环境。患儿应卧床休息，待病情稳定后，与患儿共同制定日常的活动计划，做到有计划逐步增加活动量。

2. 病情观察

（1）密切观察患儿生命体征，特别是观察贫血和黄疸的情况。新生儿出现高胆红素血症和严重贫血甚至并发胆红素脑病，应该及时通知医生进行抢救。

（2）密切观察疾病的发展　婴幼儿时期发病的患儿，随着年龄的增长，会出现贫血逐渐加重，伴有黄疸和脾大，要注意观察有无溶血危象的症状，一旦发生如不及时抢救会危及患儿生命。

3. 健康指导

（1）向患儿及家长讲解疾病的病因及预后。

（2）讲解加强营养，注意休息的重要性。

（3）指导患儿根据身体状况，适量活动。

第四节 红细胞葡萄糖-6-磷酸脱氢酶缺乏症

一、疾病概述

【概念与特点】

红细胞葡萄糖-6-磷酸脱氢酶缺乏症是红细胞葡萄糖-6-磷酸脱氢酶活性降低和（或）酶性质改变，导致以溶血为主要表现的X连锁不完全显性遗传性疾病。临床主要表现形式有先天性非球形红细胞溶血性贫血、新生儿黄疸、蚕豆病、药物性溶血、感染诱发溶血等。在我国，本病主要见于长江流域及其以南各省，男性的发病率高于女性。

【临床特点】

根据诱发溶血的不同原因，可分为以下5种临床类型。

（1）伯喹啉型药物性溶血性贫血　是由于服用某些具有氧化特性的药物而引起的急性溶血。此类药物包括抗疟药、镇痛退热药、硝基呋喃类、磺胺类、萘苯胺、大剂量维生素K、丙磺舒、腊梅花等。常于服药后1~3日出现急性血管内溶血。有头晕、厌食、恶心、呕吐、疲乏等症状，继而出现黄疸、血红蛋白尿，溶血严重者可出现少尿、无尿、酸中毒和急性肾衰竭。溶血过程呈自限性是本病的重要特点，轻症的溶血持续1~2日或1周左右临床症状逐渐改善而自愈。

（2）蚕豆病　常见于<10岁小儿，男孩多见，常在蚕豆成熟季节流行，进食蚕豆或蚕豆制品（如粉丝）均可致病，进食后24~48小时内发病，表现为急性血管内溶血，其临床表现与伯喹啉型药物性溶血相似。

（3）新生儿黄疸　主要症状为苍白、黄疸，大多于出生2~4日后达高峰，半数患儿可有肝脾大。贫血大多数为轻度或中度。血清胆红素含量增高，重者可致胆红素脑病。

（4）感染诱发的溶血　细菌、病毒、支原体感染如沙门菌感染、细菌性肺炎、病毒性肝炎和传染性单核细胞增多症、肺炎支原体等均可诱发葡萄糖－6－磷酸脱氢酶缺乏者发生溶血，一般于感染后几日之内突然发生溶血，溶血程度大多较轻，黄疸多不显著。

（5）先天性非球形细胞性溶血性贫血（CNSHA） 葡萄糖－6－磷酸脱氢酶缺乏所致者称为Ⅰ型CNSHA，病人常于婴儿期发病（半数病例在新生儿期以高胆红素血症起病），无诱因情况下出现慢性溶血性贫血，表现为贫血、黄疸、脾大；可因感染或服药而诱发急性溶血。

【治疗原则】

1. 一般治疗 去除诱因，避免感染，禁止使用抗疟类、奎尼丁、磺胺类、解痉镇痛药、硝基呋喃类、维生素 K_3 和维生素 K_4 等药物，避免食用蚕豆，避免使用樟脑丸。在急性溶血期间应供给足够水分。

2. 药物治疗 如无溶血不需治疗，出现溶血时给予补液，注意水、电解质平衡及肾衰竭，特别应注意补充碳酸氢钠，防止血红蛋白在肾小管中形成管型，防止肾衰竭，纠正酸中毒，有感染者应积极应用抗生素控制感染。发生溶血危象时，可应用还原型谷胱甘肽（古拉定），每日 1～1.5g/m^2，溶于生理盐水中静脉滴注，每日 1 次。短程大剂量应用糖皮质激素静脉滴注及口服维生素 E（每日 30～35mg/kg）有一定疗效。

3. 其他治疗

（1）输血 贫血较重时，可输给葡萄糖－6－磷酸脱氢酶正常的红细胞 1～2 次。发生溶血危象时，如 Hb＜30g/L 应立即输血，输血量为 10～20ml/kg，密切注意肾功能，如出现肾衰竭，应及时采取有效措施。若输血后仍有血红蛋白尿，则提示溶血未控制，应做好再输血准备。新生儿黄疸严重者可进行换血疗法。

（2）蓝光照射 新生儿发病者可进行蓝光照射。

（3）脾切除 由葡萄糖－6－磷酸脱氢酶缺陷所致的先天性非球形红细胞溶血性贫血，脾大明显、贫血重者，进行脾切除可改善贫血症状。

（4）造血干细胞移植 由葡萄糖－6－磷酸脱氢酶缺陷所致的先天性非球形红细胞溶血性贫血可进行此项治疗。

二、主要护理问题

(1) 体温升高　与红细胞大量破坏、分解的代谢产物对机体发生作用有关。

(2) 潜在并发症——急性肾衰竭　与红细胞大量破坏、血红蛋白在肾小管内沉积有关。

(3) 自理能力下降　与贫血有关。

三、护理措施

1. 常规护理

(1) 体温升高的护理　①体温达38.5℃以上者，给予物理降温，如温水擦浴、冰盐水灌肠或遵医嘱给予药物降温。半小时后复查体温，注意观察降温效果。②保持病室空气的新鲜，每日通风2次，每次15～30分钟。③卧床休息，减少组织耗氧，以减轻临床症状。④要鼓励患儿多饮水，一方面补充水分，另一方面促进代谢产物及毒素的排泄。退热后及时擦干汗液，更换内衣，防止对流风，以防上呼吸道感染。⑤给予清淡易消化的高热量、富含维生素、高蛋白的饮食，以补充机体的消耗。

(2) 急性肾衰竭的护理　①立即停食蚕豆、豆制品及相关药物。重度贫血患儿应及时输血，并严格执行“三查七对”制度。严密观察输血反应，速度应缓慢，以防诱发心力衰竭。②嘱患儿多饮水，并遵医嘱使用碳酸氢钠，促使尿液碱化，防止血红蛋白在肾小管内沉积。③新生儿黄疸可采用光照疗法，以防胆红素脑病的发生。

(3) 提高患儿自理能力　①休息：因急性溶血、贫血，患儿感气促、乏力。轻度贫血患儿可下床活动，重度贫血患儿应绝对卧床休息，减少组织耗氧，减轻临床症状。②营养：给予高蛋白、富含维生素、高热量、易消化的低脂饮食，应少食多餐，饮食应规律、适量。③协助生活护理：如饮食、大小便，晨、晚间护理，尽可能满足患儿的生活需要。

2. 病情观察

（1）严密观察体温的变化，每4小时测体温1次。密切观察并记录24小时出入量，发现尿少、氮质血症及酸中毒表现时应及时报告医生。监测电解质变化，保持体液平衡。

（2）随时观察病情变化　①黄疸加重，进行性面色苍白；②头痛、恶心、发热、呕吐；③尿呈酱油样和葡萄酒颜色并伴有尿少；出现烦躁不安、表情淡漠或嗜睡、神志不清甚至惊厥、休克，说明病情恶化，应及时报告医生。

3. 健康指导

（1）讲解疾病的诱因及预后。

（2）忌食蚕豆及服用氧化性药物，如磺胺类、呋喃类、维生素K等。

第五节　再生障碍性贫血

一、疾病概述

【概念与特点】

再生障碍性贫血（再障）是一组由物理、化学、生物等多种原因引起的骨髓造血功能衰竭所导致的一种全血细胞减少综合征。根据病因可分为先天性与获得性再生障碍性贫血，后者再分为特发性与继发性再生障碍性贫血。特发性再生障碍性贫血原因不明，继发性再生障碍性贫血可继发于放射线辐射、药物如氯霉素等，毒物如染料等，病毒感染如肝炎病毒、EB病毒、微小病毒B_{19}等感染。获得性再生障碍性贫血根据起病的缓急和病情严重程度，可分为急性型、慢性型和重型再生障碍性贫血。本病以青少年居多，男性高于女性，男女之比为19.2∶1。

【临床特点】

患儿可见皮肤苍白、乏力等贫血表现，起病可急可慢。因粒细胞减少，常易发生呼吸道和皮肤黏膜感染，重者可发生败血症。出血好发于皮肤、黏膜等处，眼底出血提示有脑出血的可能。肝、脾、淋巴结多不肿大。

【辅助检查】

1. 实验室检查

（1）血液检查　典型再生障碍性贫血具有红细胞、白细胞、血小板计数减少，如仅有红细胞或白细胞计数下降，则须有血小板计数下降。中性粒细胞比例下降，淋巴细胞比例相对升高。贫血呈正细胞正色素性，MCV、MCH、MCHC 均正常，网织红细胞绝对计数低于正常（$<15\times10^9/L$）。出、凝血时间延长。T 淋巴细胞亚群比例异常，CD_3^+ 和 CD_4^+ 比例降低，CD_8^+ 比例增高；血白介素 -2（IL-2）、γ-干扰素（γ-IFN）、肿瘤坏死因子（TNF）活性增高。肝、肾功能生化检查等可了解疾病对全身重要脏器功能的影响情况。可进行病毒学检查如病毒性肝炎的血清学检查、EB 病毒、巨细胞病毒、微小病毒、微小病毒 B_{19} 等。

（2）骨髓检查　①骨髓涂片征：典型改变为有核细胞增生低下或极度低下，三系造血细胞明显减少，红系和粒系比例明显降低。巨核细胞明显减少（<2 个/1 张涂片），多数病人全片内找不到巨核细胞。淋巴细胞明显增高，甚至可达 80%～90%，但均为成熟淋巴细胞。其他非造血细胞增多，如网状细胞、浆细胞、组织嗜碱细胞、肥大细胞等增多。轻症或不典型病例骨髓细胞数可正常。晚幼红细胞相对增多，但巨核细胞明显减少。②骨髓活检：示造血细胞明显减少，一般多低于 30%，急性再生障碍性贫血常低于 10%，而非造血细胞比例增高，尤以脂肪细胞和淋巴细胞增高为主，一般不能见到巨核细胞。③造血祖细胞体外培养：如 CFU-GM、CFU-E、CFU-GEMM、CFU-Meg 体外培养的集落产率明显减少，且多数呈无集落形成，提示造血祖细胞增殖功能缺乏。

2. 特殊检查　X 线胸片、心电图、腹部 B 超，可了解疾病对全身重要脏器功能的影响情况。

【治疗原则】

早诊断，早治疗，针对不同病因和再生障碍性贫血的类型进行个性化治疗，注意预防感染和出血，给予输血等对症治疗。

二、主要护理问题

(1) 潜在的并发症——出血　与血小板质和量异常、凝血功能障碍、血管壁异常有关。

(2) 有感染的危险　与长期应用皮质激素及免疫抑制剂、抵抗力下降有关。

(3) 自我形象的改变　与长期应用皮质激素有关。

(4) 活动无耐力　与贫血、出血有关。

三、护理措施

1. 常规护理

(1) 预防及控制出血　①将患儿置于单人房间，保持病室环境安静、整洁、舒适，让患儿得到充分休息，减少活动，避免情绪波动。②忌食辛辣、刺激性、过敏性以及粗、硬食物，保护口腔黏膜，刷牙用软刷或棉球刷牙，不用牙签剔牙，避免牙龈受损，引起出血。③勿用手指挖外耳道、鼻孔，以免皮肤黏膜受损出血。④避免损伤性的操作及检查，尽量口服用药，减少肌内注射；进行各项穿刺后延长压迫时间（5～10分钟）；避免损伤性检查如胃镜、肠镜、测肛温、灌肠、导尿等，以免刺破黏膜。⑤发生大出血时，应迅速准备好抢救物品及器械，尽快找到出血部位进行压迫止血，并通知医生，及时进行抢救。

(2) 控制感染　①因患儿长期应用皮质激素、免疫抑制剂，抵抗力差，易发生感染。每4～6小时测量体温1次，及时发现感染征象，如出现低热、咽痛、咳嗽等，立即报告医生。②保持病室的空气清新，每日上、下午各通风换气1次，每次15～30分钟，用紫外线照射病室作空气消毒，每次照射70分钟。限制探视，防止交叉感染。③白细胞计数低于1.0×10^9/L时需进行保护性隔离或进层流室。④加强口腔护理，餐前及晚上就寝前用0.1%呋喃西林或生理盐水交替漱口。加强皮肤护理，做到勤擦浴，勤换衣，注意保暖，有条件最好每日沐浴1次。加强外阴及肛周护理，每日用温水清洗2次，特别是大便后要洗净肛周，用1∶5000高锰酸钾浴液坐浴，以预防感染。⑤感染所致发热（39℃）时，采用物理降温，如头部及大血管的体表部位敷冰袋、冰水灌肠、温水擦浴等，禁用酒精擦浴，或遵医嘱给予药物降温。注意观察降温效果。鼓励患儿多饮水，一方面以补充机体所需，另一方面稀释体内毒素，以利排出。

（3）心理护理　主动和患儿沟通，使患儿维持正向的自我概念。长期服用激素会造成患儿身体外形的改变，如满月脸、水牛背、毛发增多、体重增加，使患儿难以面对父母及周围小朋友，自感悲伤，责任护士应主动在治疗前先解释药物的不良反应，利用时间和患儿讲故事、听音乐、做游戏，主动关心体贴患儿，使患儿对护士产生信任感，配合治疗。由于病程长，反复发病，患儿易产生焦急情绪，应适当鼓励患儿，以增强其战胜疾病的信心。

（4）活动无耐力的护理　①加强营养，给予高蛋白、富含维生素、高碳水化合物、易消化的食物，如牛奶、鸡蛋、瘦肉、大豆制品、新鲜蔬菜、水果等，避免食用过热食物。②给患儿提供安静、舒适的环境，卧床休息。③了解患儿活动后机体的耐受状态，必要时吸氧以增加组织器官的供氧量。④贫血严重者输注全血、新鲜血小板、浓缩红细胞，严密观察有无输血反应的发生。

2. 病情观察　密切观察病情变化，注意观察出血部位、量及范围，如皮肤、黏膜不良反应，出血、鼻出血、牙龈出血，女患儿月经量、周期、性质、持续时间等，特别要警惕颅内出血的发生。

3. 健康指导

（1）讲解药物的应用及不良反应的观察。

（2）指导出血、感染的防治措施。

（3）注意休息，避免劳累，根据天气适当增减衣物，以免受凉。

（4）加强营养，促进身体恢复。

（5）定期复查（1～2周）血常规，发现病情变化，随时就诊。

第六节　原发性血小板减少性紫癜

一、疾病概述

【概念与特点】

原发性血小板减少性紫癜又称特发性或免疫性血小板减少性紫癜，是小儿较常见的出血性疾病。其特点为自发性出血，血小板减少，骨髓中巨核细胞增多且发育障碍，部分患儿血清中可查到血小板抗体，分急性和慢性两种。

【临床特点】

（1）急性型　小儿时期发病多属此型，且多见于婴幼儿，病程在 6 个月以内。起病急，病前 1 ~ 3 周多有病毒感染史。表现为自发性皮肤瘀点、瘀斑，以四肢较多，鼻、齿出血亦常见，也可见尿血、便血、呕血，青春期女孩月经过多，严重者可发生颅内出血而致死。出血程度与血小板减少程度相一致。出血重者可有失血性贫血或休克，10% ~ 20% 病人可有轻度脾大，约 10% 病人可由急性转为慢性。

（2）慢性型　发病年龄在 6 岁以上，病程超过 6 个月。本病起病隐匿，无明显前驱感染症状，病毒感染可加重病情。血小板计数多在（40 ~ 80）× 10^9/L。血小板功能持续异常，PF_3 活性降低，血小板黏附性降低。抗血小板抗体（PA IgG）阳性率 95%。

【辅助检查】

1. 实验室检查

（1）血常规　出血不重者多无红细胞、白细胞计数改变。网织红细胞于失血性贫血时可增多，血小板数降低，若血小板 < 50 × 10^9/L 可见自发性出血，< 20 × 10^9/L 出血明显，< 10 × 10^9/L 出血严重。慢性型血小板形态大而松散，染色较浅。出血时间延长，凝血时间正常，血块收缩不良或不收缩，束臂试验阳性。

（2）骨髓象检查　骨髓细胞增生活跃，粒红系一般正常。急性型巨核细胞总数正常或稍高，慢性型巨核细胞增高，成熟未释放血小板的巨核细胞显著增加。

（3）血小板抗体检查　血小板表面相关抗体 PA IgG 80% 以上为阳性，随着病情好转抗体下降。

2. 特殊检查　疑有颅内出血者，病情稳定时可进行头颅 CT 检查。

【治疗原则】

加强护理，适当限制活动，避免外伤，给予激素、免疫抑制剂，必要时输血和进行脾切除。

二、主要护理问题

（1）出血　与血小板减少有关。

（2）有感染的危险　与皮质激素和（或）免疫抑制剂应用致免疫功能下降有关。

（3）恐惧　与严重出血有关。

三、护理措施

1. 常规护理

（1）休息与安全　急性期卧床休息，减少活动，避免创伤，特别是头部的创伤。①环境安全：将患儿床及家具的尖角用软垫子包扎，不使用尖锐的玩具、学习及生活用品，避免剧烈运动，以免刺伤或摔伤出血。②生活安全：保持口腔清洁，避免摄取坚硬的食物，不用牙签剔牙以减少口腔黏膜不良反应的损伤及牙龈出血。③尽量避免肌内注射或深静脉穿刺抽血，不可避免时应延长压迫时间，以防形成深部血肿。④保持大便通畅，因便秘时可诱发颅内出血。

（2）预防感染　做好口腔、鼻腔等出血部位的护理及个人清洁卫生。与感染患儿分室居住，病室每日行空气消毒 1～2 次。

（3）心理护理　因出血常导致患儿产生恐惧心理，而出现哭闹，不配合治疗护理等情况。因此护理人员应主动关心患儿，向患儿及其父母讲解出血发生的原因、治疗护理方法及预后，消除其恐惧心理；在进行护理及治疗前，尽量取得患儿的理解或同意，以取得配合。

2. 病情观察

（1）观察出血　注意皮肤瘀点（斑）变化，监测血小板数量。当外周血血小板 $<50\times10^9/L$，常有自发性出血；血小板 $<20\times10^9/L$ 时出血明显；血小板 $<10\times10^9/L$ 时出血严重。

（2）监测生命体征　准备做好护理记录。若患儿面色苍白加重，心率、呼吸加快，血压下降常提示严重出血的可能；若患儿出现烦躁、嗜睡、头痛、呕吐，甚至惊厥、昏迷等常提示颅内出血；若呼吸变慢或不规则，双侧瞳孔不等大，对光反射迟钝或消失提示可能合并脑疝；如出现腹痛、便血常提示有消化道出血的可能。

（3）对症处理　对口、鼻黏膜不良反应出血者，可用浸有 0.1% 肾上腺素的棉球或纱条填塞鼻前庭局部压迫止血。若仍不止血者，急请耳鼻喉科医生会诊，用凡士林纱条填塞，48 小时后更换。出血严重者遵医嘱给予止血药、输注血小板。

3. 健康指导

（1）加强自我防护意识，预防损伤。凡可能造成患儿身体受到伤害的尖利的玩具和生活用具，都应该一律避免；同时应避免进行剧烈的、有对抗性的运动。

（2）加强自我保护意识。尽量少去公共场所，尽可能不与感染患儿接触，必要时戴口罩；忌服阿司匹林类药物；尽量避免上呼吸道感染。

（3）指导患儿家长学会常用的压迫止血的方法，告知医院联系电话。

（4）脾切除的患儿在术后 2 年内应定期随诊，因其易患呼吸道和皮肤化脓性感染而导致败血症的发生。

第七节　弥散性血管内凝血

一、疾病概述

【概念与特点】

弥散性血管内凝血（DIC）是一种由多种原因引起的、发生于多种疾病过程中的获得性凝血亢进与继发性纤维蛋白溶解的病理生理现象。其发病机制主要包括2个基本病理过程：①凝血系统被激活，凝血功能亢进，在毛细血管、小动静脉内广泛形成微血栓，同时血小板及凝血因子被消耗；②纤维蛋白溶解系统功能亢进，临床表现主要有出血、栓塞症状、休克或低血压、溶血。临床上分为两种类型。①急性型：起病急骤，可在数小时到1～2日发病，病情凶险，出血症状较严重；②慢性型：起病缓慢，病程较长，可持续几周以上，临床表现以血栓栓塞为多见。引起弥散性血管内凝血的儿科疾病包括各种感染与危重病症，如败血症、休克、中毒型细菌性痢疾、急性白血病、严重外伤、新生儿硬肿病、新生儿窒息、呼吸窘迫综合征、溶血尿毒综合征、肾病综合征、肿瘤等。

【临床特点】

临床表现因原发病不同而不同，多数表现为：

（1）出血　为首发症状，皮肤出血最常见，皮肤瘀斑、脐残端及穿刺点渗血，消化系统或泌尿系统出血、肺出血、颅内出血。出血多且不易制止。

（2）休克　表现为一过性低血压，脑、肾等大器官功能不全（皮肤湿冷、少尿、呼吸困难、神志改变等）。

（3）微血管衰竭　皮肤发绀（紫色）、皮肤黏膜有坏死脱落、急性肾衰竭等。

（4）栓塞　受累器官缺氧缺血致功能障碍，甚至坏死。包括肝、脑、肾、肺、消化道等。临床表现为肝、肾衰竭，呼吸窘迫，惊厥，昏迷，肺出血消化道出血，皮肤瘀斑或坏死。

（5）溶血　纤维蛋白丝与红细胞膜相互作用，红细胞变形受损发生溶血。发热、黄疸、苍白、乏力、腰背酸痛、血红蛋白尿等。溶血严重、超过骨髓代偿能力时称为微血管病性溶血性贫血。

【辅助检查】

1. 实验室检查

（1）血小板计数 $<100\times10^9/L$，或呈进行性下降。

（2）血浆纤维蛋白原含量 $<1.5g/L$ 或 $>4.0g/L$，或呈进行性下降。

（3）3P试验阳性或血浆纤维蛋白降解产物 $>20mg/L$。

（4）凝血酶原时间（PT）延长或缩短3秒以上。

（5）抗凝血酶（ATⅢ）活性降低至 <60%。

（6）血浆纤溶酶原抗原 <200mg/L。

（7）因子ⅧC <50%。

（8）血浆内皮素Ⅰ水平 >80mg/L 或凝血酶调节蛋白（TM）高于正常 2 倍以上。

2. 特殊检查 可进行 X 线胸片、B 超腹部检查、心电图检查等以明确原发基础疾病。

【治疗原则】

1. 一般治疗 积极进行病因治疗，解除病因后弥散性血管内凝血可停止发展，甚至可自行自愈。包括抗感染、抗过敏、抗癌治疗等。

2. 药物治疗

（1）改善微循环 可采用低分子右旋糖酐疏通微循环。应用山莨菪碱、多巴胺、多巴酚丁胺、异丙肾上腺素等扩张小血管。

（2）抗凝治疗 抗血小板凝集，应用肝素及其他抗凝剂。

（3）抗纤维蛋白溶解剂 早期弥散性血管内凝血禁用。应用于继发性纤维蛋白溶解期的晚期出血，在肝素化基础上可选用 6 - 氨基己酸、对羧基苄胺、氨甲环酸或抑肽酶等。6 - 氨基己酸每次 0.08 ~ 0.12g/kg，缓慢静脉推注或稀释后静脉滴注。

（4）补充凝血因子 如弥散性血管内凝血过程停止（血浆抗凝血酶 - Ⅲ 正常）或在肝素化后仍持续出血，可输新鲜血、血浆或凝血酶原复合物。一般认为肝素治疗有效，肝功能无障碍，凝血因子常可回升，无须补充。

（5）糖皮质激素 如因治疗原发病需要，可在肝素化基础上慎用。

（6）中药治疗 应用川芎嗪、丹参、参附注射液、血府逐淤汤治疗弥散性血管内凝血，有一定疗效。

二、主要护理问题

（1）潜在并发症——出血 与凝血功能障碍有关。

（2）潜在并发症——休克 与微循环障碍有关。

三、护理措施

1. 常规护理

(1) 控制出血　①评估出血的程度并做好记录。②根据医嘱准确、迅速的使用药物。③穿刺部位拔针后按压不少于5分钟，以防出血。

(2) 用药注意事项　①掌握肝素使用的禁忌证：肺结核咯血、溃疡病出血或新生儿产伤时禁用；大面积伤口出血者禁用。②注意事项：密切观察病情变化及监测凝血时间；根据医嘱调整药物的用量。

(3) 根据医嘱输注血液制剂，并注意观察其效果。

(4) 绝对卧床休息。

(5) 补充足够的液体，记录出入液量。

2. 病情观察　密切观察出血的征象及生命体征的变化。

3. 健康指导

(1) 针对患儿的危急情况与家长沟通，让其了解疾病的治疗、进展及预后，理解及配合治疗和护理工作。

(2) 讲解药物及仪器的作用及功能。

第八节　传染性单核细胞增多症

一、疾病概述

【概念与特点】

传染性单核细胞增多症是由EB病毒（EBV）感染引起的单核吞噬细胞系统的急性增生性传染病，多见于儿童及青少年，主要由飞沫与唾液经呼吸道传播，其次经密切接触传播。病人和EBV携带者为传染源。6岁以下患儿表现为轻症或隐性感染，病后可获得持久性免疫。病程2~3周，常有自限性，预后良好。

【临床特点】

本病潜伏期为5~15日，一般为9~11日。起病急缓不一。约40%患儿有前驱症状，历时 4 ~5 日，如乏力、头痛、纳差、恶心、稀便、畏寒等，本病的症状虽多样化，但大多数可出现较典型的症状。

（1）发热　高低不一，多为 38 ~40℃，热型不定。热程自数日至数周，甚至数月，可伴有寒战和多汗。中毒症状多不严重。

（2）淋巴结肿大　见于 70% 的患儿。以颈淋巴结肿大最为常见，腋下及腹股沟部次之。直径 1 ~4cm，质地中等硬，分散，无明显压痛，不化脓、双侧不对称等为其特点。消退需数周至数月。肠系膜淋巴结肿大引起腹痛及压痛。

（3）咽痛　虽仅有半数患儿主诉咽痛，但大多数病例可见咽部充血，少数患儿咽部有溃疡及假膜形成，可见出血点。齿龈也可肿胀或有溃疡。喉和气管的水肿和阻塞少见。

（4）肝、脾大　仅 10% 患儿出现肝大，肝功能异常者则可达 2/3。少数患儿可出现黄疸，但转为慢性和出现肝功能衰竭少见。50% 以上患儿有轻度脾大，偶可发生脾破裂。检查时应轻按以防脾破裂。

（5）皮疹　约 10% 的病例在病程 1 ~2 周出现多形性皮疹，为淡红色斑丘疹，亦可有麻疹样、猩红热样、荨麻疹样皮疹，多见于躯干部，1 周内隐退，无脱屑。

（6）神经系统症状　见于少数严重的病例。可表现为无菌性脑膜炎、脑炎及周围神经根炎等。90% 以上可恢复。病程多为 1 ~3 周，少数可迁延数月。偶有复发，复发时病程短，病情轻。

【辅助检查】

1. 实验室检查

（1）血象　白细胞正常或升高，大多不超过 20×10^9/L，少数患者白细胞可降低。淋巴细胞增多，可占 40% ~60%，并伴有异型淋巴细胞。异型淋巴细胞在患病后第 4 ~5 天出现，第 7 ~10 天达高峰，多超过 20%。年龄越大，阳性率越高。

（2）骨髓象　淋巴细胞增多或正常，有异型淋巴细胞。

（3）嗜异凝集试验　为非 EB 病毒特异性试验，但对传染性单核细胞增多症较特异，阳性出现早，有一定的诊断价值。

（4）EB 病毒抗体测定　有特异性，但较复杂。目前较多采用免疫学方法检测 EB 病毒抗原或用聚合酶链反应技术检测 EB 病毒基因组。

2. 特殊检查　可进行肝、脾 B 超检查。出现并发症时，可进行相应的检查如 X 线胸片、心电图等。

【治疗原则】

本病多呈自限性，预后良好，主要是对症治疗。

1. 一般治疗　有发热者应卧床休息，注意口腔清洁及水和电解质平衡。咽痛者给予流质饮食。高热患儿可用物理降温。

2. 药物治疗

（1）对症治疗　高热患儿可用退热剂。咽痛者给予盐水漱口或四季润喉片、西瓜霜润喉片、银黄含化片含服。对发热高、咽痛剧烈者，应注意咽部继发细菌感染，可做咽拭子培养及给予抗生素。对脾大显著者应避免剧烈运动及按压，以防破裂。

（2）抗病毒治疗　更昔洛韦、干扰素早期治疗可缓解症状及减少口咽部排毒量，但对 EB 病毒潜伏感染无效。也可应用阿昔洛韦、EB 病毒特异性免疫球蛋白进行治疗。更昔洛韦每次 5mg/kg，每 12 小时 1 次静脉滴注，用 7 日后再改为每日 1 次，再用 7 日；或应用 α－干扰素每日 10 万 U/kg，每日 1 次，肌内注射，用 5～7 日；或应用阿昔洛韦，每次 5mg/kg，每 8 小时 1 次静脉滴注，用 7～14 日。

3. 其他治疗　对咽喉水肿引起严重喉梗阻的病人，须及时行气管切开术。

二、主要护理问题

（1）体温过高　与病毒感染使机体免疫功能增强有关。

（2）疼痛　与咽炎、扁桃体炎、淋巴结肿大有关。

（3）皮肤完整性受损　与皮疹引起痛痒有关。

（4）有体液不足的危险　与长期发热、因咽痛摄入量减少有关。

（5）有传播感染的可能　与家长缺乏疾病的知识相关。

三、护理措施

1. 常规护理

（1）维持体温正常　①保持病室空气新鲜，温湿度适宜，定时开窗通风。

②遵医嘱给予物理降温，如冷敷、温水浴；或给予药物降温，防止惊厥发生。及时更换湿衣服，避免受凉，并注意保暖。③给予易消化、高蛋白、高热量、富含维生素的清淡饮食。供给充足水分，鼓励多饮水。

（2）减轻或消除疼痛　①多与患儿交流，在病情允许的情况下，安排患儿喜爱的娱乐活动以分散其注意力。②每日用生理盐水或复方硼砂溶液漱口，每日 4 次，并鼓励患儿进食流质或半流质饮食。③遵医嘱咽喉部局部用药。

（3）保持皮肤完整　①注意保持床铺清洁、平整、干燥。衣着应松软，以纯棉质地为宜。②勤剪指甲，尽量避免搔抓，必要时遵医嘱用止痒药。③避免用肥皂或过热的水洗澡，并适当减少沐浴次数。避免辛辣、易致敏、刺激性食物，可多进食蔬菜、水果。

（4）供给充足水分　①指导家长少量多次喂水，鼓励年长儿多饮水，提供其喜爱的含钠、钾的饮料。②遵医嘱静脉补液。

2. 病情观察

（1）密切观察体温变化，每 2 ~4 小时测量 1 次。必要时随时测量。

（2）观察皮疹的范围、部位。

（3）观察患儿精神状态，有无皮肤黏膜干燥、眼眶凹陷、口渴、尿量减少等脱水症状。

3. 健康指导　预防感染的传播。①向家长讲解疾病的治疗、护理知识及消毒隔离的重要性。②患儿置单间病房，病室定时通风换气，每日空气消毒 1 次。患儿或家长离开病房时需戴口罩。患儿的衣物、食具、玩具等进行消毒处理。③减少或限制探视，以免继发感染或传播感染。

第九节　噬血细胞综合征

一、疾病概述

【概念与特点】

噬血细胞综合征又称噬血细胞性淋巴组织细胞增生症、噬红细胞性淋巴组织细胞增生症和噬血细胞性网状组织增生症，是一组从骨髓细胞学角度提出的综合征，其特征是发热，肝、脾、淋巴结肿大，全血细胞减少，组织细胞吞噬形态完整的红细胞、白细胞、血小板。

可分为原发性（即家族性）和继发性两类。原发性或家族性 HPS，为常染色体隐性遗传病，无家族史，其发病和病情加重均与感染有关；继发性 HPS 多由感染或肿瘤所致。

【临床特点】

（1）发热　不规则发热或持续高热。

（2）肝、脾、淋巴结肿大　肝、脾大呈进行性，肝功能损害。

（3）血细胞减少　2 或 3 个细胞系减少。

【辅助检查】

1. 血液检查

（1）血常规　全血细胞减少，以血小板减少最为明显，白细胞轻度减少。

（2）血脂　三酰甘油增多，脂蛋白电泳常见极低密度脂蛋白胆固醇和低密度脂蛋白胆固醇升高，高密度脂蛋白胆固醇降低。

（3）肝功能　血清氨基转移酶及胆红素增高，乳酸脱氢酶常增高。在全身感染时可有低蛋白血症、低钠血症及铁蛋白增多。

（4）凝血功能　有低纤维蛋白原血症，部分凝血酶原时间延长。

2. 骨髓检查　在疾病早期常表现为反应性组织细胞增多；除组织细胞增多外，有吞噬红细胞、血小板及有核细胞的吞噬性组织细胞；晚期骨髓增生度降低，甚至骨髓衰竭。

【治疗原则】

（1）原发病治疗　抗感染等针对原发病的治疗措施。

（2）化学疗法　常用的化疗药物有长春新碱与糖皮质激素合用；或 VP－16 与糖皮质激素合用，同时进行血浆置换疗法。

（3）免疫治疗　用环孢素 A 或抗胸腺细胞球蛋白治疗，可采用大剂量丙种球蛋白冲击疗法。

（4）骨髓移植。

二、主要护理问题

（1）体温过高　与感染有关。

（2）潜在并发症——出血　与血小板明显减少有关。

（3）潜在并发症——感染　与化疗、放疗后免疫功能下降有关。

（4）营养失调　与化疗后口腔溃疡、恶心、呕吐影响进食有关。

三、护理措施

1. 常规护理

（1）维持体温正常　①保持病室内空气清新，温湿度适宜，定时开窗通风。密切观察体温变化，每2～4小时测量1次，必要时随时测量。②体温超过38.5℃时，给予物理降温，如冷敷、温水浴，或遵医嘱给予药物降温。③给予高热量、高蛋白、富含维生素、易消化的清淡饮食。鼓励多饮水，保证足够水分的摄入。④及时更换汗湿衣服，注意保暖，避免受寒。

（2）积极实施预防出血的措施　①卧床休息，防止碰伤或坠床。遵医嘱输入血小板，预防出血。②指导患儿使用软毛牙刷刷牙，不要使用牙签，以防牙龈出血。③鼻腔干燥时，可涂鼻软膏湿润鼻孔，嘱患儿不要用力擤鼻涕、挖鼻孔，以免损伤鼻黏膜而致出血。

（3）积极预防感染　①保持病室空气新鲜，每日空气消毒，有条件者住单间。限制探视人数。工作人员接触患儿前洗手、戴口罩。②严格执行无菌操作技术。③保持患儿个人卫生，培养患儿养成良好的个人卫生习惯。④遵医嘱给予抗生素治疗。

（4）加强营养　①给予高热量、高蛋白、富含维生素、易消化的饮食，少食多餐。②保持口腔清洁，有口腔炎者给予口腔护理每日2次。疼痛明显者，餐前可用普鲁卡因稀释液漱口，减轻疼痛。③鼓励患儿进食，根据患儿口味调整品种，注意食物色、香、味的搭配，刺激食欲。④必要时，遵医嘱静脉补液。

2. 病情观察

（1）观察并记录患儿有无皮肤黏膜不良反应，如红肿、破溃等感染征象。

（2）注意观察有无出血倾向，如发现血尿、黑便、头晕、头痛、心慌、血压下降等症状，发现异常应通知医生及时处理。

3. 健康指导

（1）向患儿及家长讲解疾病的相关知识、化疗的作用和副作用，指导家长积极正确配合治疗。

（2）注意安全，防止碰伤和摔伤。

（3）加强营养，合理调配饮食，防止交叉感染。

（4）培养患儿良好的个人卫生习惯，并鼓励患儿参与体育锻炼，增强抗病能力。

第十一章
外科疾病的护理

第一节 肠梗阻

一、疾病概述

【概念与特点】

肠管内或肠管外的病变引起肠内容物通过障碍，称为肠梗阻。引起肠梗阻的原因有两大类，一类为机械性肠梗阻，另一类为功能性肠梗阻。发生肠梗阻后，因肠内容物堵塞，肠管蠕动紊乱，患儿可出现腹痛、呕吐，肛门停止排便、排气，腹胀等症状。随着病情的进展，上述症状逐渐加重，腹部X线拍片及透视可见肠管胀气和气液面等异常体征。同时因肠管内大量渗液，呕吐大量胃肠液及毒素吸收等原因，患儿发生脱水、酸中毒、精神萎靡、烦躁或嗜睡、发热等一系列全身性改变。若并发肠管缺血和坏死、肠穿孔，则可危及生命。

【临床特点】

肠梗阻的主要临床表现是腹痛、呕吐、腹胀，无大便和无肛门排气。这些症状的出现和梗阻发生的急缓、部位的高低、肠腔堵塞的程度有密切关系。

（1）腹痛　单纯性机械性肠梗阻一般为阵发性剧烈绞痛，由于梗阻以上部位的肠管强烈蠕动所致。这类疼痛可有以下特点：①波浪式的由轻而重，然后又减轻，经过一平静期而再次发作；②腹痛发作时可感到有气体下降，到某一部位时突然停止，此时腹痛最为剧烈，然后有暂时缓解；③腹痛发作时可出现肠型或肠蠕动，病人自觉似有包块移动；④腹痛时可听到肠鸣音亢进，有时病人自己可以听到。

（2）呕吐　呕吐在梗阻后很快即可发生，在早期为反射性的，呕吐物为食物或胃液。然后即进入一段静止期，再发呕吐时间视梗阻部位而定，如为高位小肠梗阻，静止期短，呕吐较频繁，呕吐物为胃液、十二指肠液和胆汁。如为低位小肠梗阻，静止期可维持1～2日时再呕吐，呕吐物为带臭味的粪样物。如为绞窄性梗阻，呕吐物可呈棕褐色或血性。结肠梗阻时呕吐少见。

（3）腹胀　腹胀一般在梗阻发生一段时间以后开始出现。腹胀程度与梗阻部位有关，高位小肠梗阻时腹胀不明显，低位梗阻则表现为全腹膨胀，常伴有肠型。麻痹性肠梗阻时全腹膨胀显著，但不伴有肠型。闭袢型肠梗阻可以出现局部膨胀，叩诊鼓音。结肠梗阻因回盲瓣关闭可以显示腹部高度膨胀而且往往不对称。

（4）排便、排气停止　在完全性梗阻发生后排便排气即停止。在早期由于肠蠕动增加，梗阻以下部位残留的气体和粪便仍可排出，所以早期少量的排气排便不能排除肠梗阻的诊断。在某些绞窄性肠梗阻如肠套叠、肠系膜血管栓塞或血栓形成，可自肛门排出血性液体或果酱样便。

【辅助检查】

任何新生儿的呕吐物呈绿色，24 小时不排出胎粪，均应疑有肠梗阻，需进一步检查证实，可行以下辅助检查：

（1）放置胃管　如吸出大量绿色液体，示有肠梗阻。

（2）直肠指检　可发现有无隐匿于皮肤深皱褶内的肛门闭锁及直肠狭窄，如排出大量深绿色胎粪，可除外肠闭锁，但不能除外巨结肠。

（3）腹腔穿刺　当怀疑有腹膜炎或肠坏死时可做腹腔穿刺，若为粪水则表明有肠穿孔，若为血性液体则很可能有肠坏死。

（4）X 线摄片　直立位和仰卧位腹部平片能提供有价值的诊断资料。摄片示扩张肠管同时有气液平面是典型的肠梗阻征。上腹部双泡征，其他肠袢无气体，可确定为十二指肠闭锁。多个扩大的液平面，提示低位肠梗阻。胎儿期若并发肠穿孔，则可见到钙化阴影。腹部平片显示高位部分性肠梗阻，可见扩大的胃及十二指肠液平面，其他为散在不规则多形气体影，但无明显的管型肠曲，提示肠旋转不良。

（5）钡剂灌肠　若见盲肠位于右上腹或上腹部，对肠旋转不良的诊断有决定性意义。肠闭锁时可见结肠呈细小的胎儿型结肠。

（6）消化道造影　新生儿肠梗阻禁忌作钡餐检查，如有十二指肠部分性梗阻，腹部平片不能作出诊断可以口服碘剂水溶液作造影剂，检查完毕予以抽净。

【治疗原则】

（1）注意采取保温措施。

（2）禁食，行胃肠减压。

（3）应用呼吸管理，心电监护，检测血糖、胆红素、尿素氮、血细胞压积、电解质、血气分析、血型，肠穿孔和败血症者要查血小板和血培养，对患儿进行全面评估。

（4）建立可靠的静脉补液通道，纠正水、电解质紊乱，可补充林格乳酸钠溶液，并以10%葡萄糖液补充每日需要量，必要时输血浆10ml/kg。

（5）根据临床和X线诊断为肠梗阻者，需进行手术治疗，以解除梗阻和恢复肠道的通畅。

（6）估计要施行肠吻合的病例，术前应用广谱抗生素，通常用头孢菌素、氨苄西林。

二、主要护理问题

（1）焦虑　与环境改变或害怕手术有关。

（2）体液不足　与禁食、呕吐有关。

（3）疼痛　与肠梗阻有关。

（4）舒适的改变　与腹胀有关。

（5）呼吸有效性降低　与腹胀、膈肌上抬有关。

三、护理措施

1. 常规护理

（1）禁食。

（2）胃肠减压。

（3）静脉滴注。

（4）术后保持各种引流管通畅，准确记录出入量。

2. 专科护理

（1）腹胀的护理　观察腹胀程度，如腹胀加重，检查胃管是否通畅，必要时肛管排气。术后 2 日腹胀不缓解，不排气、排便者，应通知医生。

（2）肠切除肠吻合术后的护理　观察伤口有无渗血、渗液，如发现伤口裂开及吻合口瘘，发现有血便，应留标本报告医生。

3. 病情观察　观察患儿的生命体征、腹部症状和体征的变化。观察腹痛、腹胀的改善程度，呕吐及肛门排气、排便情况等。留置胃肠减压和腹腔引流管时，观察和记录引流液的颜色、性状和量。

4. 健康指导

（1）告知患儿及家长注意饮食卫生，不吃不洁的食物，避免暴饮暴食。

（2）嘱患儿及家长出院后进易消化食物，少食刺激性食物；避免腹部受寒和饭后剧烈活动；保持排便通畅。

（3）便秘的患儿应及时服用缓泻剂，以保持排便通畅。

（4）出院后若有腹痛、腹胀、停止排气、排便等不适，及时就诊。

第二节　肠套叠

一、疾病概述

【概念与特点】

肠套叠是部分肠管及其肠系膜套入邻近肠管所致的一种绞窄性肠梗阻。本病是婴儿期最常见的急腹症之一，好发于 2 岁以下发育较好的婴幼儿，以 4～10 个月婴儿最为多见，男孩发病率是女孩的 2～4 倍。根据病因，可分为原发性与继发性两类：原发性肠套叠占 95%，多为婴幼儿，为急性肠套叠，其病因与婴儿回盲部局部解剖特点、饮食变化、病毒性肠炎、局部淋巴结肿大等有关；继发性肠套叠占 5%，患儿多为年长儿，为慢性肠套叠，是由于梅克尔憩室、息肉、肿瘤等牵引肠壁而发生的肠套叠。根据肠套叠部位不同，可分为回盲型、回结型、回回结型、小肠型、结肠型和多发型，以回盲型多见。

【临床特点】

小儿肠套叠的临床表现随年龄不同而稍有不同，可分为婴儿肠套叠（2岁以下）和儿童肠套叠。

1. 婴儿肠套叠 多见于健康肥胖婴儿，起病急骤，表现如下：

（1）腹痛 患儿突然哭闹不安、面色苍白、手足乱动，呈异常痛苦状，这是婴儿腹痛的表现。不久痛止，患儿安静如常，但静止数分钟后又突然哭闹，如此反复发作，可使小儿疲乏不堪。随后哭闹就不如起病时那样剧烈，间歇期也延长，病程拖延则仅仅有呻吟声或进入嗜睡状态。极少数患儿可以没有哭闹，仅表现为阵发性面色苍白、呻吟、烦躁不安或嗜睡。

（2）呕吐 为肠套叠的早期症状之一，常在阵发性哭闹开始不久即可发生，最初吐出奶块或其他食物，随后可吐出胆汁，甚至吐出粪臭液体。

（3）血便 起病后 4 ~ 12 小时可排出血便，呈暗红色黏胨状、果酱样，少数病人仅为少许血丝。但小肠型肠套叠血便发生较迟，有时血液可积聚在肠腔内而不排出，直肠指检可见指套染有血或排出血便。

（4）腹部肿块 75% ~90% 病例可扪及腹部肿块，多在右季肋部和上腹中部，如腊肠或香蕉状，质地中等，表面光滑，可稍活动，这是对诊断最有价值的体征。

2. 儿童肠套叠 症状与婴儿肠套叠相似，但一般发展比较缓慢，呈亚急性肠梗阻症状。腹痛、呕吐及血便不及婴儿典型，但腹部肿块能明显摸到。

【辅助检查】

1. 实验室检查 血常规一般无明显变化，晚期白细胞计数可升高。大便常规见有黏液及红细胞。隐血试验阳性。

2. 特殊检查

（1）X 线检查 立位 X 线腹透或腹部平片示肠腔积气和气液平面。空气灌肠时，注气压力 6.7 ~ 8kPa（50 ~ 60mmHg），缓慢注入，见空气在结肠内受阻，透视下见杯口阴影，能清楚看见套叠头的块影。钡灌肠用于慢性肠套叠，所见与空气灌肠相似。

（2）腹部 B 超 显示套叠横断面可为同心圆或靶环状肿块图像，纵断扫描可见“套筒征”。

【治疗原则】

1. 一般治疗 暂禁食，空气灌肠复位成功后6~8小时进流质饮食，逐渐过渡到正常饮食。

2. 药物治疗 有明显脱水休克时应先给予补液纠正水、电解质紊乱。

3. 其他治疗

(1) 空气灌肠复位 适用于发病48小时内，全身情况良好、无腹膜刺激征及严重腹胀或中毒性休克者。将气囊肛管置入直肠内，用自动控制压力仪，将压力从8kPa（60mmHg）逐渐调高，不超过13.3kPa（100mmHg），见到套叠影逆行推进，由大变小至消失，大量气体进入回肠，提示复位成功。灌肠前肌内注射山莨菪碱解痉，灌肠后口服0.5~1g活性炭，6~8小时有炭末排出，表示肠套叠已整复。

(2) 手术复位 空气灌肠复位失败，病程超过48小时或有明显腹胀及腹膜刺激征者，应急症手术，如病程虽未超过48小时，但病情严重怀疑有肠坏死者，亦考虑手术。根据病情选择进行肠套叠复位、肠切除吻合术或肠造瘘术等方法。回肠与回肠的小肠型套叠，通常不用空气灌肠复位，宜手术治疗。

二、主要护理问题

(1) 体温过高 与感染有关。
(2) 舒适的改变 与腹痛有关。
(3) 体液不足 与呕吐、禁食有关。
(4) 营养不足 与呕吐有关。

三、护理措施

1. 常规护理

(1) 术前备皮、禁食、建立静脉通路。
(2) 观察患儿体温、脉搏、呼吸、血压，并做好记录。
(3) 观察引流物的量、色、质。
(4) 切口疼痛时可对症处理。

2. 病情观察

（1）观察阵发性哭闹是否停止，腹部包块是否消失。

（2）观察肠功能恢复的情况，有无压痛、观察大便的颜色、次数。

（3）肠切除后，应观察有无吻合口瘘。

3. 健康指导

（1）告知家长病因未明确之前，不可轻易用镇痛药，以免误诊。

（2）告知家长注意患儿饮食卫生，进食要定时定量有规律，勿过食生冷、寒凉食品。选择易消化、少刺激、含纤维高的食物，少食多餐，婴幼儿先暂缓添加辅食。

（3）注意保暖，保护腹部勿受寒。

（4）教会家长平时可以经常按摩患儿腹部。嘱患儿仰卧，家长将手心搓热，置于患儿腹部，顺时针方向揉摩2～5分钟，然后掌心对准脐部作腹部震颤按摩1分钟。经常按摩可促进消化，促进患儿的肠胃功能。

（5）保持排便通畅。有便秘者应及时给予缓泻剂，必要时应进行灌肠，促进排便。避免腹泻、肠炎、高热等诱发肠套叠因素。

（6）教会家长注意观察患儿有无呕吐、腹痛、便血等肠套叠再次发生的症状，如患儿有腹痛等不适，应及时就诊。

第三节　先天性肥厚性幽门狭窄

一、疾病概述

【概念与特点】

先天性肥厚性幽门狭窄是由于幽门环肌肥厚而压迫幽门管引起的上消化道不完全梗阻性疾病。本病多见于足月新生儿或婴儿，男性多见，男女之比约5∶1。发病原因与幽门肌间神经丛异常、遗传因素、胃肠激素分泌紊乱等有关。

【临床特点】

典型症状和体征为无胆汁的喷射性呕吐、胃蠕动波和右上腹肿块等。

（1）呕吐　为本病主要症状，一般在出生后2～4周，少数于出生后1周发病，也有迟至出生后2～3个月发病。开始为溢乳，逐日加重呈喷射性呕吐，几乎每次奶后均吐，多于喂奶后不到半小时即吐，自口鼻涌出。吐出物为带凝块的奶汁，不含胆汁，少数患儿因呕吐频繁使胃黏膜毛细血管破裂出血，吐出物可含咖啡样物或血。患儿食欲旺盛，呕吐后即饥饿欲食。呕吐严重时，大部食物被吐出，致使大便次数减少和少尿。

（2）胃蠕动波　常见，但非特有体征。蠕动波从左季肋下向右上腹部移动，到幽门即消失。在喂奶时或呕吐前容易见到，轻拍上腹部常可引出。

（3）右上腹肿块　为本病特有体征，具有诊断意义，临床检出率可达60%～80%。用指端在右季肋下腹直肌外缘处轻轻向深部按，可触到橄榄大小、质较硬的肿块，可以移动。

（4）黄疸　1%～2%患儿伴有黄疸，间接胆红素增高，手术后数日即消失。原因不明，可能与饥饿和肝功能不成熟、葡萄糖醛酸基转移酶活性不足以及大便排出少、胆红素肝肠循环增加有关。

（5）消瘦、脱水及电解质紊乱　因反复呕吐，营养物质及水摄入不足，并有 H^+ 和 Cl^- 的大量丢失，患儿体重不增或下降，逐渐出现营养不良、脱水、低氯性碱中毒等，晚期脱水加重，组织缺氧，产生乳酸血症，低钾血症；肾功能损害时，可合并代谢性酸中毒。

【辅助检查】

（1）实验室检查　血常规示不同程度的血液浓缩或贫血现象，长期严重呕吐者可有低氯性碱中毒、低钾血症、代谢性酸中毒，少数患儿血清未结合胆红素升高。

（2）特殊检查　B型超声波可显示实质性环形低回声区。X线碘油或钡餐造影检查可见胃扩大、胃蠕动增加、胃排空时间延长，12～24小时胃内仍有造影剂滞留，造影剂通过幽门时间延长，幽门管窄长如线状，呈“线样征”。

【治疗原则】

1. 一般治疗　用1份10%葡萄糖液+1份生理盐水静脉滴注纠正脱水；根据脱水程度计算补液量，纠正失水和电解质紊乱。

2. 药物治疗 补充钾盐。营养不良者给静脉营养，可应用脂肪乳剂、氨基酸液、葡萄糖液、注射用水溶性维生素（水乐维他）、白蛋白，纠正贫血和低蛋白血症。

3. 其他治疗 确诊后应尽早进行外科治疗进行幽门环肌切开术，手术方法简便，效果良好。

（1）术前24～48小时准备 禁食，用温生理盐水洗胃，持续胃肠减压；纠正失水和电解质紊乱，补充钾盐。

（2）术后治疗 继续补液，6～8小时开始喂糖水和奶，逐渐增加至正常量。

二、主要护理问题

（1）体液不足 与呕吐、禁食有关。

（2）营养失调 与长期呕吐有关。

（3）窒息 与呕吐、咳嗽反射减弱有关。

（4）知识缺乏 与家长缺乏喂养知识有关。

三、护理措施

1. 常规护理

（1）补充足够液体、电解质，根据病情计算每小时患儿应补入的液体量，但又要防止速度过快而导致心力衰竭、肺水肿。

（2）哺乳应少量多次，让患儿处于半卧位，或将患儿抱起取直立位，哺乳完后轻拍其背部，以排出吸入胃内的空气，以免加重呕吐。

2. 病情观察

（1）观察记录患儿呕吐的次数，呕吐物色、量。呕吐剧烈而频繁者，按医嘱给予镇吐药，吐后应让患儿哺乳。

（2）观察患儿精神状态、皮肤弹性，以判断脱水的纠正程度。

（3）注意患儿尿色、量。

（4）监测患儿生命体征情况。

3. 健康指导

（1）告知家长，患儿手术痊愈后一般活动量及运动形式与同龄儿童相同。

（2）向家长说明初期喂奶后可有少量呕吐，数日后逐渐停止。如术后1周仍有频繁呕吐，应除外术后胃扭转，可先试行抬高上半身右侧卧位，如无好转应进一步检查。

（3）告知家长小儿每次喂奶后、呕吐时应注意保持右侧卧位，及时清除口腔内呕吐物。清理被污染的衣服、被褥等，保持舒适。

第十二章
免疫性疾病的护理

第一节　原发性免疫缺陷

一、疾病概述

【概念与特点】

原发性免疫缺陷是因免疫系统先天性发育不良，免疫应答发生障碍导致的一种或多种机体免疫功能低下的疾病。本病多为遗传性，即相关基因突变或缺失引起，以婴幼儿多见。主要特征是由于机体抵抗力低下而发生反复、严重的感染，同时伴有免疫监视和免疫稳定功能异常，从而发生自身免疫性疾病、过敏性疾病和恶性肿瘤。

【临床特点】

（1）感染　为最常见的症状，表现为反复、严重而持久的感染。①感染的年龄：1岁以内起病的占40%，1～5岁占40%，6～16岁占15%，仅5%发病于成人。②病原体：依次为化脓性细菌、病毒、结核杆菌、沙门菌属、真菌和原虫感染。③感染部位：呼吸道感染最为常见，其次为胃肠道感染，也可发生全身性感染，如败血症、脓毒血症、脑膜炎和骨关节感染。④感染过程：常反复发作和迁延不愈，治疗效果不佳。

（2）肿瘤和自身免疫性疾病　随年龄增长易发自身免疫性疾病和肿瘤，尤其是淋巴系统肿瘤。原发性免疫缺陷易伴发的自身免疫性疾病有溶血性贫血、血小板减少性紫癜、系统性红斑狼疮、皮肌炎、1型糖尿病和关节炎等。

（3）其他　如血小板减少伴免疫缺陷有湿疹和出血倾向，胸腺发育不全有特殊面容、先天性心脏病、低钙惊厥等。

【辅助检查】

（1）体液免疫功能测定　包括免疫球蛋白的测定、同族血凝素试验、特异性抗体测定、骨髓检查或淋巴结活体组织检查等。

（2）细胞免疫功能测定　包括外周血淋巴细胞计数、迟发皮肤过敏试验、淋巴细胞转化试验等。

（3）X 线胸片检查　婴幼儿期缺乏胸腺影者可提示 T 细胞功能缺陷。

【治疗原则】

（1）对患儿实施保护性隔离，尽量减少与感染源的接触。使用抗生素以清除或预防细菌、真菌等感染。静脉注射丙种球蛋白增强免疫能力。

（2）通过骨髓移植、脐血干细胞移植等免疫重建与基因治疗以恢复免疫功能。

（3）有细胞免疫缺陷忌种活疫苗或菌苗，以防发生严重感染；T 细胞免疫缺陷患儿不宜输新鲜血制品，以防发生移植物抗宿主反应；患儿一般不做扁桃体和淋巴结切除术，脾切除术则是禁忌；应慎用糖皮质激素类药物。

二、主要护理问题

（1）有感染的危险　与免疫功能缺陷有关。

（2）焦虑　与反复感染、预后较差有关。

三、护理措施

1. 常规护理

（1）适当休息　保持病室安静，室内空气新鲜，温湿度适宜。

（2）饮食护理　给予患儿易消化、营养丰富的饮食，食物应含足够热量、蛋白质和维生素，以保证营养的摄入，增强机体的抵抗力；婴儿应尽量采用母乳喂养，所用食具应定期消毒。

（3）预防感染　①反复感染是本病的特征，医护人员在进行各种操作前应严格消毒、戴口罩以防医源性感染，并做好患儿口腔及皮肤的护理。②对患儿采取保护性隔离，避免与感染性疾病患儿接触。

（4）心理护理　年长儿因自幼多病、反复感染，易产生焦虑、孤独、沮丧、恐惧心理，应经常和患儿及家长交谈，评估家长对疾病的认知程度，倾听患儿及家长的心声，及时给予心理支持。

2. 病情观察

（1）密切观察感染迹象，若合并感染，按医嘱给予抗生素。

（2）体液免疫缺陷者几乎终生需用免疫球蛋白维持治疗。用药过程中偶可发生超敏反应，故在长期应用过程中要密切观察患儿病情变化，防止发生意外。

3. 健康指导

（1）向患儿及家长强调预防感染的重要性，介绍具体的护理措施，指导合理喂养，以提高机体抵抗力。

（2）作好遗传咨询，检出致病基因携带者。对有遗传免疫缺陷的孕妇应做羊水检测，以确定是否终止妊娠。

第二节　继发性免疫缺陷

一、疾病概述

【概念与特点】

继发性免疫缺陷是指出生后因某种疾病导致免疫系统暂时性功能障碍，原发疾病得到治愈，免疫功能即可恢复正常。人的一生中，在某一特定的时期或环境下均可能发生一过性继发性免疫缺陷。继发性免疫缺陷的发病率远高于原发性免疫缺陷，且为可逆性。

【临床特点】

大多数继发性免疫缺陷的临床表现是反复感染，且多为机会感染。包括反复上呼吸道感染、支气管炎和肺炎，亦有胃肠道感染，一般症状较轻，但反复发作。反复感染尤其是胃肠道感染可引起更严重的营养吸收障碍而加重营养不良；感染本身也可直接引起免疫功能的进一步恶化。如此，形成“营养不良—免疫功能下降—感染—加重营养不良”的恶性循环，构成了儿童时期重要的疾病谱。

【辅助检查】

（1）病毒抗体检测　是初筛试验的主要手段，包括：①初筛试验：血清或尿的酶联免疫吸附试验，血快速试验。②确认试验：蛋白印迹试验或免疫荧光检测试验。病毒抗体检查对小于1岁半婴幼儿的诊断存在局限性。

（2）抗原检测　主要是检测病毒核心抗原P24，一般在感染后1～2周即可检出。

（3）病毒核酸检测　利用PCR或连接酶链反应（LCR）技术，可检出微量病毒核酸。

（4）血淋巴细胞亚群分析　CD_4^+/CD_8^+倒置，自然杀伤细胞活性降低，皮肤迟发型变态反应减退或消失，抗淋巴细胞抗体和抗精子抗体、抗核抗体阳性。β_2-微球蛋白增高，尿中新蝶呤升高。

【治疗原则】

（1）积极防治原发性疾病，去除导致免疫损伤的诱发因素。

（2）对体液免疫缺陷者，肌内注射丙种球蛋白，每月1次。

（3）对蛋白质-能量营养不良、补体缺损者，输注新鲜或冷藏血浆。

（4）T细胞功能受损、粒细胞功能缺陷者，口服左旋咪唑，注射胸腺素、转移因子等。

二、主要护理问题

（1）有感染的危险　与机体免疫功能缺陷有关。

（2）营养失调，低于机体需要量　与疾病消耗和感染有关。

三、护理措施

1. 常规护理

（1）生活护理　①休息与活动：如病情允许，可适当户外活动；病情重或伴有严重并发症时，应限制活动或卧床休息，鼓励患儿深呼吸和咳嗽，必要时吸痰，以保持呼吸道通畅。保持皮肤清洁、干燥，及时翻身、按摩，以防压疮的发生。作好安全护理，患儿出现意识障碍时，应防止坠床或受到其他伤害。②饮食：给予患儿习惯的平常饮食，富含维生素和锌的食物，并且清淡易消化，少食多餐；作好口腔护理，使患儿口腔清洁舒适以增加食欲；不能进食者经静脉补充液体及营养。

（2）心理护理　①正确对待患儿，应给予更多的帮助和同情，在严格执行血液/体液隔离措施的前提下，多巡视患儿，多和患儿及其家长交谈，了解患儿需要、困难，尽量满足其合理要求，以解除其孤独、恐惧感。鼓励患儿面对现实，树立恢复正常生活的信心，调动患儿及家长内在积极因素，解除压抑、沮丧的不良心理状态。②作好患儿家长的工作，要正确对待患儿，尊重患儿的人格，多给予关怀、温暖和同情、帮助解决各种困难，不可歧视、孤立患儿，要注意及时沟通，解决其心理障碍的问题。为患儿提供宽松的治疗环境。③作好母亲的心理护理：若患儿是由于母婴传播引起的，母亲会出现愧疚、罪恶感，应给予母亲心理支持，多与之沟通，倾听其叙述，使不良情绪得以宣泄，缓解其心理压力。

2. 专科护理

（1）预防和控制机会性感染　①对患儿采取保护性隔离，以减少感染机会，同时注意观察患儿有无真菌感染或继发性病毒感染。②每月 2 次输注免疫球蛋白，可以减少感染机会，有利于控制感染。③对于卡氏肺孢子菌感染的患儿，要注意保持呼吸道通畅，给予吸氧，协助患儿排痰，安慰患儿使其放松，以减少氧消耗。严密观察患儿呼吸频率、深度的变化，并遵医嘱应用磺胺甲噁唑控制感染。④对于腹泻患儿应认真观察患儿肛门周围是否有表皮脱落或感染。排便后，用温水清洗肛门周围皮肤，用软布轻轻擦拭，防止皮肤破裂，并于肛周涂凡士林防止发生糜烂。腹泻频繁者遵医嘱给予止泻剂。

（2）用药护理　抗病毒药物因其不良反应较强，约有 30% 的患儿不能耐受药物反应。使用中要注意骨髓抑制、头痛、恶心等不良反应。使用 IL－2、干扰素、胸腺刺激素、抗胸腺素 α－1、细菌性死疫苗可以改善免疫功能，但要注意观察药物疗效及不良反应。

3. 病情观察

（1）观察患儿的一般情况，如精神状态，有无疲乏、消瘦、盗汗等。

（2）每周测量体重1~2次，每日测量体温、脉搏、呼吸及血压2~4次，如病情发生变化，酌情增加测量次数。

（3）观察皮肤、口腔和生殖道黏膜的病损情况，如口腔黏膜的白斑、溃疡，皮肤的斑丘疹、疱疹、瘀点、瘀斑和结节病变的存在与演变情况。

（4）观察患儿有无咳嗽、咳痰、胸痛及呼吸困难等呼吸道症状。注意痰液的性状，认真按规定和要求留取标本。

（5）观察患儿有无头痛、呕吐、意识障碍、痴呆、抽搐等神经系统症状。

（6）了解患儿有无腹泻以及排便的次数、量和性状，并作好粪便标本的留取。

（7）观察有无感染迹象，遵医嘱使用药物，并注意观察药物的不良反应。

4. 健康指导　由于免疫功能低下，患儿常死于机会性感染，应向患儿及家长介绍预防和减少感染的措施、感染时的症状及体征、常见的危急症状，以及必要时采取的紧急措施和护理。

第三节　风湿热

一、疾病概述

【概念与特点】

风湿热是常见的结缔组织病，多于A组乙型溶血性链球菌感染有关。主要表现为心脏炎、游走性关节炎、舞蹈病、环形红斑和皮下小结，可反复发作。心脏炎是本病最严重的表现，急性期可威胁病人的生命，反复发作后可遗留永久性心脏瓣膜病变。初次发病多为5~15岁，多见于寒冷地区和冬春季节。

【临床特点】

（1）病史　半数发病前1~4周有上呼吸道感染史，通常急性病程，初发为心脏炎或舞蹈病者发病过程往往较缓慢。

（2）发热　热型不规则，伴面色苍白、多汗、疲倦、腹痛等。

（3）游走性和多发性关节炎　主要累及膝、踝、肩、肘、腕大关节，局部红、肿、热、痛，活动受限。

(4) 心脏炎　年龄愈小，心脏受累机会愈多，以心肌炎与心内膜炎多见，亦可发生全心炎。轻者仅有心率增快和心电图变化，严重者出现心力衰竭。

(5) 舞蹈病　可单独存在或与其他症状同时存在，多见于6~12岁女孩，累及锥体外系。特征为四肢和面部为主的不自主、无目的快速运动，在兴奋或注意力集中时加剧，入睡后即消失。病程呈自限性，平均3个月。

(6) 皮下结节　起病数周后出现，为风湿活动的显著标志。多发现于关节伸侧皮下组织，粟米到豌豆大小，圆形，质硬，可活动而无压痛。

(7) 环形红斑、结节性或多形性红斑　现发生率较低，为2.4%，一般在风湿热后期出现。

【辅助检查】

1. 实验室检查

(1) 链球菌感染的证据　链球菌感染后1周血清抗链球菌溶血素O (ASO) 滴度开始上升，4~6周内达高峰，2个月后逐渐下降。80%风湿热病人的ASO滴度在500U以上。测定链球菌其他抗原成分的抗体，如抗链激酶和抗透明酸酶的抗体滴度也上升。抗链球菌抗体存在只能反映近期有过链球菌感染，不能肯定为风湿热。舞蹈病患儿上述抗体不增高。

(2) 风湿热活动期的实验室指标　红细胞沉降率增快，C反应蛋白阳性，外周血白细胞计数和中性粒细胞增高以及贫血等均提示风湿热活动，但均非特异性。

2. 特殊检查　心电图有P-R间期延长、心动过速、Q-T间期延长等改变。心脏X线检查可有心脏扩大，心包炎者心脏呈烧瓶状。风湿性心瓣膜病者二维超声心电图可有心脏扩大、瓣膜病变。

【治疗原则】

早期诊断，综合治疗，维持心脏功能；合理使用抗风湿药物，控制症状，减少患儿痛苦；清除或预防链球菌感染；防止反复发作的慢性疾病的过程。

二、主要护理问题

(1) 心排血量减少　与心脏受损、使心肌收缩力减弱有关。

(2) 疼痛　与关节病变、关节腔内有浆液和水肿有关。

(3) 躯体活动障碍　与病变累及关节引起关节肿胀、疼痛、活动受限制有关。

(4) 焦虑　与病情重、易反复、家长及年长儿怕耽误学习及考虑到预后有思想压力有关。

(5) 潜在并发症　与使用阿司匹林、泼尼松、洋地黄制剂等引起的不良反应有关。

(6) 知识缺乏　与家长及患儿对疾病知识及自我保健知识的缺乏有关。

三、护理措施

1. 常规护理

(1) 减轻心脏负担　①卧床休息：无心脏炎者卧床休息2周；有心脏炎者绝对卧床4周；重者6～12周；伴心力衰竭者待心功能恢复后再卧床3～4周；红细胞沉降率接近正常时可逐渐下床活动。根据心率、心音、呼吸、有无疲劳而调节活动量。一般恢复至正常活动量所需时间为无心脏受累者1个月；轻度心脏受累者2～3个月；严重心脏炎伴心力衰竭者6个月。②加强饮食护理：给予易消化、高蛋白、富含维生素的饮食，少食多餐。有心力衰竭者适当地限制盐和水，详细记录出入水量，并保持大便通畅。③遵医嘱给予抗风湿治疗，有心力衰竭者加用洋地黄制剂，同时吸氧、利尿，维持水、电解质平衡等治疗，同时严格控制输注速度。④保持安静，协助做好生活护理。

(2) 减轻关节疼痛　①评估患儿疼痛程度，保持舒适的体位，避免痛肢受压，移动肢体时动作轻柔。②用热水袋热敷局部关节，以减轻疼痛。③多与患儿及家长交流，给患儿提供喜爱的图书、玩具及适当的娱乐用品等，分散注意力，减轻疼痛。④活动受限时，予以适当保护和固定。舞蹈症者应做好安全防护，防止受伤，必要时适当约束。⑤做好皮肤护理。

（3）给予心理支持　主动关心爱护患儿，耐心解释各项检查、治疗、护理措施的意义，争取家长及患儿的合作。及时解除患儿的各种不适感，如发热、出汗、疼痛等，增强其战胜疾病的信心。指导家长正确用药，观察药物不良反应。①阿司匹林：可引起胃肠道反应、肝功能损害和出血。采用正确的服用方法，宜在饭后服用或同时服用氢氧化铝可减少对胃的刺激；加用维生素 K 可防止出血；服药后易出汗，应及时更换衣服以防受凉；注意观察患儿的食欲、大便性质及有无胃痛、呕吐等。②泼尼松：可引起满月脸、肥胖、消化道溃疡、骨质疏松、肾上腺皮质功能不全、精神症状、血压增高、电解质紊乱、抑制免疫等。故在服药过程中应注意在饭后服用，减少消化道不良反应；预防感染，做好口腔、皮肤护理；注意补充钙剂及维生素 D，防止骨质疏松和骨折；按时按量服用，不能擅自减量或停药。③洋地黄制剂：心力衰竭患儿需用洋地黄治疗，心肌炎时对洋地黄敏感且易出现中毒，剂量应为一般剂量的 1/3～1/2。每次服用洋地黄前要测量脉搏或心率。婴儿脉率 <90 次/分，年长患儿 <70 次/分时应暂停给药；按时按量单独服用，保证洋地黄剂量准确；注意观察患儿若出现恶心、呕吐、心律不齐、心动过缓等表现，应停用洋地黄，并及时通知医生。

（4）护理评价　①患儿心功能是否恢复，生命体征是否稳定。②关节疼痛是否减轻或消失，能否运用减轻疼痛的技巧，肢体是否可以自由活动。③家长心情是否放松，患儿感觉是否舒适。④能否正确应用减轻药物不良反应的方法，是否学会自我观察并积极配合治疗护理。⑤家长是否了解疾病的基本知识。

2. 病情观察　注意患儿面色、心率、心律、心音及呼吸的变化，有无烦躁不安、面色苍白、多汗、气急等心力衰竭表现，并详细记录，及时处理。

3. 健康指导

（1）向家长及患儿讲解疾病的有关知识和护理方法。

（2）教会家长及年长儿学会观察病情，合理安排日常生活及安全防护措施。

（3）教会家长及年长儿学会观察风湿热复发的表现，预防复发的重要性和具体措施。

（4）根据天气气候，注意添加衣服，防止受寒和上呼吸道感染。

（5）改善居住环境，避免潮湿、寒冷。

（6）加强体育锻炼，增强抵抗力，但应避免剧烈运动，适当限制活动量。

（7）指导家长带患儿定期到门诊复查。

第四节 系统性红斑狼疮

一、疾病概述

【概念与特点】

系统性红斑狼疮是一种累及多系统的自身免疫性疾病，特征为广泛的血管炎和结缔组织炎性反应，存在抗核抗体（ANA），特别是抗 dsDNA 和抗 Sm 抗体。

【临床特点】

（1）一般症状　发热，热型不规则，伴全身不适、乏力、食欲缺乏、体重下降、脱发等。

（2）皮疹　对称性颊部蝶形红斑，跨过鼻梁，边缘清晰，略高出皮肤，日晒加重；前胸及肘部等暴露部位可有红斑样斑丘疹；掌跖红斑，指（趾）端掌侧红斑，甲周红斑，指甲下远端红斑等均为血管炎所致。也可有皮肤出血和溃疡。特别要注意鼻腔和口腔黏膜有无溃疡。

（3）关节症状　关节、肌肉疼痛，关节肿胀和畸形。

（4）心脏　可累及心内膜、心肌和心包，可表现为心力衰竭。

（5）肾脏　从局灶性肾小球肾炎到弥漫增生性肾小球肾炎，重症可死于尿毒症。

（6）多发性浆膜炎　可累及胸膜、心包、腹膜，可单独或同时受累，一般不留后遗症。

（7）神经系统　出现头痛、性格改变、癫痫、偏瘫及失语等。

（8）其他　肝、脾、淋巴结肿大，可有咳嗽、胸痛、呼吸困难等症状。

【辅助检查】

（1）血常规　白细胞计数减少，$<4\times10^{9}/L$；淋巴细胞减少，$<1.5\times$

10^9/L。不同程度贫血，Coombs 试验阳性，血小板一般正常，亦可减少。

（2）抗核抗体检测　多为周边型和斑点型，有抗 dsDNA 抗体、抗 DNP 抗体、抗 Sm 抗体、抗 Ro（SSA）抗体、抗 La（SSB）抗体等。

（3）免疫学检查　C_3降低；IgG 显著升高，IgM 亦升高，α_2及 γ－球蛋白升高，呈高球蛋白血症；循环免疫复合物测定阳性。

（4）尿常规　有蛋白尿、血尿及管型尿。

（5）狼疮带试验　取小块皮肤活检，用直接免疫荧光法观察，可发现表皮与真皮交界线上有颗粒状或线状荧光带，为 IgG、IgA、IgM 及补体沉积所致。

【治疗原则】

（1）一般治疗　卧床休息，加强营养，采取低盐饮食，避免日光暴晒及预防接种，慎用各种药物，以免诱发疾病活动，预防感染。

（2）糖皮质激素治疗　泼尼松每日 2mg/kg，总量≤60mg，分次服用；病情得到控制，实验室检查基本正常后改为每日或隔日顿服，剂量逐渐减至 0.5～1mg/kg，小剂量维持疗法须持续数年。重症患儿可先用甲泼尼龙冲击治疗3～5 日，剂量 15～30mg/（kg·d），后改泼尼松口服。

（3）免疫抑制剂　常用环磷酰胺每次 0.5～1.0g/m^2，静脉滴注，每月 1 次，半年后每3 个月1 次，持续应用1 年以上。观察血常规和肝功能；其他有吗替麦考酚酯、硫唑嘌呤、环孢素 A、来氟米特、他克莫司等。

（4）对症治疗　有关节症状应用非甾体抗炎药缓解症状，但合并肾损害者不宜使用；合并皮肤症状者用羟氯喹。

（5）其他　重症可采用静脉注射免疫球蛋白、血浆置换术等治疗措施。

二、主要护理问题

（1）皮肤完整性受损　与疾病所致的血管炎性反应有关。

（2）疼痛　与自身免疫反应引起的关节损害有关。

（3）有感染的危险　与机体免疫功能缺陷有关。

（4）焦虑　与病情反复发作、迁延不愈、面容毁损等有关。

（5）潜在并发症　慢性肾衰竭。

三、护理措施

1. 常规护理

（1）皮肤完整性受损者的护理　①每 8 小时检查皮肤 1 次，保持皮肤完整、清洁、干燥，每日用温水擦洗，忌用有刺激性的碱性肥皂。②有皮疹、红斑或光敏感者，指导家长在患儿外出时采取遮阳措施，避免阳光直接照射裸露皮肤，忌日光浴。做好局部清创换药处理。避免接触刺激性物品，如染发、烫发剂、定型发胶、农药等。避免服用容易诱发风湿病症状的药物。③应用非甾体抗炎药、糖皮质激素、免疫抑制药期间应严密观察有无不良反应，监测肝肾功能。

（2）慢性关节疼痛的护理　急性期关节肿胀伴体温升高时，应卧床休息。帮助患儿采取舒适的体位，尽可能保持关节的功能位置，必要时给予石膏托、小夹板固定。避免疼痛部位受压，可用支架支起床上盖被。可采取以下护理措施，协助患儿减轻疼痛：①为患儿创造适宜的环境，避免过于杂乱、吵闹，或过于寂静，以免患儿因感觉超负荷或感觉剥夺而加重疼痛感。②合理应用非药物性止痛措施，如松弛术，皮肤刺激疗法，分散注意力。③根据病情使用蜡疗、水疗、磁疗、超短波、红外线等物理治疗方法缓解疼痛，也可按摩肌肉、活动关节、防治肌肉挛缩和关节活动障碍。④遵医嘱用药，常用的非甾体抗炎药有布洛芬、萘普生、阿司匹林、吲哚美辛等，告诉患儿及家长按医嘱服药的重要性和有关药物的不良反应。

（3）口腔黏膜受损的防护　注意保持口腔清洁。有口腔黏膜溃疡时加强口腔清洁护理，有感染时用 1∶5000 呋喃西林液漱口，局部依据病变情况用抗生素软膏或制霉菌素溶液涂患处。

（4）慢性肾衰竭的护理　急性活动期应卧床休息，以减少消耗，保护脏器功能，预防并发症发生。恢复期可适当活动。

（5）饮食护理　①保持患儿良好的饮食平衡。鼓励进食高糖、高蛋白和富含维生素的饮食，少食多餐，宜软食，忌食芹菜、无花果、蘑菇、烟熏食物及辛辣等刺激性食物，以促进组织愈合。②肾功能不全者，应给予低盐、优质低蛋白饮食，限制水、钠摄入。意识障碍者，鼻饲流质饮食。必要时遵医嘱给予静脉补充足够的营养。

2. 病情观察 定时测量生命体征，体重；观察水肿的程度，尿量、尿色、尿液检查结果的变化；监测血清电解质、血肌酐及血尿素氮的改变。

3. 健康指导

（1）避免诱因 告知患儿及家长避免一切可能诱发本病的因素，如阳光照射、药物及手术等。为避免日晒和寒冷的刺激，外出时可戴宽边帽子，穿长袖衣及长裤。

（2）休息与活动 指导家长在疾病的缓解期，患儿应逐步增加活动，但要注意劳逸结合，避免过度劳累。

（3）皮肤护理指导 告知患儿注意个人卫生，切忌挤压皮肤损害处，预防皮损处感染。

（4）用药指导 应向患儿及其家长详细介绍所用药物的名称、剂量、给药时间和方法等，并教会其观察药物疗效和不良反应。坚持严格按医嘱治疗，不可擅自改变药物剂量或突然停药，保证治疗计划得到落实。

（5）疾病知识教育与心理调适指导 向患儿及家长介绍本病的有关知识，使其了解本病并非“不治之症”，若能及时正确有效治疗，病情可以长期缓解，过正常生活。嘱家长给予患儿精神支持和生活照顾，以维持其良好的心理状态。

第五节 幼年特发性关节炎

一、疾病概述

【概念与特点】

幼年特发性关节炎是一种以慢性关节滑膜炎为特征的自身免疫性疾病。多见于16岁以下的儿童，男性多于女性。表现为长期不规则发热及关节肿痛，伴皮疹、肝、脾、淋巴结肿大，若反复发作可致关节畸形和功能丧失。年龄越小，全身症状越重，年长儿则以关节症状为主，可表现多种类型。

【临床特点】

（1）全身型 多见于2~4岁小儿。以全身症状起病，发热和皮疹为典型症状，每日发热至少持续2周以上，呈弛张热，高达40℃以上，伴一过性红斑样皮疹，多见于胸部和四肢，随体温升降时隐时现。关节症状主要是关节痛或关节炎，常在发热时加剧，热退后减轻或缓解。胸膜、心包或心肌也可受累。肝、脾、淋巴结常有不同程度肿大。

（2）多关节型 女性多见。发病最初6个月受累关节≥5个，多为对称性，大小关节均可受累，颞颌关节受累时导致张口困难。晨僵是本型的特点。反复发作者关节发生强直变形，最终一半以上患儿关节发生强直变形影响关节功能。

（3）少关节型 多见于较大儿童。发病最初6个月受累关节不超过4个，多为非对称性，以膝、踝、肘大关节为主，多无严重的关节活动障碍。少数患儿发生虹膜睫状体炎而造成视力障碍甚至失明。

（4）与附着点炎性反应相关的关节炎 男性多见，多于8岁以上起病，首发症状为四肢关节炎，以下肢关节炎多见，如髋、膝、踝关节，表现为肿、痛和活动受限。患儿还可有反复发作的急性虹膜睫状体炎和足跟疼痛。

（5）银屑病性关节炎 一个或更多的关节炎合并银屑病，或关节炎合并以下任意两项：①指（趾）炎；②指甲凹陷或指甲脱离；③家族史中一级亲属有银屑病。此型儿童时期罕见，女性多见，表现为1个或几个关节受累，常为不对称性，约半数以上患儿有远端指间关节受累及指甲凹陷。关节炎可发生于银屑病发病之前或数月、数年后。40%病人有银屑病家族史。

【辅助检查】

1. 实验室检查

（1）血液检查 在活动期可有轻度或中度贫血，多数患儿白细胞计数增多，以中性粒细胞增多为主；红细胞沉降率加快，C反应蛋白、黏蛋白大多升高。

（2）免疫检测 免疫球蛋白IgG、IgM、IgA均增高，部分病例类风湿因子和抗核抗体可为阳性。

2. 影像学检查 X线检查早期可见关节附近软组织肿胀；晚期可见骨质稀疏和破坏，关节腔变窄，关节面融合，骨膜反应和关节半脱位。

【治疗原则】

减轻或消除关节疼痛和肿胀，预防感染和关节炎性反应的加重；预防关节功能不全和残疾，恢复关节功能和生活与劳动能力。

（1）药物疗法 应用水杨酸制剂与非甾体抗炎药（阿司匹林、萘普生、布洛芬等）、甲氨蝶呤、羟基氯喹、糖皮质激素、免疫抑制剂等进行抗幼年特发性关节炎治疗。

（2）理疗 如清晨热浴、中药热浴对保持关节活动、肌力强度是极为重要的。所有病例都要尽早开始作保护关节活动及维持肌肉强度所设计的锻炼。它有利于防止发生或纠正关节残疾。

（3）眼科治疗 与眼科医师一起联合治疗幼年特发性关节炎患儿虹膜睫状体炎，局部使用皮质激素和阿托品能够有效控制眼部炎性反应。

二、主要护理问题

（1）体温过高 与非化脓性炎性反应有关。

（2）疼痛 与关节炎性反应和肿胀有关。

（3）躯体活动障碍 与关节疼痛、畸形有关。

（4）焦虑 与发生关节强直、畸形有关。

三、护理措施

1. 常规护理

（1）降温护理 ①高热时采用物理降温法（忌用酒精擦浴），及时擦干汗液，更换衣服，以保持皮肤清洁，防止受凉。②同时要保证患儿摄入充足水分及热量，并给予高热量、高蛋白、富含维生素、易消化的饮食。③遵医嘱给予抗炎药物。

（2）心理护理 ①关心患儿，多与患儿及家长沟通，了解患儿及其家长的心理感受，并及时给予精神安慰。②指导患儿及家长作好受损关节的功能锻炼。

2. 专科护理

（1）减轻关节疼痛，维护关节的正常功能 ①急性期应卧床休息，并注意观察关节炎症状，如有无晨僵、疼痛、肿胀、热感、运动障碍及畸形。

②可利用夹板、沙袋固定患肢于舒适的位置或用支被架保护患肢不受压等以减轻疼痛。也可教患儿用放松、分散注意力的方法控制疼痛或局部湿热敷止痛。③急性期过后尽早开始关节的康复治疗，指导家长帮助患儿做关节的被动运动和按摩，同时将治疗性的运动融入游戏中，如游泳、抛球、骑脚踏车、踢球、捻黏土等，以恢复关节功能，防止畸形。若运动后关节疼痛肿胀加重可暂时停止运动。鼓励患儿在日常生活中尽量独立，像正常儿童一样生活，并提供帮助独立的设备。对关节畸形的患儿，注意防止外伤。

（2）用药护理　①非甾体抗炎药常见不良反应有胃肠道反应，对凝血功能、肝、肾和中枢神经系统也有影响。故长期用药的患儿应每2～3个月检查血象和肝、肾功能。②使用免疫抑制剂应注意观察药物不良反应，如白细胞计数减少等。

3. 病情观察　密切监测体温变化，注意热型。观察有无皮疹、眼部受损及心功能不全的表现，有无脱水体征。

4. 健康指导

（1）指导父母不要过度保护患儿，多让患儿接触社会，并且多尝试一些新的活动，对其独立性进行奖赏。鼓励患儿参加正常的活动和学习，促进其身心健康的发展。

（2）广泛宣传引发本病的诱因，如寒冷、潮湿、疲劳、营养不良、外伤、精神因素等，介绍本病的治疗进展和有关康复的信息，以提高他们战胜疾病的信心。

第六节　过敏性紫癜

一、疾病概述

【概念与特点】

过敏性紫癜是以小血管炎为主要病变的系统性血管炎。可由微生物、昆虫叮咬、药物、疫苗、食物、花粉等抗原成分导致发病。本病多见于学龄前和学龄期儿童，一年四季均有发病，以春秋季多见。临床特征除皮肤紫癜外，常伴有关节肿痛、腹痛、便血、血尿和蛋白尿等。

【临床特点】

1. 症状 对于3岁以上小儿，病前1～3周可有呼吸道、消化道等感染病史，有进食以往未吃过的鱼、虾等食品，有低热、乏力等。皮肤紫癜多见于四肢及臀部，对称分布，有痒感，有反复出现的特点，有眼睑、口唇、手足背、会阴、头皮血管神经性水肿现象。可有腹痛、血便、鼻出血、血尿等现象。可有关节肿痛、活动受限等。患儿可出现血尿、蛋白尿和管型，伴血压升高及水肿等肾脏损害症状。

2. 体征

（1）过敏性紫癜的皮肤紫癜多见于下肢及臀部，对称分布，分批出现，较重者累及上肢及躯干。紫癜大小不等，呈棕红色斑丘疹，高出皮面，压之不褪色，单独或互相融合，消退后可留有色素沉着。可伴有荨麻疹、血管神经性水肿，严重者紫癜融合成大疱伴出血性坏死。

（2）过敏性紫癜的腹痛常位于脐周或下腹部，偶见肠套叠、肠梗阻或肠穿孔体征。

（3）可为膝、踝、肘、腕等大关节肿痛，活动受限，可有关节腔积液。关节病变呈游走性，有反复发作现象。关节病变可在数日内消失，不遗留关节畸形。可有高血压、少尿、头痛及水肿现象。

【治疗原则】

1. 一般治疗 急性发作期卧床休息，有胃肠道表现或大便隐血试验阳性者给予流质饮食。消化道出血者暂禁食。寻找和祛除病因，避免接触过敏原，停止使用可疑的药物和食品。治疗感染。

2. 药物治疗

（1）对症治疗 皮肤紫癜可应用大剂量维生素C、烟酰胺等改善毛细血管脆性。卡巴克络（安络血）可增加毛细血管抵抗力，可应用抗组胺药物或钙剂，腹痛时可应用解痉剂，可静脉滴注西咪替丁。

（2）抗血小板凝集药物 双嘧达莫（潘生丁）或阿司匹林或吲哚美辛、钙拮抗剂硝苯地平均有利于血管炎恢复。出血较重者慎用此类药物。

（3）抗凝药物 小剂量肝素或低分子肝素有预防肾脏病变的作用。也可使用尿激酶、华法林（苄丙酮香豆素）、藻酸双酯钠、蝮蛇抗栓酶等。

（4）糖皮质激素　糖皮质激素可改善腹痛及关节症状，但不能减轻紫癜与肾脏损害。对腹痛、消化道出血或关节肿痛者，可应用泼尼松，症状缓解后即可停药。严重者可静脉滴注氢化可的松或琥珀酸氢化可的松。

（5）紫癜性肾炎治疗（2001 年中华儿科学会肾脏病学组制订）　①孤立性血尿或病理Ⅰ级：双嘧达莫和（或）清热活血中药如丹参。②血尿和蛋白尿或病理Ⅱa 级：雷公藤总苷，必要时可稍延长。③急性肾炎型（尿蛋白 > 1g/d）或病理Ⅱb、Ⅲa 级：雷公藤总苷，每日 1mg/kg，每日最大量 < 45mg，3 个月后改为每周用 4 日停 3 日，再用 3 个月后停药。④肾病综合征型或病理Ⅲb、Ⅳ级：泼尼松短程或中程疗法 + 雷公藤总苷（3～6 个月）。泼尼松短程或中程疗法 + 环磷酰胺冲击治疗。泼尼松不宜大量、长期应用，一般于 4 周后改为隔日顿服。近来报道应用泼尼松短程或中程疗法 + 霉酚酸酯治疗，泼尼松减量时加霉酚酸酯，疗效较好。⑤急进性肾炎型或病理Ⅳ、Ⅴ级应用四联疗法（甲泼尼龙冲击 + 环磷酰胺 + 双嘧达莫 + 肝素）有一定疗效。血液透析、血浆置换疗法可能有效。

3. 其他治疗　出血过多导致贫血者可输血。对肾衰竭者给予血液透析治疗，急进性肾炎型应用血浆置换疗法。

二、主要护理问题

（1）皮肤完整性受损　与血管炎有关。

（2）疼痛　与关节和肠道变态反应性炎性反应有关。

（3）出血　与毛细血管炎性反应有关。

（4）潜在的感染　与皮肤受损及机体免疫力下降有关。

三、护理措施

1. 常规护理

（1）加强皮肤护理　皮肤紫癜为本病的主要特征之一，多见于四肢，下肢及臀部尤多，由于皮疹常有血浆渗出，可使紫癜呈疱疹状。在关节附近的皮疹处，有时呈血性大疱，为防止皮肤感染，要保持皮肤清洁，避免皮肤紫癜受磨损，局部勿受压，床铺要洁净、平整、干燥，定期更换被单等。注射部位要避开皮肤紫癜处，已破损的疱疹可涂1%的甲紫，防止感染。

（2）严格饮食管理　过敏性紫癜是以毛细血管炎为主的过敏性疾病，很多患儿有消化道症状，如腹痛、呕吐、腹泻、便血等，为减轻肠道负担及出血，饮食护理应注意：①有消化道出血时应禁食，静脉补液。②给患儿少渣或无渣易消化的软食。因致敏因素可引起小肠炎，形成肠道水肿或出血，粗纤维和不易消化的食物易损伤肠道黏膜不良反应，加重出血，可能引起肠套叠的严重后果。③病初须暂禁食动物蛋白，如牛奶、鸡蛋、鱼、虾等食物。引起过敏性紫癜的过敏原虽是多种的，但食物引起的也是屡见不鲜。为了寻找食物过敏原，先禁食所有动物蛋白，待恢复期再逐渐试加动物蛋白食物，以利于鉴别有无食物过敏。④当明确患儿对某种食物过敏后，除有禁食的医嘱外，还应做好交接班工作。

（3）住院期生活护理　过敏性紫癜患儿多是学龄儿童，此年龄段患儿好奇心强，喜欢玩耍，爱活动，患病后不知休息，因此，根据患儿不同的病情安排治疗、护理、休息及娱乐活动。如患儿有腹痛、肠道出血，必须嘱患儿卧床休息，以防加重出血。有大关节肿痛的患儿，活动时疼痛加重，因此，一切生活必须由护士协助，在治疗和护理操作中动作应轻柔，待关节肿痛消失后，逐渐增加活动。肾脏有受累的患儿病后2～3周出现血尿、蛋白尿，为减轻肾脏受累的程度，更应重视患儿卧床休息，严格作息时间，对比较淘气、爱活动的患儿，应讲明卧床休息的重要性，并组织故事会一类的活动。

2. 病情观察

（1）对皮肤紫癜的观察　密切观察皮肤紫癜出现的数量、性状、分布情况，有无新出现的紫癜以及紫癜与饮食、药物有无关系等，可为医生的治疗和用药提供可靠的依据。若发现问题，应及时查找原因，并报告医生。如发现疱状紫癜或血性粪便，应加强预防感染的措施，如有可疑过敏的食物或药物，应立即停用，并做详细记录。

（2）观察消化道症状　如发现患儿有腹痛，应注意观察腹痛的性质、部位、肠蠕动的情况及有无呕吐、腹泻等。密切观察粪便性状、颜色、气味的变化，若粪便呈暗红色，则表明有消化道出血，若粪便为鲜红色，提示有肠道大量出血，应立即通知医生，并做好止血、输血及抢救的准备工作。

（3）观察尿量、尿色的变化　过敏性紫癜可引起肾脏损害，患儿可出现血尿、水肿、氮质血症和肾性高血压，严重者也可出现无尿或高血压脑病。所以，通过观察尿量及尿色的变化，能预知肾功能受损的程度，防止并发症的发生。

3. 健康指导　确定过敏原，避免食入、接触引起过敏的物质，平时少吃辛、辣、硬、冷等刺激性食物，注意观察便、尿的颜色，以防消化道、泌尿系统出血，保持皮肤清洁，以免感染。

第七节　川崎病

一、疾病概述

【概念与特点】

川崎病又称皮肤黏膜淋巴结综合征，是一种急性全身性中、小动脉炎，表现为发热、皮疹、球结膜充血、口腔黏膜充血、手足红斑和硬性水肿以及颈部淋巴结肿大。

【临床特点】

（1）发热，抗生素治疗无效，体温 39～40℃，呈稽留热或弛张热，持续 7～14 日。

（2）双眼球结合膜充血，无脓性分泌物。

（3）口唇充血皲裂，口腔黏膜弥漫充血，舌乳头明显呈草莓舌。

（4）掌跖红斑，手足硬性水肿，恢复期指趾端自指甲和皮肤交界处出现膜状脱皮，指、趾甲有横沟（Beau 线），重者指甲、趾甲亦可脱落。

（5）多形性皮疹，可呈弥漫性红斑，肛周皮肤发红、脱皮。卡介苗接种处可有充血、结痂。

（6）颈部淋巴结肿大，单侧或双侧，直径在 1.5cm 以上，常为一过性。

（7）其他　患儿易激惹、烦躁不安，少数有颈项强直、惊厥、昏迷等无菌性脑膜炎表现；有腹痛、呕吐、腹泻、麻痹性肠梗阻、肝大、黄疸，血清氨基转移酶升高等消化系统症状；或有咳嗽、关节痛、关节炎；心血管系统可有心包炎、心肌炎、心内膜炎、心律失常，甚至心肌梗死、冠状动脉瘤等。

【辅助检查】

（1）心电图检查　早期示窦性心动过速，非特异性 ST－T 变化；心包炎时可有广泛 ST 段抬高和低电压；心肌梗死时相应导联有 ST 段明显抬高，T 波倒置及异常 Q 波。

（2）X 线胸片检查　可示肺部纹理增多、模糊或有片状阴影，心影可扩大。

（3）超声心动图检查　急性期可见心包积液，左室内径增大，二尖瓣、主动脉瓣或三尖瓣反流；可有冠状动脉异常，如冠状动脉扩张、冠状动脉瘤、冠状动脉狭窄。

（4）冠状动脉造影　超声波检查有多发性冠状动脉瘤。

【治疗原则】

（1）应用阿司匹林治疗　每日 30～100mg/kg，分 3～4 次服用，热退后 3 日逐渐减量，2 周左右减至每日 3～5mg/kg，维持 6～8 周。有冠状动脉病变时，应延长用药时间，直至冠状动脉恢复正常。

（2）静脉注射丙种球蛋白　剂量为 1～2g/kg，推荐剂量为 2g/kg，于 8～12 小时缓慢静脉滴注，宜于发病早期（10 日以内）应用，可迅速退热，预防冠状动脉病变的发生。应同时应用阿司匹林，剂量和疗程同（1）。部分患儿对丙种球蛋白效果不佳，可重复使用 1～2 次，1%～2% 的病例仍然无效。使用 2g/kg 丙种球蛋白的病人 11 个月内不宜接种麻疹、腮腺炎、风疹和水痘疫苗，因为在丙种球蛋白中的特异性抗病毒抗体可能会干扰活病毒疫苗的免疫应答延迟 11 个月。其他疫苗不需要延迟。

（3）糖皮质激素治疗　因可促进血栓形成，易发生冠状动脉瘤和影响冠状动脉病变修复，故不宜单独应用。丙种球蛋白治疗无效的患儿可考虑使用糖皮质激素，亦可与阿司匹林和双嘧达莫合并应用。泼尼松剂量为每日 2mg/kg，用药 2～4 周。

（4）丙种球蛋白非敏感型川崎病的治疗　①继续丙种球蛋白治疗：首剂丙种球蛋白后仍发热者，应尽早再次应用丙种球蛋白，可有效预防冠状动脉病变，若治疗过晚，则不能预防冠状动脉损伤。建议再次使用剂量为 2g/kg，一次性输注。②糖皮质激素联用阿司匹林治疗：有学者建议丙种球蛋白非敏感型川崎病可以在丙种球蛋白使用的基础上联合使用糖皮质激素加阿司匹林。

（5）其他治疗　①抗血小板聚集：除阿司匹林外，可加用双嘧达莫，每日3～5mg/kg。②对症治疗：根据病情给予对症及支持疗法，如补充液体、保护肝脏、控制心力衰竭、纠正心律失常等，有心肌梗死时应及时进行溶栓治疗。③心脏手术：严重的冠状动脉病变需要进行冠状动脉搭桥术。

二、主要护理问题

（1）体温过高　与感染、免疫反应等因素有关。

（2）口腔黏膜改变　与血管炎性反应有关。

（3）皮肤完整性受损　与血管炎有关。

（4）焦虑（家长）　与缺乏本病知识有关。

（5）潜在并发症　心脏炎、心内膜炎、心律失常。

三、护理措施

1. 常规护理

（1）注意休息　急性期患儿应绝对卧床休息，维持病室适宜的温湿度。

（2）饮食护理　评估患儿体液状态，给予营养丰富、清淡、易消化的流质或半流质饮食。禁食生、辛、硬的食物。鼓励患儿多饮水，必要时静脉补液。

（3）皮肤黏膜对症护理　每日温水擦洗皮肤，衣被质地柔软而清洁；剪短指甲，以免抓伤和擦伤；每次便后清洗臀部；对半脱的痂皮用干净剪刀剪除，患儿指或趾端大片状膜样脱屑忌强行撕脱，防止出血和继发感染；观察口腔黏膜病损情况，每日口腔护理2～3次，口唇干裂者涂润唇油；保持口腔、眼部、外阴及肛门清洁，预防感染。

（4）用药护理　遵医嘱正确使用丙种球蛋白、阿司匹林、抗凝剂等药物，注意观察应用阿司匹林有无出血倾向和丙种球蛋白有无超敏反应等情况，一旦发生及时处理。

（5）及时向家属交代病情及预后，理解家长的焦虑心理，并给予安慰。

2. 病情观察 监测体温变化、警惕发生高热惊厥；观察皮疹消退情况；监测心脏变化，及时发现潜在并发症，及时采取必要的护理措施。

3. 健康指导

（1）川崎病为自限性疾病，多数预后良好。

（2）指导家长注意观察病情，交代出院后遵医嘱坚持服药。

（3）定期带患儿复查，对于无冠状动脉病变的患儿，于出院后 1 个月、3 个月、6 个月及 1 年全面检查 1 次。有冠状动脉损害者应长期密切随访，出院 1 年后每 6 ~ 12 个月 1 次，直至冠状动脉完全恢复正常。

第十三章

遗传代谢性疾病的护理

第一节　21 三体综合征

一、疾病概述

【概念与特点】

21 三体综合征又称先天愚型或 Down 综合征，是由于第 21 号常染色体异常呈三体表现而引起的常染色体畸变的疾病。本病是人类最早且最常见的一种染色体疾病，男女均可发病，男女比约为 3：2，在活产婴儿中发病率约为 1/800。本病的发病率随孕母年龄的增高而增加。

【临床特点】

（1）特殊面容　出生时即可表现，眼裂小、眼距宽、双眼外眦上斜，可有内眦赘皮；鼻梁低平，外耳小；硬腭窄小，常张口伸舌，舌胖大，流涎多；头小而圆，前囟大且关闭延迟，头发细软而少；颈短而宽，可有颈蹼。

（2）智能和体格发育迟缓　智力低下；身材矮小，四肢短；韧带松弛，关节可过度弯曲，髌骨脱位；肌张力低下，腹膨隆，可伴有脐疝；骨盆和外生殖器发育不良。

（3）手足表现　手指短粗，小指尤短，并只有一横褶纹，中指指骨短宽且向内弯曲，通贯掌，手掌三叉点向远端移位，指纹可全部为尺侧箕纹；足短小，足拇趾与第 2 趾间距离宽，呈草鞋足，皮纹为弓形。

（4）伴发畸形　如先天性心脏病、消化道畸形、甲状腺功能减退、白内障、气管食管瘘等。

【辅助检查】

（1）实验室检查　染色体核型检查可相应异常，血液T细胞亚群、免疫球蛋白等检查可见免疫功能低下。性激素、甲状腺素可减低。应用FISH技术进行分子细胞遗传学检查，可见细胞中显示3个21号染色体的荧光信号。

（2）特殊检查　二维超声心动图确定先天性心脏病，可进行智力测定。眼科检查可见晶状体混浊、屈光不正、白内障、虹膜Brushfield斑。X线腕骨片可见骨龄落后。X线钡餐检查可见消化道畸形。

【治疗原则】

无特效治疗方法，目前治疗方法主要为对症、支持治疗及加强体能训练等。

二、主要护理问题

（1）自我防护能力缺陷　与运动发育迟滞有关。

（2）语言沟通障碍　与语言发育落后有关。

（3）社交障碍　与社会认同及歧视因素有关。

（4）自理缺陷　与智力发育落后有关。

（5）有感染的危险　与患儿常伴有其他畸形及自身免疫功能紊乱有关。

（6）有父母不称职的危险　与社会压力及长期特殊教育及训练的压力导致父母对患儿的负面情绪有关。

三、护理措施

1. 常规护理

（1）根据患儿自身状态结合图片及实物反复教育强化患儿的安全意识。

（2）系统语言训练。

（3）培养良好卫生习惯及文明礼貌待人接物，协助患儿与他人交往。

（4）系统强化基本生活自理行为。

（5）治疗并发症，预防感染。

（6）鼓励支持患儿父母正确面对患儿的现状，予以心理支持。

2. 病情观察　观察患儿的自我防护能力、语言沟通能力、社交能力及生活自理能力，观察患儿有无发生感染。

3. 健康指导

（1）为家长讲解疾病相关知识。

（2）讲授相关训练方法。

（3）指导相关并发症的预防方法及家庭护理措施。

（4）心理支持及心理沟通。

第二节　苯丙酮尿症

一、疾病概述

【概念与特点】

苯丙酮尿症是由于苯丙氨酸代谢途径中酶缺陷所致。患儿尿中排出大量的苯丙酮酸等异常代谢产物而得名。属常染色体隐性遗传。按酶缺陷不同可分为典型和四氢生物蝶呤（BH_4）缺乏型两种。典型苯丙酮尿症为缺乏苯丙氨酸-4-羟化酶（PAH），占绝大多数；BH_4缺乏性苯丙酮尿症为缺乏鸟苷三磷酸环化水合酶（GTP-CH）、6-丙酮酸四氢蝶呤合成酶或二氢生物蝶呤还原酶（DHPR）等酶，仅占1%左右。

【临床特点】

（1）患儿出生时正常，以后可出现喂养困难、呕吐、易激惹、多动、癫痫，3～4个月后逐渐表现出智力与运动发育落后，全身和尿液散发出特殊的鼠尿臭味，常有湿疹、小头畸形、肌张力增高，皮肤白皙，毛发、虹膜色泽变浅，行为异常，震颤。

（2）部分患儿可表现为正常或仅见智力稍低或不同程度的皮肤白皙。

【辅助检查】

（1）新生儿期筛查　采用Guthrie细菌生长抑制试验可以半定量检测新生儿血液苯丙氨酸浓度。开始给小儿喂奶2～3日后，用厚滤纸采集末梢血液晾干后送检。当苯丙氨酸含量超过正常2倍时（>0.24mmol/L），应复查或采集静脉血进行苯丙氨酸和酪氨酸定量测定。

（2）血浆游离氨基酸分析和（或）尿液有机酸分析　分析血浆和尿液的氨基酸、有机酸可为本病提供生化学诊断依据。

（3）尿新蝶呤分析　应用高血压相层板测定尿液中新蝶呤的含量，可以鉴别三种非典型PKU。

（4）尿三氯化铁试验和2，4－二硝基苯试验　两者都是检查尿中苯丙酮酸的化学呈色法。由于患儿尿中苯丙酮酸排泄呈间歇性，故需多次检查。一次阴性结果不能排除本病。

（5）酶学检查　苯丙氨酸羟化酶仅存在于肝细胞内，故其活性检测比较困难。其他三种酶类活性可采用外周血红、白细胞进行测定。

【治疗原则】

一经诊断，及早治疗，主要为给予低苯丙氨酸食物的饮食疗法，辅以药物治疗。

二、主要护理问题

（1）生长发育迟滞、智力低下　与脑损伤有关。

（2）皮肤完整性受损　与皮损有关。

（3）婴幼儿行为紊乱　与脑损害有关。

（4）潜在并发症　症状性癫痫。

（5）遵守治疗方案无效（个人的）　与长期治疗、饮食有关。

三、护理措施

1. 常规护理

（1）指导患儿及家长完全掌握饮食要素，并切实按照不同年龄段的饮食要求严格实行饮食治疗。

（2）穿着棉质宽松内衣，出现湿疹时洗浴不可用过热的水，避免进食刺激性食物。

（3）教育纠正疏导患儿不当过激行为。

（4）给予心理支持，主动关爱患儿，安抚稳定家长情绪。

2. 病情观察　有癫痫并发症患儿应指导用药及观察药物不良反应。

3. 健康指导

（1）向患儿家长讲述本病的基本知识及饮食治疗的重要性。

（2）协作制定饮食治疗方案。

（3）提供遗传咨询。

第三节　糖原贮积症

一、疾病概述

【概念与特点】

糖原贮积症是一类由于先天性酶缺陷所造成的糖原代谢障碍疾病。糖原合成和分解代谢中所必需的各种酶至少有 8 种，由于这些酶缺陷所造成的临床疾病有 12 型，以Ⅰ型最多见。其共同的生化特征是糖原贮存异常，绝大多数是糖原在肝脏、肌肉、肾脏贮量增加，仅少数疾病的糖原贮量正常，而糖原分子结构异常。

【临床特点】

（1）患儿表现轻重不一，重症在新生儿即可出现严重低血糖、酸中毒、呼吸困难和肝大等，轻症仅表现为生长发育迟缓、腹部膨胀等。

（2）由于糖代谢紊乱和慢性酸中毒，患儿身材矮小，骨龄落后，骨质疏松。

（3）腹部因肝大而膨隆，肌肉松弛，四肢伸侧皮下常可见黄色瘤，身体各部比例和智能等正常。

（4）时有低血糖和腹泻发生。

（5）患儿常有鼻出血等出血倾向。

【辅助检查】

（1）血生化检查　①清晨空腹血糖较低，甚至发生低血糖，糖原升高。

②葡萄糖耐量试验上升极峰不一定很高，但降落缓慢。③血清丙酮酸、三酰甘油、磷脂、胆固醇和尿酸等增高。

（2）血小板功能检查　血小板黏附和聚集功能低下。

（3）分子生物学检测　分子生物学检测能鉴定患儿携带的突变等位基因，亦可用于携带者检测和产前诊断。

【治疗原则】

治疗的目的是保持正常血糖水平以阻断异常的生化过程，减轻临床症状。

（1）可采用日间多次少量进食和夜间使用鼻饲管持续静脉输入高碳水化合物液的治疗方案，以维持血糖水平在4～5mmol/L。

（2）为避免长期鼻饲的困难，在患儿1岁以后也可用每4～6小时口服生玉米淀粉1.6g/kg混悬液的替代方法，效果同样良好。

（3）饮食治疗需注意补充各种微量元素和矿物质。

二、主要护理问题

（1）活动无耐力　与酶缺乏致低血糖有关。

（2）生长发育迟缓　与糖代谢障碍有关。

（3）有感染的危险　与免疫力低下有关。

（4）有受伤的危险　与骨质疏松和血小板功能低下有关。

三、护理措施

1. 常规护理

（1）合理饮食，防止低血糖　给予高蛋白、低脂肪、丰富的维生素和无机盐、总热量不宜过高的食物。各种谷类、瘦肉、蛋、鱼、蔬菜等为常选食物；乳类应根据年龄和病情灵活掌握；糖果、甜点等含糖量高的食品应忌选。少食多餐，在两餐之间和夜间应加1～2次淀粉类食物，根据不同年龄和血糖浓度及时调整食物种类，保证必要营养物质供给。避免剧烈运动，以防止低血糖。

（2）心理护理　作好患儿的心理护理，增强其心理承受力，帮助其正确对待生长发育的改变。

（3）注意安全 患儿应置于安全环境中，避免坠床，会行走患儿应注意避免各种创伤引起的出血。

2. 专科护理

（1）预防酸中毒 低脂肪饮食可减少酮体与血脂的产生，防止酸中毒发生。因患儿有高乳酸血症，故常用碳酸氢钠纠正酸中毒，禁用乳酸钠，用药时应防止外溢，以免引起组织坏死。

（2）预防感染 指导家长给予患儿适度锻炼，增强体质，避免患儿与感染者接触，一旦发现患儿有感染迹象，及时给予治疗，以免诱发低血糖和酸中毒。

3. 病情观察 密切观察病情变化，发现问题及时通知医生。

4. 健康指导

（1）教会家长正确喂养及选择食物的方法，保证患儿生长发育的营养需求。

（2）教会家长监测血糖的方法，维持血糖在4～5mmol/L。

（3）定期复诊，检查患儿生长发育情况，有无肝脏、心血管、凝血功能的损害。

（4）如再生育，应进行遗传咨询和产前基因诊断。

第四节 肝豆状核变性

一、疾病概述

【概念与特点】

肝豆状核变性又称Wilson病，是一种常染色体隐性遗传性铜代谢障碍所致的肝硬化和以基底节为主的脑部变性疾病。临床上表现为进行性加重的锥体外系症状、肝硬化、精神症状、肾损害及角膜色素环（K－F环）。本病在中国较多见，好发于青少年，男性比女性稍多。

【临床特点】

（1）肝损害 发病隐匿，常在6～8岁逐渐出现反复的疲劳、食欲不振、呕吐、黄疸、水肿或腹腔积液。部分可并发病毒性肝炎。少数迅速发展呈急性肝功能衰竭。约15%的患儿在出现肝病症状前可发生溶血性贫血。

（2）神经-精神损害　多在12岁以后出现构语困难，动作笨拙或不自主运动、表情呆板、吞咽困难、肌张力改变等。晚期精神症状明显，常见行为异常和智能障碍。

（3）肾损害　出现肾结石、血尿、蛋白尿、糖尿、氨基酸尿、肾小管性酸中毒的表现。

（4）其他　也可出现背部和关节疼痛。

【辅助检查】

（1）实验室检查　①血清铜蓝蛋白测定：正常人200~400mg/L，患儿常低于200mg/L。②尿铜测定：24小时尿铜排出，正常人低于40μg/24h，患儿明显增高，常达100~1000μg/24h。③肝细胞铜含量测定：正常人约为45μg/g（干重），患儿可高达200~3000μg/g（干重）。④核素铜结合试验：一次给予病人^{64}Cu或^{67}Cu 0.3~0.55μCi静脉注射，于1、2、4、24和48小时各采血样一次，检测其放射量。正常人在4~48小时呈持续上升，而病人在4小时以后持续下降，48小时血样的计数仅为4小时的一半。⑤基因诊断：已开始应用RFLP法进行DNA分析进行早期诊断。

（2）特殊检查　①裂隙灯检查：在角膜周缘可看到棕黄色环状物，即K-F环。②X线检查：常见骨质疏松，关节间隙变窄或骨赘生。③头颅CT或MRI检查：豆状核密度改变。

【治疗原则】

（1）减少铜的摄入和增加铜的排出。

（2）药物治疗　①铜络合剂：应长期服用D-青霉胺，于饭前半小时口服。对青霉胺有不良反应时可改服曲恩汀，长期应用可致铁缺乏。②锌剂：硫酸锌毒性较低，可长期服用，餐前30分钟服；葡萄糖酸锌饭后服用。③可服用中成药肝豆片。④静脉用二巯丙磺钠、依地酸钙钠等。

（3）对症治疗　保肝治疗，可用多种维生素、能量合剂等；针对锥体外系症状，可选用苯海索（安坦）或东莨菪碱；有溶血发生时，可用糖皮质激素或血浆替换疗法。

（4）手术治疗　必要时行肝移植。

二、主要护理问题

（1）营养失调，低于机体需要量　与肝功能损害造成的食欲下降、消化功能下降有关。

（2）有受伤的危险　与锥体外系损害造成的吞咽困难、肌无力、骨质疏松等有关。

（3）焦虑　与本病治疗时间长、有遗传的可能有关。

（4）知识缺乏　与患儿及家长缺乏本病的相关知识有关。

（5）潜在并发症　暴发性肝功能衰竭、肾功能损害等。

三、护理措施

1. 常规护理

（1）针对不同患儿的不同症状做好相应的饮食护理。控制患儿每日饮食中铜的含量1～1.5mg。

（2）禁止使用铜制的炊具、器皿烧煮食物，禁食用含铜高的食物，如肥猪肉、动物内脏和动物血、牛肉等；各种豆类、坚果类和菌类、贝类、鱿鱼、河蚌、螺蛳、牡蛎和虾蟹类；龙骨、乌贼、全蝎、僵蚕等动物性中药；巧克力、可可、咖啡等。

（3）适量吃含铜低的食物，如精白米、面、猪瘦肉、鸡鸭瘦肉、马铃薯、小白菜、萝卜、藕、橘子、苹果、桃子及砂糖等。适量选用锌、镁含量高的食物，可抑制铜在肠道吸收。食用高糖类饮食，有利于保护肝，同时促进铜的排出。

2. 病情观察

（1）观察生命体征、血氧饱和度、肝肾功能变化情况。

（2）观察有无肌无力加重出现肌无力危象等并发症，并观察吞咽、视觉障碍程度。

（3）对于出现躁狂等精神症状的患儿，密切观察，一旦有初期表现立刻报告医师，及时应用镇静药，保证患儿不因精神症状而致伤害或影响治疗。

（4）了解自理能力和相关需要，有无担忧、焦虑、自卑等异常心理。

（5）观察肝功能的变化情况，如血清总蛋白有无降低、球蛋白有无增高，晚期发生肝硬化时肝穿刺活检测定有无大量铜过剩（可能超过正常值的5倍以上）。

（6）肾功能的改变，出现氨基酸尿症或有血尿素氮和肌酐增高及蛋白尿时，表示有肾小管的损害。

（7）在驱铜治疗时，密切注意观察病人的各种反应，如低血钙、低血钾等。如有发生，及时补钙、补钾并监测心电图变化。

3. 健康指导

（1）热情接待新入院的患儿及家长，详细介绍入院须知，让他们尽快熟悉环境，以积极的心态适应角色的转换。帮助患儿建立良好的人际关系，包括医患关系、护患关系、患儿与患儿之间的关系等。

（2）对焦虑、烦躁的患儿主动与他们交朋友，促膝谈心，让患儿对我们确立良好的信任。对自己病情提出疑问的患儿，做好科学的解释工作，缓解他们的身心压力。

第十四章
寄生虫病的护理

第一节 蛔虫病

一、疾病概述

【概念与特点】

蛔虫病是蛔虫寄生在人体内所引起的寄生虫病。蛔虫病病人是主要的传染源。感染性虫卵污染水、土壤、手或各种食物后经口吞入是主要的感染途径；虫卵亦可随飞扬的灰尘被吸入咽下。本病的发病率农村高于城市，儿童高于成人。

【临床特点】

（1）脐周不固定部位的阵发性腹痛，不剧烈，不定时，喜按揉；或有食欲不振、多食易饥、异食癖、恶心、呕吐、有时可出现烦躁或萎靡、磨牙、易惊等。严重时可造成小儿营养不良，影响生长发育，外周血嗜酸细胞增多。

（2）并发胆管蛔虫病时，有右上腹阵发性剧烈绞痛，右上腹可有局限性压痛。并发蛔虫性肠梗阻时有阵发性脐周或右下腹绞痛，腹部 X 线检查有气液平。并发蛔虫性肺炎时，有咳嗽、咳痰、可有血丝痰，气喘。并发蛔虫性阑尾炎、肝脓肿时，可出现相应器官的表现。

【辅助检查】

（1）血常规　幼虫在体内移动可致白细胞计数增高，嗜酸粒细胞增高。

（2）粪便　大便中可查到蛔虫卵，必要时也可用饱和氯化钠溶液漂浮法查虫卵。

（3）皮内试验　用成虫抗原做皮内试验或皮肤划痕试验，阳性者提示蛔虫感染。

（4）胆管蛔虫病病人的 B 超检查可发生胆管中蛔虫样物。蛔虫性肺炎（Loeffler 综合征）病人的 X 线胸片可见肺点状、片状或絮状阴影，病灶易变或很快消失。蛔虫性肠梗阻病人腹部 X 线检查可见气液面，肠穿孔者可见膈下游离气体。

【治疗原则】

（1）驱虫治疗　首选药物甲苯达唑，为广谱驱虫药，2 岁以上的小儿每次 100mg，每日 2 次，连服 3 日。此外有枸橼酸哌嗪（驱蛔灵）、左旋咪唑、阿苯达唑等。

（2）并发症治疗　①胆道蛔虫病：给以解痉止痛、驱虫、控制感染，纠正水、电解质紊乱及酸中毒。内科治疗效果不佳者，必要时可手术治疗。②不完全性肠梗阻：给以禁食、胃肠减压、解痉止痛治疗，待腹痛缓解后再进行驱虫治疗。完全性肠梗阻、阑尾炎、肠穿孔、腹膜炎应及时外科手术。

二、主要护理问题

（1）疼痛　与蛔虫引起肠痉挛有关。

（2）营养失调，低于机体需要量　与蛔虫影响营养吸收有关。

（3）知识缺乏　与缺乏卫生知识有关。

（4）潜在并发症　胆道蛔虫病、肠梗阻、肠穿孔、腹膜炎。

三、护理措施

1. 常规护理

（1）加强营养　增进患儿食欲，供给含高热量、高蛋白质和丰富维生素的食物。

（2）减轻疼痛　可局部按揉或俯卧位用软枕垫压腹部以缓解疼痛，如疼痛剧烈，遵医嘱应用解痉镇痛药，如颠茄或阿托品。

（3）用药护理　驱蛔虫药作用较缓慢，常用于用药后 2～4 日蛔虫才从粪便排出。可于驱虫后 10 日重复给药 1 次。观察驱虫药疗效及药物不良反应，甲苯达唑偶见胃肠不适、呕吐、腹泻、头痛、头晕、皮疹、发热等不良反应，服药期间不忌饮食。2 岁以下幼儿不宜服用。

2. 病情观察　注意观察患儿生命体征及临床症状，及时发现并发症。

3. 健康指导

（1）加强卫生宣传，指导家长和患儿注意卫生，餐前、便后洗手，不吮手指，瓜果、蔬菜要洗干净。

（2）控制传染源是控制传染的重要措施。治疗肠蛔虫病患儿，对易感者定期查治，尤其是幼儿园、小学及农村居民等，在感染高峰后 2～3 个月（如冬季或秋季），可集体服用驱虫药物。

（3）改善环境卫生。培养儿童良好的饮食习惯，加强粪便管理，对人类粪便进行无害化处理，消灭苍蝇。

（4）指导患儿定期随访，首次服药 3～6 个月后宜再次服药，以防重复感染。

第二节　蛲虫病

一、疾病概述

【概念与特点】

蛲虫病是蛲虫寄生于人体小肠下段至直肠所致的一种儿童时期常见的寄生虫病，以肛门和会阴部瘙痒、睡眠不安为特征，在集体托幼机构可引起流行。

【临床特点】

（1）肛门瘙痒　最常见的症状是肛门及会阴部皮肤瘙痒，多在睡眠后发作而影响睡眠。局部皮肤可因抓破而继发感染。重度感染时可导致胃肠功能紊乱，出现呕吐、腹泻、发热、腹痛等。

（2）其他方面　神经精神方面表现为焦虑不安、夜惊、哭闹、烦躁消瘦；消化系统可出现食欲减退、恶心、呕吐、腹泻、腹痛等。

（3）并发症　蛲虫在肛门移行至女孩尿道或阴道时，可引起尿路感染和阴道感染，如钻入阑尾或腹膜，还可致阑尾炎、腹膜炎。

【辅助检查】

（1）病原学诊断　检出蛲虫成虫或蛲虫卵是确诊的主要依据，常用方法有：①透明胶纸黏卵法。②肛周检查成虫。

（2）血常规检查　嗜酸粒细胞增多。

【治疗原则】

（1）驱虫治疗　阿苯达唑：2 岁以上儿童 200mg，1 次顿服；或甲苯达唑 100mg，1 次顿服，或 1 日分 2 次服或 1 次顿服。

（2）外用药　每晚睡前清洗会阴及肛周后，用 2% 氯化氨基汞软膏或 10% 氯化锌软膏涂搽，有杀虫止痒的作用。

二、主要护理问题

（1）舒适改变　与蛲虫引起的皮肤瘙痒有关。

（2）知识缺乏　与患儿及家长缺乏蛲虫病防治知识有关。

三、护理措施

1. 常规护理

（1）加强营养，保证睡眠充足，环境清洁，患儿衣服、被褥经常清洗，高温消毒。

（2）每晚睡前用温水洗净肛门及会阴后涂抹药膏，可杀虫止痛。

（3）遵医嘱给予驱虫药，观察驱虫效果。

（4）指导家长夜间检查成虫或收集虫卵的方法，可在夜间患儿入睡后 1～3小时，观察肛周、会阴部皮肤皱褶处有无乳白色小线虫，并用透明蛟纸或蘸过生理盐水的棉花获取虫卵。

2. 病情观察　密切观察病情变化，发现问题及时通知医生。

3. 健康指导

（1）宣传个人卫生、培养良好的饮食习惯　饭前、便后洗手，勤剪指甲，不吮手指，婴幼儿尽早穿封裆裤。注意饮食卫生，瓜果、蔬菜要洗干净。

（2）切断传播途径　对患儿所在地应搞好环境卫生，衣服、被褥需煮沸或用开水浸泡后在日光下暴晒，连续10日对玩具、座椅等进行消毒。

（3）普查、普治　儿童机构中应定期进行普查、普治，可以有效地控制本病的传播。对密切接触患儿者应同时进行治疗，以杜绝再感染。

第十五章
常见肿瘤的护理

第一节　急性白血病

一、疾病概述

【概念与特点】

急性白血病是造血干细胞在分化过程中的某一阶段发生分化阻滞、恶性增殖所致的造血系统恶性增生性疾病。白血病在小儿恶性肿瘤性疾病中占首位。小儿白血病中97%为急性白血病，慢性白血病仅占3%～5%。急性白血病可分急性淋巴细胞白血病与急性非淋巴细胞白血病。本病任何年龄均可发病，新生儿也不例外，但以学龄前期与学龄期为多见，男性发病高于女性。病因与发病机制尚未明了，可能与病毒、电离辐射、某些化学物质，如苯及其衍生物，以及一些先天性遗传性疾病，如21三体综合征、Fanconi贫血、免疫缺陷病等有关。

【临床特点】

（1）不规则发热，进行性苍白、衰弱、出血，以皮肤、牙龈出血，鼻出血常见。

（2）组织浸润表现　肝、脾、淋巴结肿大，可有骨关节、皮肤、腮腺、纵隔淋巴结、神经系统、睾丸等器官浸润并出现相应症状。

【辅助检查】

1. 实验室检查

（1）血常规　红细胞及血红蛋白均减少，大多为正细胞正色素性贫血。

网织红细胞数正常或降低，少数正常，偶在外周血中见到有核红细胞。白细胞计数增高者占50%以上，其余正常或减少；白细胞分类可见原始细胞和幼稚细胞，血小板正常或减少。白细胞分类提示原始细胞和幼稚细胞占多数。

（2）骨髓检查　有核细胞增生活跃、明显活跃或极度活跃。5%～10%的急性白血病骨髓增生低下，称之为低增生性白血病。涉及的细胞系原始细胞和幼稚细胞总和超过30%，并且多在50%～90%。正常的红细胞系、巨核细胞系、急性淋巴细胞白血病时还有正常的粒细胞系的增生明显受到抑制甚至消失。白血病细胞共同的形态学特征是细胞大小不一，大多胞体增大，核浆比例增大（核大浆少），形态有较大的异型性，核仁大而显著，核发育常落后于胞浆发育，核分裂现象多见。多数非急性淋巴细胞白血病尤其是M1～M2和M3患儿的原粒细胞和早幼粒细胞胞浆中可见棒状小体，是髓系白血病细胞特征性的形态学标记之一。

2. 组织化学染色　常用过氧化酶、酸性磷酸酶、碱性磷酸酶、苏丹黑、糖原、萘酚酯。

3. 特殊检查　根据需要可进行X线胸片、骨关节片、心电图、B超、头颅CT等检查。

【治疗原则】

急性白血病的治疗主要是以化疗为主的综合疗法，其原则是要早期诊断、早期治疗。应严格区分患儿的白血病类型，按照类型选用不同的化疗药物联合治疗；药物剂量要足，治疗过程要分阶段间歇进行；要长期治疗，交替使用多种药物。同时要早期防治中枢神经系统白血病和睾丸白血病，注意支持疗法。持续完全缓解2.5～3.5年者方可停止治疗。

二、主要护理问题

（1）体温过高　与大量白血病细胞浸润、坏死和（或）感染有关。

（2）有感染的危险　与化疗使机体抵抗力降低有关。

（3）有皮肤黏膜受损的危险　与抵抗力下降有关。

（4）活动耐力下降　与贫血致组织、器官缺氧有关。

(5) 潜在并发症——出血　与药物不良反应有关。

(6) 营养失调，低于机体需要量　与化疗所致的不良反应有关。

(7) 疼痛　与白血病细胞浸润有关。

(8) 预感性悲哀　与白血病久治不愈有关。

三、护理措施

1. 常规护理

(1) 休息　白血病患儿常有活动无耐力现象，需卧床休息，但一般不需绝对卧床。长期卧床者，应常更换体位，预防压疮。

(2) 预防感染　①保护性隔离：白血病患儿应与其他病种患儿分室居住，以免交叉感染。粒细胞及免疫功能明显低下者，应置单人病室，有条件者置超净单人病室、空气层流室或单人无菌层流床。普通病室或单人病室需定期进行紫外线照射。限制探视者的人数及次数，工作人员及探视者在接触患儿之前应认真洗手。②注意个人卫生：保持口腔清洁，进食前后用温开水或漱口液漱口。选用软毛牙刷，以免损伤口腔黏膜引起出血和继发感染。如有黏膜真菌感染可用氟康唑或伊曲康唑涂搽患处。勤换衣裤，每日沐浴。保持排便通畅，便后用温水或盐水清洁肛门。③观察感染的早期表现：每天检查口腔及咽喉部，观察有无牙龈肿胀、咽红、吞咽疼痛感，观察皮肤有无破损、红肿，外阴、肛周有无异常改变等，发现感染先兆时，应及时处理。对合并感染者可针对病原选用2~3种有效抗生素口服、肌内注射或静脉滴注。④严格执行无菌操作技术：进行任何穿刺前，必须严格消毒。各种管道或伤口敷料应定时更换。

(3) 做好使用化疗药物的护理　①掌握化疗方案、给药途径，密切观察化疗药物的毒性反应。鞘内注射时，药物浓度不宜过大，药液量不宜过多，应缓慢推入，术后需平卧4~6小时。②熟练穿刺技术。化疗药物多为静脉途径给药，且有较强的刺激性。药物渗漏会引起局部疼痛、红肿及组织坏死。注射时需确认静脉通畅后方可注入。③做好自身防护和药效保护。应在生物安全柜中配制化疗药物，操作时戴一次性手套，穿隔离衣保护。某些药物光照时可引起分解，如甲氨蝶呤，静脉滴注时需用黑纸包裹避光。

（4）输血的护理　骨髓暂时再生低下是有效化疗的必然结果。白血病在治疗过程中往往需输成分血或输全血进行支持治疗。输注时应严格输血制度。一般先慢速滴注观察 15 分钟，若无不良反应，再按患儿年龄、心肺功能、急慢性贫血及贫血程度调整滴速。

2. 病情观察

（1）密切观察患儿的呼吸、血压、脉搏及精神状况。

（2）检查患儿分泌物（包括尿液、痰液、粪便）是否有潜血或明显的出血反应。

（3）定时评估口腔及四肢有无出血情况。

3. 健康指导　耐心和患儿沟通，解除其疑问和恐惧，在治疗护理整个过程中，向患儿及家长讲解白血病方面的有关知识、主要的治疗方法、巩固治疗的重要性以及讲解药物的不良反应等。让家长了解疾病治疗的全过程。

第二节　淋巴瘤

一、疾病概述

【概念与特点】

淋巴瘤是原发于淋巴结或其他淋巴组织的恶性肿瘤，发病率占小儿恶性实体瘤的第一位，多发于 5 ~ 12 岁儿童。病因至今未明，病毒感染、免疫缺陷及遗传学因素异常是发病的主要因素。接受肾移植并用免疫抑制可诱发，或可因淋巴结长期反复发作非特异性反应增生而激发。淋巴瘤分为霍奇金淋巴瘤和非霍奇金淋巴瘤两大类。

【临床特点】

（1）霍奇金淋巴瘤　①无痛性淋巴结肿大，原发于颈部、腋下或腹部。②咳嗽和气喘：由纵隔淋巴结肿大压迫支气管所致。③发热、疲倦、皮肤瘙痒、盗汗和体重减轻。

（2）非霍奇金淋巴瘤　①无痛性淋巴结肿大，原发于颈部、腋下及腹部。②咳嗽和气喘：由纵隔腔淋巴结肿大，压迫支气管所致。③腹痛及腹胀与腹腔淋巴结肿大有关。④发热、皮肤瘙痒、体重减轻、贫血、出血。

【辅助检查】

(1) 血液检查　中性粒细胞增多，单核细胞数升高，可有轻至中度贫血。红细胞沉降率增快，肝功能异常，免疫系统异常等。

(2) 活体组织检查　一般应选择下颈部或腋部的淋巴结，是主要的确诊依据。

(3) 纵隔镜检查　纵隔镜可经胸膜外进入纵隔作活检，比较简便安全。

(4) CT、磁共振和超声波检查　可发现胸内、腹膜后、肠系膜的淋巴结病变及肝脾病变。

(5) 剖腹探查　可明确脾、肝及腹腔内淋巴结是否受累，为采用放射治疗、确定照射野所必不可少的检查（病理分期）。如同时做脾切除，还可以避免因脾区放疗对邻近组织器官的损伤。

【治疗原则】

(1) 霍奇金淋巴瘤的治疗　①化学疗法：主要是治疗方法，通常使用多种药物联合治疗。②化疗：如果肿瘤只局限在颈部，那么放疗患处是最佳的治疗方案。治愈机会大，约80%患儿可获成功治愈。如果症状复发，需再接受治疗。

(2) 非霍奇金淋巴瘤的治疗　主要的治疗方案是使用联合化疗，以口服或注射方式给药，一般的疗程需时2年。

二、主要护理问题

(1) 恐惧　与不良预后有关。

(2) 有感染的危险　与免疫功能下降有关。

三、护理措施

1. 常规护理

(1) 休息　早期患儿可适当活动，有发热及明显浸润症状时卧床休息，减少消耗，保护机体。

（2）饮食 给予高热量、高蛋白、富含维生素、易消化的食物。鼓励患儿多饮水，以增强机体对化疗、放疗承受力，促进毒素排泄。

（3）皮肤护理 保持皮肤清洁，每日用温水擦洗，尤其要保护放疗照射区域皮肤，避免一切刺激因素如冷热、日晒、各种消毒剂、肥皂、胶布等对皮肤的刺激。内衣选用吸水性强柔软棉制品，宜宽大。

2. 病情观察 密切观察病情变化，发现问题及时通知医生。

3. 健康指导

（1）指导家长及患儿注意个人清洁卫生，做好保暖，预防各种感染。

（2）指导家长给患儿加强营养，提高抵抗力。

（3）嘱家长遵医嘱坚持治疗，定期复诊。

第三节 肾母细胞瘤

一、疾病概述

【概念与特点】

肾母细胞瘤又称神经胚胎瘤，是儿童最常见的恶性肾肿瘤。由 Wilms 首先提出，故又称 Wilms 瘤。

【临床特点】

（1）腹部肿块 肿块位于一侧上季肋部，表面光滑，中等硬度，无压痛，早期可有一定活动性，迅速增大后可越过腹中线。常在换衣服或洗澡时偶然发现，约 95% 患儿在首次就诊时可触及肿块。

（2）腹痛 约 1/3 患儿出现腹痛，很少发生瘤体腹腔内破裂所致的急腹症。

（3）血尿 约 25% 患儿有镜下血尿，10% ~15% 患儿有肉眼血尿。

（4）高血压 约 30% 病例出现血压升高，肿瘤切除后，血压常恢复正常。

（5）并发症 可合并急性肾衰竭、精索静脉曲张、低血糖等。可伴红细胞增多症，原因可能与肿瘤产生促红细胞生成素有关。合并肾病综合征，则称为 Wilms 肾炎。

（6）转移症状 下腔静脉梗阻可导致肝大及腹水，如侵入右心房可致充血性心力衰竭。血性转移可播散至全身各部位，以肺转移为最常见，可出现咳嗽、胸腔积液、胸痛、低热、贫血及恶病质等。

（7）全身症状　可有发热、乏力、烦躁、食欲缺乏及体重下降等表现。

【辅助检查】

（1）实验室检查　血常规、血清尿素氮、磷酸肌酸、肝功能检查。

（2）影像学检查　B 超、静脉尿路造影、CT、MRI、X 线胸片检查、骨扫描等。

【治疗原则】

（1）手术治疗　以手术为主。术后配合化疗，必要时加放疗。

（2）化学治疗（化疗）　首选药物有长春新碱、放线菌素 D、阿霉素及顺铂等。对晚期肿瘤，手术一期切除率低，可选择术前化疗 2 ~ 3 个疗程后，再延期手术。

（3）放射放疗（放疗）　晚期、预后差的肿瘤术后可给予放疗。

（4）介入放射治疗　直接大剂量局部化疗，可最大限度保留肾残存功能。

（5）转移瘤的治疗　该瘤主要经血液循环转移至肺、肝、骨、脑等，应采取积极态度，化疗后再手术切除转移瘤或行介入放射疗法。

二、主要护理问题

（1）预感性悲哀　与恶性疾病有关。

（2）潜在并发症　骨髓抑制、胃肠道反应等。

三、护理措施

1. 术前护理

（1）呼吸道准备　训练胸式呼吸及有效排痰法。

（2）胃肠道准备　术前 12 小时禁食，4 小时禁水，以防因麻醉或手术过程中呕吐而窒息或发生吸入性肺炎。

（3）排尿、排便练习　术后患儿因创伤和麻醉的影响，加之不习惯在床上排便，易发生尿潴留和便秘，因此应训练患儿床上排便。

（4）手术区皮肤准备　是预防切口感染的重要环节。术前一日给患儿洗头、理发、剪指（趾）甲、沐浴及更换清洁衣裤。

（5）术前放置胃管，遵医嘱注射术前用药。

（6）营养支持　对贫血、营养不良甚至恶病质的患儿，术前应积极调理饮食，提供含足够热量和富含维生素的营养物质。由于恶性肿瘤的消耗，患儿恶心、呕吐、食欲缺乏，导致患儿消瘦、贫血，因此患儿治疗期间营养治疗很重要。协助并指导家长给患儿进食高热量、高蛋白、易消化的食物，如肉末、鸡蛋羹、香蕉、苹果泥、牛奶等，烹调做到色香味俱全，改善就餐环境，促进患儿的食欲。了解患儿每日的进食情况及监测患儿的体重，进食少时及时静脉补充营养，满足生理需要量，遵医嘱输入小儿氨基酸、葡萄糖、中长链脂肪乳，增强患儿抵抗力。

（7）心理护理　护士应以亲切和蔼的态度接近并抚摸患儿，经常拥抱患儿，取得信任和情感交流，消除戒备心理。条件允许者可给患儿布置温馨的病室环境。此外，因患儿年龄小，病情严重，父母焦虑，心理压力大。护士应给患儿父母很好的心理支持，配合治疗，向家长耐心解释手术的重要性和必要性，鼓励家长接受综合治疗的信心。

2. 术后护理

（1）监测生命体征，严密观察并发症；观察患儿肢体活动和大、小便控制情况，及时发现异常并报告医师。

（2）注意保持胃管及导尿管、引流管通畅，观察排出物的性状、颜色及量，定时给予冲洗胃管，如引流出深咖啡色及鲜红色胃液，应及时报告医师，遵医嘱给予止血药或冰盐水冲洗胃管。约束患儿双手，以防抓脱管道及敷料。

（3）合理营养　给予高蛋白、高热量、富含维生素、易消化的食物，以增强机体的抵抗力。

（4）心理护理　继续给予家长心理支持，鼓励其树立对肿瘤综合治疗及争取获得良好预后的信心。

3. 化疗的护理

（1）化疗前了解患儿的全身状态、血常规、肝肾功能及患儿和家长的心理状态。向家长及患儿介绍治疗的有关知识，增强其对治疗的信心。做好保护性隔离，预防上呼吸道感染。

（2）化疗时注意药物现用现配，掌握药物的配伍禁忌。肌内注射时进针要深，以防硬结发生。鞘内注射观察有无头痛、发热、呕吐、腹痛等不良反应。静脉注射时注意观察局部有无药液外渗、栓塞性静脉炎的表现，出现异常及时处理。观察药物的不良反应，做好用药护理。化疗后注意按时用药，不可随意停药或减量，每 1 ~2 周在门诊复查 1 次。合理安排患儿活动与休息，缓解期可上学。

4. 放疗的护理

（1）放疗前向患儿及家长介绍有关的放疗知识，进行全面的体格检查。

（2）放疗期间注意观察有无乏力、头痛、眩晕、恶心等表现，保证休息和睡眠。

（3）照射区皮肤避免冷、热刺激，不要用碘酊、万花油、红汞等含金属的药物涂抹，保持皮肤干燥，防止感染。注意观察局部有无红斑、色素沉着、干性脱皮、纤维素性渗出等，发现异常及时报告医师给予处理。

（4）放疗后防止照射部皮肤受伤，以免引起溃疡和感染。保证营养，注意休息，增强体质，预防上呼吸道感染。定期复查。

5. 病情观察 密切观察病情变化，发现问题及时通知医生。

6. 健康指导

（1）向家长介绍肾母细胞瘤早期临床表现及自查知识，使家长了解肿瘤术后可能复发和远处转移的征象，以便及早发现。讲解术后执行综合治疗方案的重要性。介绍术后放、化疗相关知识及患儿可能出现的反应及防治方法。

（2）注意休息，适度活动，提供合理营养，避免使用肾毒性药物，注意体温变化。

（3）告知家长每 2 ~3 个月随诊 1 次。以便发现有无转移病灶。

第四节 神经母细胞瘤

一、疾病概述

【概念与特点】

神经母细胞瘤是起源于胚胎性交感神经系统神经嵴细胞的恶性肿瘤，发病率高，仅次于肾胚瘤、白血病，且比白血病难诊断，主要由于本病早期难以发现，常以转移症状到临床各科就诊。多数在骨髓转移时，以贫血、发热到血液科就诊；出现骨痛、跛行时去骨科就诊等，由此可见本病早期诊断困难，极易误诊误治。本病可原发于肾上腺髓质或交感神经链的任何部位，多见于5岁以下小儿，也可见年长儿。发病者病情进展快，转移早，预后较差。1岁以内患儿的肿瘤有自发消退倾向。

【临床特点】

（1）全身表现　多为不规则发热、肤色苍白、食欲缺乏、乏力、疼痛、易激惹。罕见多汗、心悸、脉搏增快、血压升高等儿茶酚胺症状。可有慢性水性腹泻。偶见眼肌阵挛综合征。

（2）原发病灶表现　原发瘤位于腹部，以肾上腺髓质居多，瘤体常位于一侧季肋部，可超越中线，呈无痛性、坚硬、不规则结节状。可有腹痛。上纵隔、颈部的瘤块可引起咳嗽、呼吸困难、Horner 征等压迫症状。椎旁肿瘤沿椎间孔向椎管内延伸呈哑铃状可引起便秘、尿潴留、软瘫等。

（3）转移瘤灶表现　常见肝脏、骨骼、淋巴结、眼眶、皮肤等转移。四肢骨痛、关节痛、突眼及眶周青肿、瘀点提示有骨转移。肝转移多见于1岁内婴儿，可有黄疸。皮肤转移多发生于新生儿和哺乳期患儿。

【辅助检查】

（1）血常规检查　不同程度贫血。

（2）骨髓检查　骨髓涂片可见瘤细胞，典型者有较多瘤细胞聚集成菊花团样，瘤细胞形态多样。

（3）尿儿茶酚胺代谢产物测定　24小时尿中香草扁桃酸（VMA）、高香草酸（HVA）增高可为诊断本病提供重要证据。

（4）影像学诊断　B超、X线、CT、磁共振成像可检出胸、腹、骨、椎管内瘤灶。约50%的腹部肿瘤显示点状、斑点状钙化。观察静脉肾盂造影肿瘤特点，可与其他腹膜后肿瘤区别。

（5）组织病理检查　瘤组织或淋巴结切片标本可见弥漫增殖的小蓝圆细胞聚集成合胞体，典型者呈菊花团状排列。免疫病理检查可为确诊及鉴别诊断提供可靠证据。

【治疗原则】

（1）手术治疗　本病所有患儿均需手术治疗。争取将原发肿瘤全部切除或尽可能切除其大部分。

（2）化疗　常用的化疗药有环磷酰胺、异环磷酰胺、阿霉素、依托泊苷、顺铂等。

（3）放疗　放疗在神经母细胞瘤治疗中的作用相对较小。主要适应证是晚期病例肝大出现压迫症状者，椎管内病变、晚期病例局部病灶和转移灶的治疗、骨髓移植中的全身放疗。

（4）造血干细胞移植　可以提高本病的无瘤生存率。

（5）放射性核素碘标记的对碘苄胍治疗　用于对其他手段治疗无效的复发或难治性神经母细胞瘤的治疗。

（6）诱导分化治疗　维生素 D_3 及小剂量的阿糖胞苷联合治疗可发挥促神经母细胞分化的作用。

二、主要护理问题

（1）活动无耐力　与肿瘤引起的贫血有关。

（2）营养失调，低于机体需要量　与食欲减退、肿瘤消耗等有关。

（3）预感性悲哀　与疾病的预后不良有关。

（4）潜在并发症　骨髓抑制、胃肠道反应等。

三、护理措施

1. 常规护理

（1）病室保持空气清新，每日通风 2 次，每次 30 分钟，有条件给予三氧灭菌，每日消毒 30 分钟。每 4 小时监测 1 次体温并记录，体温 39℃以上遵医嘱给予药物和物理降温，降温后 30 分钟至 1 小时要复查体温并记录。出汗后及时给患儿用温水擦浴，更换内衣，并注意保暖。

（2）给予高热量、高蛋白、富含维生素、清淡的流质或半流质饮食，以改善机体营养状况。减少可能造成厌食的因素，如头痛、不良气味等，提供可刺激患儿食欲的食物，根据患儿的喜好提供食物。鼓励患儿多饮水，帮助其清洁口腔。有口腔炎的患儿每日口腔护理2次。

（3）患儿由于化疗的副作用出现胃肠道反应、脱发，加上瘤转移到眼部，使患儿自我形象改变而感到悲伤。责任护士应主动关心患儿，给患儿讲故事、做游戏，减轻其心理压力。

（4）让患儿相信化疗时身体的某些变化是暂时的，以后会慢慢恢复。指导患儿脱发后可戴头巾、帽子、假发等。

（5）给予患儿安静舒适的环境，嘱患儿卧床休息。协助患儿生活护理。单独行走时，需有专人陪护，防止患儿摔伤。

（6）由于疾病的晚期，癌症转移到淋巴结、腹部、眼眶、颈部或皮下结节，以致肾、眼、胸、颅内等疼痛不适。应遵医嘱给予镇痛剂；注意聆听患儿关于疼痛的诉说，指导其放松，应用治疗性游戏，减轻住院治疗的压力；给患儿进行心理护理，树立其战胜疾病的信心，并鼓励其坚持化疗、放疗。

2. 病情观察

（1）严密观察病情，监测生命体征。

（2）做好引流管的护理　确保引流管通畅，妥善固定；观察引流液的性状、颜色、量，记录每日引流量，发现问题及时处理。

（3）严密观察并发症　观察患儿肢体活动和排便控制情况。

3. 健康指导

（1）向家长宣传有关神经母细胞瘤的早期相关征兆及自查知识。让家长了解肿瘤术后复发和远处转移的征象，以便及早发现。

（2）讲解执行综合治疗方案的重要性，坚持巩固治疗，按时服药，定时复查血常规，按期进行化疗，每2～3个月随诊1次。

（3）介绍术后放、化疗相关知识及患儿可能出现的反应和防治方法。

（4）出院后保证休息，适时添减衣服保暖，定时监测体温，防止感染，提倡各营养素均衡摄入，注意饮食卫生。

第五节　肝母细胞瘤

一、疾病概述

【概念与特点】

肝母细胞瘤是一种胚胎性实体性恶性肿瘤，是一种上皮和间质的混合组织瘤，也是小儿最常见的肝的原发性恶性肿瘤，好发于婴幼儿期。90%以上见于3岁以下患儿，60%为1岁以下的患儿。根据肿瘤细胞的分化程度可分为胎儿型（高分化型）、胚胎型（低分化型）与混合型。肝母细胞瘤病因主要与染色体异常及遗传因素有关，也与孕妇妊娠期大量饮酒导致胎儿酒精综合征有关，低体重婴儿较正常体重出生儿发病率高，男性比女性更多见。

【临床特点】

腹部肿块多在无意中发现。随着疾病发展，逐渐出现上腹膨隆，食欲下降，呕吐，体重减轻。后期随着腹部包块增大，压迫胸腔可出现呼吸困难、腹壁静脉曲张，较少出现黄疸。体检发现肝呈弥漫性或结节性肿大，质地较硬。

【辅助检查】

（1）实验室检查　血清甲胎蛋白的检测对肝癌的诊断极为重要。

（2）B超检查　显示不均质回声增强的孤立性肿块，偶有囊性区以及点状或不规则形瘤内钙化。

（3）CT扫描检查　平扫示肝低密度病灶，增强扫描见肿瘤和正常肝组织密度增高，也可发现门静脉、肝静脉及下腔静脉肿瘤浸润及肝内转移表现。

（4）其他　静脉泌尿系造影术、核素肝扫描对本病均有诊断帮助。MRI对诊断有参考价值。胸部X线透视及拍片时应注意横膈及肺的情况。

【治疗原则】

（1）肝肿瘤切除术　手术完整切除肿瘤是最有效的治疗方法。当肿瘤巨大和手术不能切除时，可采用术前化疗使肿瘤缩小后再切除的方案。亦可通过肝固有动脉插管或经静脉的强化疗法，使肿瘤缩小，甲胎蛋白（AFP）下降后再行手术。

（2）化疗或放疗　用于术前和术后联合化疗，常用药物有顺铂、阿霉素、长春新碱、环磷酰胺、氟尿嘧啶、足叶乙苷等。Ⅰ期、Ⅱ期术前化疗12个月（长春新碱、环磷酰胺、氟尿嘧啶或阿霉素等药），Ⅲ期、Ⅳ期术后化疗2年。

（3）超声介入治疗　经股动脉插管的微创介入治疗（经导管动脉化疗栓塞术），即把导管插入肿瘤的供血动脉，经该动脉灌注化疗药和液化碘油的混悬液，再使用弹簧圈栓塞该肿瘤血管。

二、主要护理问题

（1）营养失调，低于机体需要量　与肿瘤、放化疗造成的食欲缺乏及肿瘤消耗有关。

（2）预感性悲哀　与本病预后不良有关。

（3）潜在并发症　骨髓抑制、胃肠道反应等。

三、护理措施

1. 术前护理

（1）心理护理　与患儿交流沟通，向家长耐心解释手术重要性和必要性，解除其对麻醉和手术的顾虑。讲述术后放、化疗的意义，可提高生存率，树立接受综合治疗的信心。

（2）饮食护理　合理营养，给予高蛋白、高热量、富含维生素、易消化的食物，以增强患儿机体的抵抗力。对贫血、营养不良甚至恶病质的患儿，术前应积极调理饮食，提供丰富的营养物质、足够的热量和维生素。

（3）呼吸道准备　训练胸式呼吸及有效排痰法。

（4）排尿排便练习　术后患儿因创伤和麻醉的影响，加之不习惯在床上大、小便，易发生尿潴留、便秘，故术前要做好这方面的练习。

2. 术后护理

（1）注意保持胃管及导尿管引流管通畅，观察引流液的性状、颜色、量，定时给予冲洗胃管，如引流出深咖啡色及鲜红色胃液，应及时报告医师，遵医嘱给予止血药或冰盐水冲洗。

（2）做好切口的护理，约束患儿的双手，以防抓脱管道及切口敷料。

（3）继续给予家长心理支持，帮助其树立对肿瘤综合治疗及争取获得良好预后的信心。术后注意合理营养，给予高蛋白、高热量、富含维生素、易消化的食物，增强患儿机体抵抗力。

3. 病情观察

（1）严密观察病情，持续心电监护，监测患儿心率、呼吸、血压、血氧饱和度等。

（2）做好引流管的护理　确保引流管通畅，妥善固定；观察引流液的性状、颜色、量，并记录每日引流量，发现问题及时处理；定期监测血生化及血常规。

（3）严密观察并发症　观察出血、肝功能情况。发现异常，及时报告医师。

4. 健康指导

（1）向家长宣传有关小儿肝母细胞瘤的早期相关征兆及自查知识，让家长了解肿瘤术后可能的复发和远处转移的征象，以便及早发现。

（2）向家长讲解术后执行综合治疗方案的重要性。

（3）向家长介绍术后放、化疗相关知识及患儿可能出现的反应及防治方法。

（4）告知家长每 2 ~3 个月带患儿随诊一次，指导家长定期带患儿做 X 摄片、B 超、CT 及 MRI 检查。

（5）告知家长随时观察患儿体温的变化，注意给患儿保暖，预防呼吸道感染。

（6）告知家长不要带患儿去人员密集的公共场所，外出要戴口罩，防止病毒及细菌的感染。

（7）嘱患儿及家长加强锻炼及注意饮食营养，增强患儿身体抵抗力。

第六节　横纹肌肉瘤

一、疾病概述

【概念与特点】

横纹肌肉瘤是起源于横纹肌细胞或向横纹肌细胞分化的间叶细胞的一种恶性肿瘤，为儿童软组织肉瘤中最常见的一种，男性较女性多见。胚胎型横纹肌肉瘤约占横纹肌肉瘤的2/3，多发于儿童及青少年，年龄分布呈两个高峰，即出生后及少年后期，平均年龄为5岁；腺泡型横纹肌肉瘤见于青春期男性，平均年龄为12岁；多型性横纹肌肉瘤常见于成人，也可见于儿童。

【临床特点】

胚胎型横纹肌肉瘤好发于头、颈部、泌尿生殖道及腹膜后。病程短，主要症状为痛性或无痛性肿块，皮肤表面红肿，皮温高。肿瘤大小不等，质硬，就诊时多数肿块固定。肿瘤生长较快，可有皮肤破溃、出血。肿瘤压迫神经时可出现疼痛。头颈部肿块可有眼球突出、血性分泌物、鼻出血、吞咽和呼吸困难等症状。泌尿生殖系统肿瘤表现为阴道血性分泌物、血尿和尿潴留，肛指检可触及盆腔包块。本型多转移至腹膜后淋巴结及所属区域淋巴结，晚期多伴有血行转移。

【辅助检查】

（1）X线检查　根据不同病变部位摄X线片以了解有无骨质破坏。头颈部应摄颅底片、上额窦片、眼眶断层摄片，可显示肿瘤大小及骨质有无破坏。静脉肾盂造影可发现不规则充盈缺损以及肿瘤压迫造成的肾盂积水及输尿管扩张表现。肢体及躯干部X线片可了解肿瘤内有无钙化，骨质有无破坏。X线胸片为各型横纹肌肉瘤的常规检查。

（2）^{99m}Tc骨扫描　是发现肿瘤转移的敏感和特异性检查方法，比常规骨检查可靠。

（3）CT扫描检查　表现无特异性，横纹肌肉瘤表现结节状有分隔软组织肿块或呈膨胀性团块不均密度阴影，大部分病变密度低于肌肉，部分病例肿瘤病变有较高密度、厚度不均的环形密度影。

（4）超声检查　在骨盆（包括膀胱、前列腺）和腹膜后肿瘤检查中作为CT的辅助检查是特别有意义的，特征性水样密度有助于定位。超声检查无放射性，也不需要染色剂。

（5）磁共振成像检查　逐渐成为头颈部和肢体肿瘤首选的检查方法，能够提供清晰的软组织对照。

（6）病理与检查　免疫组织化学染色法是确诊横纹肌肉瘤的可靠方法。本病在光学显微镜下观察肿瘤细胞呈束状排列，为梭形，类似纤维肉瘤，可见少数肿瘤细胞胞质内有明显的嗜酸粒细胞，即横纹肌母细胞。免疫组织化学染色法检查可见 Myoglobin 呈阳性。

【治疗原则】

在营养支持下，综合治疗是有效的手段，包括手术切除、放射治疗控制原发肿瘤，化疗消除微小转移。

（1）手术治疗　在保持不致严重畸形和功能障碍的前提下，争取广泛地根治性切除原发肿瘤。

（2）放射治疗　若局部病灶获得很好地控制，多数患儿要考虑放射治疗，有效剂量不应小于40Gy，但具体剂量还要根据患儿的年龄而定。放射野包括瘤床、周围正常组织1～5cm，注意对重要组织器官的保护，如睾丸，一般不做预防性照射。

（3）化学治疗　对原发病灶和转移灶均有治疗作用，手术前后均可化疗，特殊部位不能手术时，化疗与放疗联合作为根治性措施。根据临床分期选用化疗方案。

二、主要护理问题

（1）营养失调，低于机体需要量　与肿瘤放化疗造成的食欲下降及肿瘤消耗有关。

（2）预感性悲哀　与本病预后不良有关。

（3）潜在并发症　肿瘤转移、放化疗引起的骨髓抑制及胃肠道反应等。

三、护理措施

1. 常规护理

（1）根据肿瘤的部位及功能障碍情况，酌情限制患儿的活动方式，注意功能运动时的安全。如出病房检查时防跌倒、滑倒，最好用平车或轮椅运送。

（2）治疗期间评估患儿的身体素质，尤其注意各项检查结果，如贫血较重患儿，以休息为主，合理安排卧床与下地活动时间。

（3）由于患儿处于生长发育阶段，加之肿瘤对身体的侵害及手术和后续化疗的需要，应指导家长给予患儿进食高蛋白、富含维生素的食物，如瘦肉、鸡、新鲜蔬菜及水果，每日饮水 1500ml 以上。

（4）重视心理护理，加强与患儿及家长的沟通，了解患儿心理状态，减轻心理负担，对患儿及家长的疑问采取有效的应对方式，提高其依从性。

（5）保持病室的清洁及适宜的温湿度，减少不必要的刺激，注意个人卫生，做好生活护理、避免外伤，保证患儿身心舒适。

（6）若白细胞计数过低，应采取保护性隔离，注意口腔卫生，少去人员密集的场所，加强手部卫生，以预防感染。

2. 病情观察　观察肿瘤局部有无增大，手术后切口的愈合情况；不明原因的发热；身体其他部位的不适，判断肿瘤有无转移；贫血状态是否改善，及时报告医师，以便及早得到有效治疗。

3. 健康指导

（1）告知家长坚持巩固治疗，出院后保证休息，适时添减衣服，因化疗后患儿抵抗力低，避免到人员密集的场所，注意个人卫生，预防上呼吸道感染。

（2）做好饮食护理，注意各营养素均衡摄入，选用高蛋白、富含维生素、易消化的食物，提高患儿食欲，植物性食物应占每餐的 2/3 以上，植物性食物包括新鲜的蔬菜、水果、豆类和粗粮等，使患儿饮食中的营养及能量能满足机体的需要。

（3）指导家长给患儿按时服药，定期复查血象，定期到医院化疗。

第七节　髓母细胞瘤

一、疾病概述

【概念与特点】

髓母细胞瘤是好发于儿童的颅内恶性肿瘤，其发生是由于原始髓样上皮未继续分化的结果。在髓母细胞瘤病人中，儿童约占80%，发病年龄高峰在10岁以前，在8岁以前者约占68.8%，其中6～15岁儿童占所有病人的56%，15岁以下儿童病人中平均发病年龄为7.3～9.1岁。

【临床特点】

髓母细胞瘤的病程较短，近50%患儿病程在1个月内，少数可达数年。首发症状为头痛、呕吐、步态不稳，以后可出现复视、共济失调、锥体束征。侵及脑干者常有复视及多种脑神经障碍。小脑扁桃体疝时常有颈项强直，斜视表现。也可见小脑危象、蛛网膜下隙出血、面瘫等表现。

【辅助检查】

（1）腰椎穿刺　因瘤细胞可脱落播散，故脑脊液瘤细胞检查十分重要。因多数髓母细胞瘤患儿颅内压增高，故术前腰椎穿刺宜慎用，以免诱发脑疝。

（2）头颅X线平片　头颅X线可见颅缝增宽等颅内高压，肿瘤钙化极为罕见。

（3）CT扫描检查　可见小脑蚓部或第四脑室内均匀一致的等密度或稍高密度占位，多与第四脑室底有分界，将脑干向前推移，肿瘤周边环绕有薄的低密度水肿带，明显均匀强化，肿瘤钙化囊变少见。

（4）MRI检查　肿瘤实质部分表现为长T_1长T_2信号，矢状位可更好地显示肿瘤起源于小脑的蚓部及肿瘤与第四脑室底的关系。

【治疗原则】

手术切除是治疗本病的主要方法，行后正中开颅，应尽可能全切除或近全切除肿瘤，使梗阻的第四脑室恢复通畅。初发的髓母细胞瘤对放疗敏感，但为防止肿瘤的脱落种植转移，通常要做全脑脊髓的放射治疗。化疗对髓母细胞瘤有效，但疗效不长久，尤其采用单一药物的化疗一般疗效不明显，故目前多采用联合用药。

二、主要护理问题

（1）预感性悲哀 与本病预后不良有关。

（2）自理能力下降 与肿瘤压迫脑组织造成的共济失调、复视等有关。

（3）潜在并发症 脑疝、颅内出血。

三、护理措施

1. 常规护理

（1）体位 全身麻醉未清醒患儿取健侧卧位，注意固定头部，防止压迫伤口及引流管，并减少肿瘤切除术后的脑干摆动或急剧充血水肿反应。清醒后若血压平稳则抬高床头 15°～30°，以利于手术腔引流，减少头面部水肿。术后翻身动作宜轻稳，保持头、颈和躯干在同一轴线上，避免因变动头部位置引起脑干移位或扭曲而致呼吸骤停。

（2）皮肤 因本病病情重，卧床时间长，应予气垫床，保持皮肤清洁干燥，避免潮湿、摩擦及排泄物的刺激，床单应保持清洁、干燥、平整，对大小便失禁及出汗者，应及时擦洗干净，对干燥皮肤要进行滋润，可用赛肤润每日 2 次喷局部皮肤，每 2 小时轴线翻身拍背 1 次。

（3）休息与口腔护理 保持病室安静，避免嘈杂，保证患儿有足够的休息时间。患儿睡眠时，注意保暖，预防感染，每日进行口腔护理，保持口腔清洁，防止口腔感染。

（4）饮食 患儿一般食欲差，进食难度较大，注意根据患儿的口味调配饮食，宜清淡为主，多吃蔬果，合理搭配膳食，注意营养充足。忌食辛辣、油腻、生冷食物。

（5）用药护理 术后应遵医嘱予以抗感染、保护胃黏膜、脱水、营养支持等治疗，按药物性质合理安排用药次序，注意配伍禁忌；抗生素输注时间不能过久，防止失效；脱水药掌握一定的速度以发挥其功效；营养药不可在短时间输完；观察药物的作用与机体的改变是否相符；有无药物不良反应。

（6）心理护理 术后出现急性脑积水时，易发生缄默症，持续时间6～67日，平均25.4日。经脱水、激素、营养神经等治疗，一般可以恢复语言功能，也可以自愈，只是时间长短不一。应对家长做好宣教，积极安慰家长，给予心理支持，使家长能够正确面对患儿的疾病。

（7）放疗、化疗的护理 注意消除患儿紧张心理，并给予饮食调理。消化道反应严重者，可对症处理，遵医嘱给予止吐药或镇静药，密切观察白细胞计数变化，进行保护性隔离，保护头发，建议患儿戴帽子，包裹头巾。

2. 病情观察

（1）颅内高压 髓母细胞瘤发生于颅后窝，对呼吸、循环、意识影响较大。因此需加强巡视，密切观察病情变化，如小儿出现精神差、表情淡漠、反应迟钝、哭闹、不合作、行为异常，或出现头痛、呕吐、体温、脉搏变化，应考虑颅内高压情况，应立即建立静脉通道，报告医师紧急处理，及早遵医嘱应用脱水药。

（2）伤口 术后应保持切口敷料清洁干燥，严密观察切口渗血、渗液情况，有渗血、渗液时及时更换外层敷料，擦身时注意避开敷料区域，观察固定胶布有无松动或卷边，并报告医师。

（3）呼吸 术后应特别注意呼吸功能的监护，观察呼吸节律、频率、深度及呼吸模式，根据病情每分1～2L的氧气吸入，以保持氧饱和度在95%以上。并注意有无皮肤、唇、指（趾）甲发绀等表现。当患儿出现呼吸过快、过慢或呼吸不规则时，要及时寻找原因，积极治疗。如因呼吸道分泌物多、咳嗽反射减弱、排痰不畅导致的呼吸道梗阻，应立即清除口鼻腔分泌物，加大氧流量至每分2～3L。如痰液黏稠不易吸出或有吸气性呼吸困难等喉痉挛表现，宜早行气管切开，以确保呼吸道通畅。若呼吸浅慢，频率低于8次/分，氧饱和度低于90%时，应及时采用同步人工呼吸机辅助呼吸。

3. 健康指导

（1）疾病知识指导 ①向家长讲解髓母细胞瘤的基本知识，使其了解本病的预后虽差，但只要坚持积极治疗，可以延缓病情进展，提高生活质量，增强家长的治疗信心。②消除或避免加重病情的各种因素如过度兴奋、剧烈运动等。有规律的作息，保证睡眠充足。③指导家长正确护理患儿，遵医嘱服药，定期复查，有不适时随时就诊。

（2）康复指导 吞咽、语言和肢体康复都需要较长时间，鼓励患儿及家长树立信心，克服急于求成心理，循序渐进，坚持锻炼。康复过程中应经常与康复治疗师沟通，以便及时调整训练方法。

第八节 朗格汉斯细胞组织细胞增生症

一、疾病概述

【概念与特点】

朗格汉斯细胞组织细胞增生症是一组以朗格汉斯细胞异常增生、浸润为基本病理特征的疾病。临床表现多样，多发于小儿，男多于女。传统分型将朗格汉斯细胞组织细胞增生症分为莱特勒－西韦病（LS）、汉－许－克病和嗜酸细胞肉芽肿（EGB）3 种类型。但各型之间临床表现又可以相互重叠，出现中间型。国际组织细胞协会协作组（WGHS）将朗格汉斯细胞组织细胞增生症归为组织细胞增生症Ⅰ类，以便与单核吞噬相关性细胞疾病（Ⅱ类，如噬血细胞综合征）及恶性组织细胞病和急性单核细胞白血病（Ⅲ类）相区别。

【临床特点】

（1）骨骼病变 几乎见于所有朗格汉斯细胞组织细胞增生症病人，病灶单发或多发。主要表现为溶骨性损害，可完全修复，不留痕迹。病变局部肿胀、疼痛，一般无发红、发热，轻微外伤后可出现骨折。头颅骨病变最多见，其他长骨和扁骨、骨盆亦常受累。颅骨损害初为包块，质硬，渐变软，有波动感，后形成缺损，与正常骨质分界清晰。颌骨受损可致齿龈肿胀、牙齿松动或脱落。乳突和中耳受侵可出现耳流脓和感染。球后组织受累可致突眼。

（2）皮疹 常见于 1 岁以内的婴儿。多分布于躯干、头颈部，四肢较少。初为红色或棕黄色斑丘疹，继而呈出血样、湿疹样或脂溢性皮疹，而后结痂、脱屑，遗留白斑或色素沉着。皮疹常成批发生，各期皮疹可同时存在。

（3）肝、脾、淋巴结肿大 肝脏受累常有肝功能异常、黄疸、低蛋白血症、凝血酶原时间延长等，严重时可出现肝衰竭。随皮疹消退，肿大的肝、脾、淋巴结可缩小。

（4）肺部浸润 症状轻重不一，常表现为咳嗽，气急，重者出现呼吸困难，甚至呼吸衰竭。可并发肺大疱、气胸、肺气肿等。常合并反复呼吸道感染。

【辅助检查】

（1）血液学检查　莱特勒－西韦病病人常呈不同程度的贫血；白细胞计数正常、减少或增多；血小板数正常或减少。汉－许－克病血象改变较莱特勒－西韦病少而轻。嗜酸细胞肉芽肿多无血象变化。10%～15%病人骨髓可见组织细胞增多，偶见巨核细胞减少。

（2）X线检查　朗格汉斯细胞组织细胞增生症致骨骼呈虫蚀样改变，甚至为巨大缺损，为溶骨性凿穿样损害，形状不规则，呈圆形或椭圆形。脊柱改变多表现为椎体破坏，偶见椎旁脓肿。下颌骨浸润时牙槽硬板及支持骨破坏，出现漂浮齿征象。

（3）病理学检查及免疫组织化学检查　可作皮疹、病灶组织、淋巴结或肝活检。光镜下病变切片可见病理性的朗格汉斯细胞，电镜下有特殊的Birbeck颗粒。免疫组化染色主要表达CD1a和S－100蛋白；α－D－甘露糖酶、ATP酶和花生凝集素可呈阳性反应。

【治疗原则】

（1）局部治疗　适用于单一病灶。孤立性的骨骼病变可采取手术刮除或切除，比较小的病灶用氢化可的松局部注射亦可取得与手术刮除同样的效果。年龄5岁以下尤其3岁以下的病例易复发或进展，手术后应进行化疗6个月；年龄大于5岁者应密切观察。局限性的皮肤病灶可涂抹激素乳膏，严重者可用氮芥乳膏。

（2）放射治疗　小剂量（4～6Gy）局部照射可控制局限性损害，也适于病变广泛或病变部位不能手术者。

（3）化学治疗　适用于多部位或多系统受累者，常用泼尼松、长春新碱（长春花碱）、巯嘌呤（硫鸟嘌呤）、依托泊苷等化疗药物。

二、主要护理问题

（1）有受伤的危险　与溶骨性损害造成的易发骨折、骨缺损有关。

（2）皮肤完整性受损　与疾病造成的广泛皮肤损伤有关。

（3）恐惧　与本病预后不良有关。

（4）潜在并发症　贫血、感染、出血等。

三、护理措施

1. 常规护理

（1）局部感染的护理　对于口腔感染的病例严格进行口腔护理，采用2%～4%硼酸水或1∶5000呋喃西林液清洗口腔，用1%甲紫涂抹口腔溃疡处。对皮肤损伤和感染的病例应及时换药，清除脓液，促进早期愈合以免导致败血症。同时注意病室定期开窗通气和紫外线消毒，特别是在流感好发季节，应重视室内醋蒸气熏，保持室内空气清新清洁。

（2）出血的护理　护理人员对出血患儿要强调卧床休息，避免各种碰伤，防止发生皮下瘀血，在护理时动作要轻柔，肌内注射或静脉滴注后压迫针眼5～10分钟，以免出血。对鼻出血的患儿，及时采用1∶5000肾上腺素棉片或1%麻黄碱棉片塞鼻，严重时及时报告医师，请耳鼻喉科医师会诊处理。对胃肠道出血的患儿应定时测量呼吸、脉搏及血压，并详细记录呕吐、便血的性状及量。对颅内出血的患儿应立刻吸氧，按医嘱给予脱水药及静脉注射50%葡萄糖液等治疗。

（3）化疗药物的护理　①掌握化疗方案、给药途径、密切观察化疗药物的不良反应。鞘内注射时，药物浓度不宜过大，药液量不宜过多，应缓慢推入，术后平卧4～6小时以减少不良反应。②化疗药物渗漏会引起局部疼痛、红肿及组织坏死。因此要保证一次穿次成功，不发生药物外渗。

（4）输血护理　患儿在治疗过程中往往需输血液成分或全血进行支持治疗。输注时应严格输血制度。一般先慢速静脉滴注，观察15分钟，若无不良反应，再按患儿年龄、心肺功能、急慢性贫血及贫血程度调整滴速。输血过程中应密切观察输血引起的不良反应。

（5）饮食护理　加强营养，注意饮食卫生，给予高蛋白、富含维生素、高热量饮食，鼓励患儿进食。食品食具应消毒，水果应洗净、去皮。

2. 病情观察　密切观察病情变化，发现问题及时通知医生。

3. 健康指导

（1）鼓励患儿注意锻炼身体，增强抗病能力。

（2）告知家长停止化疗后，应定期随访，以便及时发现有无复发征象。

第十六章
小儿急症的护理

第一节 惊 厥

一、疾病概述

【概念与特点】

惊厥是最常见的一类不随意运动，表现为全身或局部骨骼肌群突然发生不自主收缩，常伴意识障碍。这种神经系统功能暂时紊乱，神经细胞异常放电的现象，大多由于过量的中枢神经性冲动引起，亦可由于末梢神经－肌肉刺激阈的降低，如血中游离钙过低引起的低钙惊厥。

惊厥是儿科常见而重要的急症，重者发生窒息，甚至死亡或导致后遗症。它是一种症状而不是一独立疾病，多见于 5～6 岁以下小儿，尤其是 6 个月～2 岁小儿。一般人群中惊厥的发病率 5%～10%，而小儿的发病率为 5%～10%。中医称小儿惊厥为惊风，属中医儿科四大证（痘、疹、惊、疳）之一。

【临床特点】

意识突然丧失，同时急骤发生全身性或局部性、强直性或阵挛性面部、四肢肌肉抽搐，多伴有双眼上翻、凝视或斜视。由于喉痉挛、气管不畅，可有屏气甚至青紫。部分小儿大小便失禁。发作时间可由数秒至数分钟，严重者反复多次发作，甚至呈持续状态，惊厥止后多入睡。新生儿可表现为轻微的局部性抽搐，如凝视、眼球偏斜、眼睑颤动，面肌抽搐、呼吸不规则等，由于幅度轻微，易被忽视。

【辅助检查】

1. 实验室检查

（1）血、尿、便常规　白细胞计数增高、核左移，提示细菌性感染。流行性乙型脑炎白细胞计数可增高。有时单纯性热性惊厥可有一过性白细胞计数增高。嗜酸粒细胞显著增多，应考虑到脑寄生虫病。原始幼稚细胞增多，提示中枢神经白血病的可能性。疑为脑型疟疾时，应注意查血中有无疟原虫。血片中发现大量嗜碱性点彩红细胞提示铅中毒脑病的可能。夏秋季不明原因的热性惊厥，应冷盐水灌肠洗出大便查常规，如发现多量中性粒细胞和查见成团脓细胞或吞噬细胞时，则支持中毒型细菌性痢疾的诊断。不明原因的热性惊厥应作小便常规，排除肾盂肾炎。

（2）血化学检验　根据病情选择性检验血电解质、肝肾功能等。

（3）脑脊液检查　凡病因不明的惊厥，特别有神经系统体征或怀疑颅内感染时，应争取小心作腰穿，有时脑脊液检查是颅内疾患鉴别诊断的主要方法。

2. 特殊检查

（1）脑电图　脑细胞阵发性过度放电称为痫性放电，在脑电图上表现为阵发性棘波、尖波、棘慢波和多棘慢波以及阵发性高幅慢波。脑电图主要应用于癫痫的诊断，脑电图对癫痫诊断的阳性率为60%，诱发后的阳性率可提高到70%～80%，但结果阴性不能排除癫痫的诊断。脑电图对判断高热惊厥患儿的预后以及鉴别弥漫性和局灶性脑部病变时也有帮助；值得提出的是，一种脑性疾病可以产生多种形态的脑电图异常，一种脑电图异常可由多种脑性疾病引起。

（2）B超　在头颅囟门未闭的婴儿有推断病变部位的价值。

（3）CT、MRI检查　此种无损伤性检查对脑室大小、脑实质形态、各种颅内占位性病变及某些进行性神经系统的诊断很有价值。

【治疗原则】

包括控制惊厥、对症处理及病因治疗。

二、主要护理问题

（1）有窒息的危险　与惊厥发作时喉痉挛和不能及时清理呼吸道分泌物有关。

（2）有受伤的危险　与抽搐、意识丧失有关。

（3）体温过高　与感染或惊厥持续状态有关。

（4）潜在并发症　脑水肿、酸中毒及呼吸、循环衰竭。

三、护理措施

1. 常规护理

（1）将患儿平放于床上，取头侧位。保持安静，治疗操作应尽量集中进行，动作轻柔敏捷，禁止一切不必要的刺激。

（2）保持呼吸道通畅　头侧向一边，及时清除呼吸道分泌物。有发绀者供给氧气，窒息时施行人工呼吸。

（3）控制高热　物理降温可用温水或冷水毛巾湿敷额头部，每 5 ~ 10 分钟更换 1 次，必要时用冰袋放在额部或枕部。

（4）注意安全，预防损伤，清理好周围物品，防止坠床和碰伤。

（5）协助做好各项检查，及时明确病因。根据病情需要，于惊厥停止后，配合医生作血糖、血钙或腰椎穿刺、血气分析及血电解质等针对性检查。

（6）加强皮肤护理　保持皮肤清洁干燥，衣、被、床单清洁、干燥、平整，以防皮肤感染及压疮的发生。

（7）心理护理　关心体贴患儿，处置操作熟练、准确，以取得患儿信任，消除其恐惧心理。说服患儿及家长主动配合各项检查及治疗，使诊疗工作顺利进行。

2. 病情观察

（1）临床观察　①惊厥发作时，观察惊厥患儿抽搐的时间和部位，有无其他伴随症状。②观察病情变化，尤其随时观察呼吸、面色、脉搏、血压、心音、心率、瞳孔大小、对光反射等重要的生命体征，发现异常及时通报医生，以便采取紧急抢救措施。③观察体温变化，如有高热，及时做好物理降温及药物降温，如体温正常，应注意保暖。

（2）药物观察　①观察止惊药物的疗效。②使用地西泮、苯巴比妥钠等止惊药物时，注意观察患儿呼吸及血压的变化。

（3）预见性观察　若惊厥持续时间长、频繁发作，应警惕有无脑水肿、颅内压增高的表现，如收缩压升高、脉率减慢、呼吸节律慢而不规则，则提示颅内压增高。如未及时处理，可进一步发生脑疝，表现为瞳孔不等大、对光反射消失、昏迷加重、呼吸节律不整甚至骤停。

3. 健康指导　向家长详细交代患儿的病情、惊厥的病因和诱因，指导家长掌握预防惊厥的措施。

第二节　急性呼吸衰竭

一、疾病概述

【概念与特点】

急性呼吸衰竭是呼吸器官或非呼吸器官疾病引起肺氧合障碍和（或）肺泡通气不足而影响气体交换，导致机体缺氧和（或）二氧化碳潴留及一系列代谢功能紊乱的临床综合征，可表现为单纯低氧血症，或低氧血症伴高碳酸血症。呼吸衰竭根据病理生理可分为：①肺衰竭型，多由肺或气道病变所致，表现为换气和（或）通气功能障碍；②泵衰竭型，多由中枢神经和神经－肌肉疾病所致，表现为通气功能障碍。根据血气分析可分为：①Ⅰ型呼吸衰竭，又称换气障碍型呼吸衰竭、低氧血症型呼吸衰竭，多由肺实质病变引起，早期多有过度通气，只有低氧血症而无二氧化碳潴留；②Ⅱ型呼吸衰竭，又称通气障碍型呼吸衰竭、低氧和高碳酸血症型呼吸衰竭，多由肺内原因（呼吸道梗阻、肺不张、肺实变）或肺外原因引起，肺泡通气量不足，有低氧和高碳酸血症。根据病因可分为：①中枢性呼吸衰竭，由颅脑病变引起；②周围性呼吸衰竭，由喉、支气管、肺、胸膜、呼吸肌、胸廓、周围神经病变引起。

【临床特点】

（1）严重呼吸困难和发绀　早期可有呼吸频率增快，继而鼻翼扇动、三凹征等；呼吸节律不齐，可有潮式、间歇、叹气、抽泣样等呼吸。晚期呼吸次数减少，微弱无力，直至呼吸停止。发绀首先出现在口唇、口周及甲床等处，其程度与缺氧轻重并不完全一致，如严重贫血，血红蛋白<50g/L，虽缺氧并不发绀，故不能单纯根据发绀而判断有无缺氧。

（2）神经与精神症状　早期可见烦躁不安，出汗，易激动。随着缺氧加重，出现嗜睡、头痛等。晚期出现意识模糊，乃至昏迷、抽搐等脑水肿或脑疝症状。

（3）其他　早期心率增快，血压升高。晚期则心率减慢，心律失常，脉搏细弱，可有休克。胃肠道因严重缺氧而表现腹胀、呕咖啡色胃内容物。

【辅助检查】

动脉血气分析是诊断呼吸衰竭的可靠指标，安静状态下，$SaO_2<85\%$，$PaCO_2>6.67kPa$（50mmHg），$PaO_2<6.67kPa$（50mmHg）。单纯PaO_2降低者为Ⅰ型呼吸衰竭，PaO_2降低伴$PaCO_2$升高者为Ⅱ型呼吸衰竭。在病情允许时可行针对性检查，如脑脊液、X线胸片、血生化、头颅B超。

【治疗原则】

积极寻找和祛除病因，改善通气功能，有效的防治感染，维持重要脏器功能，维持水、电解质平衡，及时给予呼吸机辅助呼吸。

二、主要护理问题

（1）气体交换受损　与肺通气和换气功能障碍有关。

（2）自主呼吸受损　与呼吸肌麻痹及呼吸功能衰竭有关。

（3）潜在并发症　电解质紊乱、酸碱平衡失调。

（4）恐惧　与病情危重有关。

三、护理措施

1. 常规护理

（1）宜安置患儿于单间，保持病室空气新鲜，每日病室通风1~2次，每次 15 ~30 分钟。温度 18 ~24℃，湿度 60% ~78%，备好各种抢救物品及药品，如呼吸机、吸引器、气切包、插管箱、呼吸兴奋剂等。嘱患儿绝对卧床休息，保持舒适体位，以利呼吸。

（2）保持呼吸道通畅，神志清醒者，鼓励咳嗽、咳痰，更换体位和多饮水。危重患儿定时翻身，并由外向内，由下向上轻拍背部，促使痰液排出。痰多昏迷者，可用鼻导管吸痰。痰液黏稠、量多、不易吸出者，给予超声雾化吸入，必要时实施气管插管或气管切开，并按相应护理常规护理。

（3）机械通气病人的护理 ①保持呼吸机正常运转。②保持接口紧密。③了解通气量是否合适。④及时防治机械通气治疗的并发症。⑤防止肺部感染。

（4）提供高蛋白、富含维生素、易消化、无刺激性流质或半流质饮食。并嘱病人少食多餐，以维持机体需要。昏迷患儿应给予鼻饲或静脉高营养。

（5）做好基础护理，保持患儿口腔及床单位清洁。

2. 病情观察 严密观察生命体征的变化，监测呼吸频率、节律、深度。

3. 健康指导 做好心理护理，鼓励患儿向医护人员及家属表达自己的需要。呼吸衰竭患儿病情危重，行氧疗时向清醒患儿讲解氧疗注意事项及氧疗对疾病的作用。各项操作前应向患儿及家属做好解释取得配合。

第三节 感染性休克

一、疾病概述

【概念与特点】

感染性休克又称败血症休克或脓毒性休克，是机体对病原微生物及其代谢产物的炎症免疫反应失控，引起循环及微循环功能紊乱，最终导致细胞代谢与脏器功能障碍的全身循环衰竭综合征。在感染性休克发生过程中，可有低血容量性休克、心源性休克、弥散性血管内凝血、多器官功能障碍综合征（MODS）等参与。根据感染性休克的血流动力学，可分为高动力循环型（高排低阻型、暖休克）与低动力循环型（低排高阻型、冷休克）。根据感染性休克的病情发展，可分为休克代偿期、休克失代偿期、休克不可逆期。根据病情程度，可分为轻度、重度。根据病因可分为原发性休克与继发性休克。

【临床特点】

（1）休克早期　机体应激产生大量儿茶酚胺，可引起交感神经兴奋症状：呈现寒战高热，个别严重病人可有体温不升反降之表现，血压正常或稍偏低，但脉压差小、面色苍白、皮肤湿冷，眼底检查可见动脉痉挛，唇、指轻度发绀，神志清醒但表现有烦躁不安、呼吸深而快、尿量减少、部分病人初期可表现为暖休克。

（2）休克中期　主要表现为低血压和酸中毒。收缩压下降至 10.6kPa（80mmHg）以下者，呼吸表浅且快、心率快、心音低钝、皮肤湿冷可见花斑、烦躁不安或嗜睡、尿量减少、表浅静脉萎陷、抽取的血液极易凝固。

（3）休克晚期　可出现弥散性血管内凝血和多器官功能衰竭。

【辅助检查】

（1）实验室检查　细菌感染时外周血检查白细胞计数明显升高，严重时或革兰阴性菌败血症时不高或降低，中性分类增多，核左移，可见中毒颗粒。休克时血液浓缩，可有血红蛋白升高。并发弥散性血管内凝血时有血小板减少与凝血功能异常，D－二聚体阳性。血清 C 反应蛋白升高。败血症者血液或骨髓普通培养、厌氧菌培养和 L 型细菌培养可呈阳性。流行性脑脊髓膜炎病人的皮肤瘀点涂片可见脑膜炎球菌，脑脊液有化脓性脑膜炎改变。中毒性菌痢者粪便检查有脓细胞、吞噬细胞、红细胞，细菌培养有痢疾杆菌。

（2）特殊检查　根据原发病不同，可进行 X 线胸片、B 超、脓肿穿刺检查等。

【治疗原则】

扩容纠正代谢紊乱，改善微循环灌注量。及时清除化脓病灶，切除坏死组织。根据病因及致病菌选择用药控制感染；维持重要脏器功能；抗介质治疗。

二、主要护理问题

（1）组织灌注量不足　与微循环障碍有关。

（2）体温形态改变——骤升或不升　与严重感染有关。

（3）营养失调，低于机体需要量　与代谢加快及长时间禁食有关。

（4）有感染的危险　与病毒的传播途径有关。

三、护理措施

1. 常规护理

（1）平卧位，适当保暖，不随便搬动患儿。

（2）保持呼吸道通畅，必要时吸氧、吸痰。

（3）迅速建立两条较粗的静脉通路，保证扩容的有效进行。

（4）用心肺监护仪监测生命体征，常规监测心率、脉搏、呼吸、血压。

（5）按医嘱迅速扩容，纠正酸中毒，应用血管活性药物，做好降温、止惊等。

2. 专科护理

（1）药物护理　观察扩容的效果，血容量补充应达到：①面色转红，肢端暖，发绀消失；②脉搏有力，血压达正常，脉压 > 30mmHg；③尿量 > 30ml/(m^2·h)；④中心静脉压 6～12cmH_2O。使用血管收缩及舒张药时密切观察血压的变化；使用多巴胺时注意观察心脏的速率与节律；使用血管扩张药（山莨菪碱、东莨菪碱及阿托品）时注意观察面色是否转红、四肢是否转温和血压是否回升等情况。观察脱水剂的使用效果，注意有无明显的电解质紊乱。

（2）预见性护理　①若部分重型休克患儿，经以上积极治疗休克始终不能缓解，应详细分析有无其他致病原因，临床常见有腹腔感染或腹部疾患（肠梗阻、肠坏死等）所致的肠原性休克，应随时请外科医生会诊。②注意呼吸的改变，如有进行性呼吸困难，出现呼吸衰竭、发绀、面色暗红或青灰，肺部体征早期可无异常，晚期可有呼吸音减低、啰音或管状呼吸音，是合并急性呼吸窘迫综合征的表现。③如并发心功能不全，可表现为低血压、脉细弱、脉压小、中心静脉压高，呼吸、心率突然增快，青紫加重，肝脏有进行性增大。④感染性休克如伴有意识障碍并迅速加深而进入昏迷、惊厥，面色苍灰，肌张力增高，瞳孔改变及中枢性呼吸障碍，显示有脑水肿及颅高压。⑤如感染性休克长时间不能纠正，扩容后仍表现为少尿或无尿，应用脱水或利尿剂后无反应者，可初步确诊为肾衰竭。⑥若全身皮肤出现花纹、瘀点、瘀斑，则提示为弥散性血管内凝血。

3. 病情观察

（1）密切观察生命体征变化，定时监测脉搏、呼吸、血压和体温。护士应视病情每 15～30 分钟测脉搏和血压 1 次，病情稳定后改为 1～2 小时 1 次。每 2～4 小时测肛温 1 次，体温低于正常者保温，高热者降温。

（2）观察意识状态、神志的变化，及早发现变化。若原来烦躁的患儿突然嗜睡，或已经清醒的患儿又突然沉闷，表示病情恶化；反之，由昏睡转为清醒、烦躁转为安稳，表示病情好转。

（3）注意四肢皮肤温度及色泽，如面色苍白、甲床青紫、肢端发凉、出冷汗等微循环障碍、休克的表现，如有变化及时与医生联系。

（4）详细记录尿量，必要时留置导尿。按医嘱要求控制输注速度，准确记录液体出入量。

（5）监测中心静脉压、肺毛细血管楔压、血气分析、血糖等。

4. 健康指导

（1）耐心做好家长的病情解释工作，让家长了解患儿的病情，检查与治疗的目的、意义、注意事项，使家长配合治疗。

（2）指导家长做一些基本的护理，如给患儿适当的保温，保持合适的体位。在适当时候对家长进行儿童意外防范、紧急事件处理方面的指导。

第四节　急性肾衰竭

一、疾病概述

【概念与特点】

急性肾衰竭是指由多种原因引起的急性肾脏功能减退的临床综合征。根据急性肾衰竭的病因，可将其分为3种类型：①肾前性急性肾衰竭，是指任何原因引起的全身有效循环血容量减少，使肾血流量急剧降低所引起的急性肾功能减退，见于出血性或感染性休克、急性腹泻并脱水等；②肾性急性肾衰竭，是肾实质病变引起的急性肾功能减退，见于急性肾小管坏死、急性肾小球肾炎等；③肾后性急性肾衰竭，是指任何原因引起的急性尿路梗阻引起的急性肾功能减退，见于输尿管结石、血块或肿瘤等引起的尿路梗阻、尿道畸形所致尿道狭窄等。

【临床特点】

根据尿量减少与否，急性肾衰竭可分为少尿型和非少尿型。急性肾衰竭伴少尿或无尿表现者称为少尿型。非少尿型系指血尿素氮、血肌酐迅速升高，肌酐清除率迅速降低，而不伴有少尿或无尿表现。

（1）少尿期　少尿期一般持续1～2周，长者可达4～6周，持续时间越长，肾损害越重。持续少尿大于15日，或无尿大于10日者，预后不良。

（2）利尿期　当急性肾衰竭患儿尿量逐渐增多，全身水肿减轻，24小时尿量达250ml/m^2以上时，即为利尿期。一般持续1～2周（长者可达1个月），此期由于大量排尿，可出现脱水、低钠和低钾血症。早期氮质血症持续甚至加重，后期肾功能逐渐恢复。

（3）恢复期　利尿期后，肾功能改善，尿量恢复正常，血尿素氮和肌酐逐渐恢复正常，而肾浓缩功能需要数月才能恢复正常，少数患儿遗留不可逆性的肾功能损害。此期患儿可表现为虚弱无力、消瘦、营养不良、贫血和免疫功能低下。

【辅助检查】

（1）实验室检查　尿常规检查可见蛋白、红细胞、白细胞及管型。肾前性急性肾衰竭尿比重>1.020，尿沉渣镜检可见透明管型、细颗粒管型；肾性急性肾衰竭尿比重常<1.015，尿沉渣镜检可见肾小管细胞管型、棕色粗颗粒管型、红细胞管型等。血肌酐（Cr）、尿素氮（BUN）、钾、磷、镁升高。血钠、钙、二氧化碳结合力、pH值、HCO_3^-降低，阴离子间隙增大。内生肌酐清除率下降。

（2）特殊检查　心电图可有高钾血症表现及各种心律失常，T波高尖，P-R间期延长，QRS波增宽，房室传导阻滞等。X线腹部平片可了解有无肾结石、肾结核，B超检查可了解有无肾结石、肿瘤、畸形等。放射性核素检查可了解肾血流量、肾小球与肾小管功能。对病因不明的患儿可在透析治疗配合下进行肾活检病理检查。

【治疗原则】

去除病因，积极治疗原发病，减轻肾脏负担，促进体内代谢物排泄，保持水、电解质和酸碱平衡，防治并发症。

二、主要护理问题

（1）体液过多　与肾小球滤过率降低有关。

（2）有感染危险　与免疫力低下有关。

（3）营养失调，低于机体需要量　与摄入不足及丢失过多有关。

（4）恐惧　与肾功能急剧恶化、病情危重有关。

三、护理措施

1. 常规护理

（1）饮食护理　能进食者，鼓励经胃肠道进食，给予高热量、富含纤维素、高生物效价蛋白质饮食。少尿、严重酸中毒和高钾血症病人避免进食含钾食物。

（2）保持病室清洁　将病人置于清洁、空气流通的病室，减少探视，做好消毒隔离，防止交叉感染。

（3）加强口腔和皮肤护理　保持皮肤完整、清洁，预防压疮和感染，注意皮肤黏膜有无出血。

（4）卧床休息　应严格卧床休息，改善肾脏血流，减轻肾脏损害。

（5）透析病人的护理　透析前向病人说明透析的原因和过程，消除紧张情绪，做好透析准备。透析过程中，密切观察病人生命体征；注意病人有无热原反应、失衡综合征和出凝血异常等的发生。血液透析后，应注意透析部位敷料是否干燥；观察有无出血、渗血；透析肢体12小时内尽量避免各种穿刺、注射和测量血压等。

(6) 水中毒是急性肾衰竭的严重并发症，也是引起死亡的主要原因之一。如发现病人有血压增高、头痛、呕吐、抽搐、昏迷等脑水肿表现，或肺部听诊闻及肺底部啰音伴有呼吸困难、咳血性泡沫样痰等肺水肿表现时，应及时报告医生，并采取急救措施。

(7) 高血钾是急性肾衰竭常见的致死原因。应密切监测心电变化，一旦出现嗜睡、肌张力低下、心律失常、恶心、呕吐等高血钾症状时，应立即建立静脉通路，备好急救药品，并根据医嘱准备透析药品。

2. 病情观察　严密观察和监测病人的生命体征、意识、心电变化、实验室参数，以利于及时发现病情变化，指导治疗；每日测量体重，准确记录出入水量，尤其是记录病人的尿量，通常尿量迅速增加到2500ml/d提示预后较好。根据出入水量和体重调整输液量和输注速度，防止肺水肿发生。少尿期病人应限制每日液体入量，可制定每日定时入液量表。

3. 健康指导　做好疾病和用药知识的宣教，如避免使用对肾脏有毒性的药物；如有肾性疾病、全身性感染等，均应及时就医；指导病人了解药物的作用，不同类型的药物可能引起不同的不良反应，如有出现，应及时报告医护人员。

第五节　心跳、呼吸骤停

一、疾病概述

【概念与特点】

心跳、呼吸骤停为儿科危重急症，是指心跳、呼吸突然停止，由于血液循环终止，全身器官处于无血流或低血流状态，临床上表现为意识丧失或抽搐、窒息、脉搏消失、血压测不出。心电监护仪示心率极慢或停搏。小儿心跳、呼吸停止与成人不同，突然的、原发的心跳停止在年幼儿童中很少发生。常见的是损伤或者疾病造成的呼吸或循环衰竭，伴有低氧血症和酸中毒，最终发生心跳、呼吸停止。此时患儿面临死亡，如抢救及时、措施得当，往往可起死回生。心肺复苏是指对心跳、呼吸停止者采取心肺功能抢救的一系列措施，目的是使患儿恢复自主心律和呼吸。

【临床特点】

（1）神志突然丧失，出现昏迷、抽搐。

（2）颈动脉和股动脉搏动消失，血压测不出。

（3）呼吸、心跳相继停止，何者先停止由原发损害决定，儿科以呼吸停止较常见，其间隔可长可短。

（4）瞳孔散大，对光反射消失，面色苍白或青紫。

【治疗原则】

心肺复苏术指采用急诊医学手段，恢复已中断的呼吸和循环功能，同时采取积极有效措施维持和恢复脑细胞功能，故又称为心肺脑复苏。

心跳、呼吸骤停必须现场争分夺秒进行抢救，为争取抢救时机，需尽快作出判断，凡突然昏迷伴大动脉搏动或心音消失即可确诊（年幼儿颈动脉触诊困难时可直接触摸心尖部确诊有无心跳）。初生婴儿 1 分钟无自主呼吸为复苏指征。

二、主要护理问题

（1）急性意识障碍　与呼吸循环衰竭、脑缺氧有关。

（2）有外伤的危险　与现场抢救、人工呼吸操作不当有关。

（3）有感染的危险　与免疫功能下降或长期机械呼吸有关。

（4）恐惧　与死亡的威胁有关。

三、护理措施

1. 常规护理　《2010 年美国心脏病协会心肺复苏及心血管急救指南》将生存链更改为立即识别心脏停搏、激活急救系统，尽早实施 CPR（建立循环、开放气道、建立呼吸），快速除颤，有效地进行高级生命支持、综合的心脏停搏后治疗。

（1）循环支持　在确定患儿无意识、无脉搏后或新生儿心率 <60 次/分、婴幼儿心率 <60 次/分伴有灌注不良者，应给予胸外心脏按压。

胸外心脏按压的方法：①对新生儿或小婴儿按压时可用一手托住患儿背

部，将另一手中指和环指置于乳头连线下一指处进行按压，或双手掌及四手指托住两侧背部，双手拇指在胸骨中1/3处按压。②对于1~8岁的患儿，可用一只手固定患儿头部，以便通气；另一手的手掌根部置于胸骨下半段，手掌根的长轴与胸骨的长轴一致，按压胸骨下1/3处。③对于8岁以上的年长儿，应将患儿置于硬板上，将一手掌根部交叉放在另一手背上，垂直按压胸骨下1/3处。

每次按压时间与放松时间之比为1:1，按压深度至少为胸部前后径的1/3，频率至少为100次/分。胸外心脏按压与呼吸之比，新生儿为3:1，婴儿及儿童为30:2或15:2（两名医务人员实施复苏）。

按压后2分钟判断有无改善，观察颈动脉、股动脉搏动，瞳孔大小及皮肤颜色等。在临床上触及大动脉搏动提示按压有效。

（2）保持呼吸道通畅　去枕取仰卧位，肩背部稍垫高，使头颈伸展，气管伸直，用托下颌法（颈椎损伤者）或仰头抬颏法避免舌根后坠，迅速清除口、咽和气管内分泌物。

（3）建立呼吸　气道通畅后仍无自主呼吸时立即做人工呼吸。常用方法有：①口对口人工呼吸：如为婴幼儿，可用嘴完全覆盖口鼻吹气，吹气时间与排气时间之比为1:2。呼吸频率儿童为18~20次/分，新生儿为30~40次/分。吹气时用力不要过猛，以防肺泡破裂。②使用人工呼吸器械：可用复苏器接口罩，口罩需与患儿面部呈密闭状态，也可气管插管后接复苏器或呼吸机。

（4）快速除颤　在复苏过程中出现心室颤动、室性心动过速和室上性心动过速时，可用电击除颤复律。

（5）药物治疗　根据心脏停搏的类型选择促进心跳呼吸恢复的药物，由静脉或气管内注射复苏药物。药物治疗不能代替心脏按压和人工呼吸。①心脏停搏：可选用1:10000肾上腺素，首剂0.1ml/kg（0.01mg/kg），静脉注射、髓腔内给药或气管内滴入，第二剂同第一剂给药，也可用1:1000肾上腺素0.1~0.2mg/kg每隔3~5分钟给药1次。②室性心动过速：可选用利多卡因静脉注射，初次剂量为1mg/kg，在1~2分钟内注射完毕。如一次静脉注射无效，可每隔5分钟重复注射1次，直到心动过速停止或在20分钟内总量已达5m/kg为止。根据病情可继以每分钟20~50μg/kg速度滴注。③心动过缓：

可选用阿托品 0.01～0.02mg/kg 静脉注射每隔 5 分钟给 1 次，最大给药量，儿童≤1mg，青少年≤2mg，也可用肾上腺素。

2. 病情观察

（1）每 15 分钟监测脉搏、血压和心率 1 次。密切观察皮肤、口唇的颜色，四肢的温度，指（趾）甲的颜色及静脉充盈等末梢循环情况。若患儿出汗或大汗淋漓、烦躁不安、四肢厥冷应考虑出现休克。

（2）定时翻身、拍背、湿化气道、排痰，按医嘱应用抗生素。应用呼吸机患儿应加强护理，密切观察。若患儿出现呼吸困难、鼻翼扇动，呼吸频率、节律明显不正常，应考虑出现呼吸衰竭。

（3）复苏后密切观察患儿的神志、瞳孔变化及肢体的活动情况，遵医嘱及早应用低温疗法及脱水剂，严密观察血容量及电解质的变化，若患儿表情淡漠、嗜睡、发绀，说明脑缺氧缺血；如瞳孔缩小，对光反射恢复，角膜反射、吞咽反射、咳嗽反射等逐渐恢复，说明复苏好转。

（4）使用血管活性药物时每小时测尿量 1 次，密切观察尿的颜色及比重。

（5）保持室内空气新鲜，注意患儿及室内清洁卫生；注意无菌操作；勤翻身、拍背；注意口腔及眼护理。

3. 健康指导

（1）告诉患儿家长出现心跳、呼吸骤停的原因及抢救后可能出现的病情变化，向家长宣教要密切配合医护人员救治，共同争取尽可能好的预后。

（2）指导家长在复苏后给患儿正面情绪影响，积极治疗原发病，做好营养饮食护理、个人卫生护理，避免感染，做好功能锻炼，促进患儿早日康复。

第六节　急性中毒

一、疾病概述

【概念与特点】

急性中毒是儿科的常见急症，小儿中毒有 5 种形式：①摄入中毒，最多见；②接触中毒，小儿皮肤、黏膜接触毒物吸收快；③吸入中毒，气体中毒为主要方式；④注入中毒，包括误注药物以及蜇伤、咬伤中毒；⑤直肠吸入，常由灌肠引起。造成小儿中毒的主要原因为误食毒物，常因其年幼无知、缺乏经验及家长、保教人员疏忽导致，亦有因医务人员粗心大意、相关人员不注意卫生造成。

【临床特点】

（1）有误服、吸入或接触毒物史。

（2）健康儿童突然起病，病史不明，且症状及体征不能用一种疾病解释。

（3）家中或儿童集体机构可能有数人同时或先后发病，症状相似。

（4）临床表现因毒物而不同，有呕吐、腹痛、腹泻、面色青紫或潮红、多汗、躁狂、昏迷、抽搐、发热等症状，可有瞳孔变化、呼吸及心律的改变，又不能为其他疾病所解释。

【辅助检查】

采集病人的呕吐物、血、尿、便或可疑的含毒物品进行毒物鉴定。

【治疗原则】

（1）尽快清除尚未吸收的毒物。

（2）防止毒物的继续吸收。

（3）促使已吸收毒物的排泄。

（4）特效解毒药的使用。

（5）对症支持治疗。

二、主要护理问题

（1）有病情加重的可能　与毒物处理不当、有残留有关。

（2）有感染的危险　与中毒后机体免疫功能下降及毒物腐蚀有关。

（3）恐惧　与毒物对生命的危害有关。

（4）潜在并发症　水、电解质紊乱。

三、护理措施

1. 常规护理

（1）饮食　病情许可时，尽量鼓励患儿进食，饮食应为高蛋白、富含维生素的无渣食物，腐蚀性毒物中毒者应早期给乳类等流质饮食。

（2）口腔护理　吞服腐蚀性毒物者应特别注意口腔护理，密切观察口腔黏膜的变化。

（3）皮肤护理　昏迷患儿要做好皮肤护理，防止压疮发生；如有皮肤溃疡及破损应及时处理，预防感染。

（4）对症护理　高热者采用物理降温等措施；体温低者注意保暖；留置导尿者，按其护理常规进行护理等。

（5）心理护理　了解引起中毒的具体原因，根据不同心理特点给予心理指导。如为自杀患儿，应去除厌世情绪，提供情感上的支持，同时做好家长、老师、同学及其他亲人的工作，以消除患儿的后顾之忧。加强安全护理，清醒患儿不可独居一室，室内锐利器械均需严格保管，以防再次自杀。

2. 专科护理

（1）迅速去除毒物　立即脱去已污染的衣物，将其用塑料袋密封起来。用清水反复彻底清洗被污染的皮肤、毛发、指甲。强酸、强碱接触者可先用干布轻拭后再冲洗。对不溶于水的毒物可用适当溶剂冲洗，也可用适当的拮抗剂或解毒剂清洗。强酸可用3%～5%碳酸氢钠或淡肥皂水冲洗，强碱可用3%～5%乙酸或食醋冲洗，有机磷可用肥皂水（敌百虫除外）或清水冲洗。皮肤、黏膜糜烂溃疡者用消炎药粉或药膏防治感染。毒物溅入眼内，立刻用清水或生理盐水冲洗眼睛至少5分钟，忌用拮抗剂，然后送眼科处理。

对口服毒物中毒者，可采用催吐、洗胃、导泻、灌肠等方法，将毒物从消化道清除。①催吐：适用于食入毒物在4～6小时，患儿神志清醒、年龄较大且合作者。一般口服温开水或生理盐水，每次100～200ml，然后用手指或压舌板压迫舌根或刺激咽后壁致吐，反复进行多次，直至呕吐物变清无味为止。但婴幼儿、神志不清或持续惊厥者、强酸或强碱中毒、油剂中毒或严重心脏病者、食管静脉曲张者禁用。②洗胃：应尽早进行，一般在服入毒物4～6小时洗胃有效，但不应受时间限制。服强腐蚀性毒物者一般禁忌洗胃，油剂中毒或昏迷患儿应设法防止洗出物吸入肺内。一般采用Y形管回流洗胃。洗胃时应注意：患儿取侧卧头低位；胃管应确实置于胃内；每次灌入量不超过胃容量的1/2，回流液体尽可能抽出；根据毒物性质选择合适的洗胃液，如情况不明或无理想洗胃液时，除复合汞中毒外，均可用温盐水或温水洗胃；使回流液达到清澈无味为止；拔出胃管前应将泻剂或解毒剂由胃管注入。③导泻：一般在催吐或洗胃后进行，以选择对胃肠道黏膜无刺激而又能减少毒物吸收的药物为原则。常用硫酸镁或硫酸钠，一般剂量为250mg/kg，加水稀释成25%的溶液口服。除石炭酸中毒外，一般不用油剂导泻。石炭酸中毒时，应先服蓖麻油30～120ml，然后再服硫酸铜。服用2小时后未排便可用高渗盐水灌肠。④灌肠：中毒4小时以上者，可用0.9%温盐水或1%肥皂水进行灌肠。最好肛管连接Y形管，做高位回流灌肠，小儿灌肠液总量1500～3000ml，直至洗出液变清为止。

若吸入有毒气体，应立即将患儿撤离现场，吸入新鲜空气或氧气，保持呼吸道通畅。及时留取标本做毒物鉴定，并送检血及尿液等标本。

（2）促进已吸收毒物的排泄　鼓励患儿多饮水以增加尿量；静脉滴注葡萄糖以稀释毒物在血液中的浓度和增加尿量，必要时可用利尿剂加速毒物排泄。某些危重急性中毒伴有肾功能不全者，可采用透析疗法；对中毒不久，血液中毒物浓度极高者，可采用血液或血浆置换，加速毒物排出。

（3）解除毒物的毒性　①使用特效解毒剂：一旦中毒原因明确，应立即遵医嘱使用特效解毒剂，如亚硝酸盐中毒可用亚甲蓝（美蓝）；有机磷中毒应用阿托品的同时，还应使用解磷定或氯解磷定。②阻滞毒物吸收：牛奶、蛋清、豆浆、浓茶能分别与不同毒物发生沉淀作用，从而延缓其吸收；活性炭也可吸附毒物。

（4）重点护理　①保持呼吸道通畅，及时清除呼吸道分泌物，给予氧气吸入，必要时气管插管等。②做好心脏监护，及早发现心脏损害，及时进行处理。③维持水及电解质平衡：迅速建立静脉通路，根据医嘱进行静脉输液，注意观察患儿皮肤、黏膜的弹性，呕吐、腹泻情况，观察尿量的变化。

3. 病情观察　观察患儿的一般情况，特别是神志、呼吸和循环状态，监测生命体征，记录体温、呼吸、脉搏、血压、瞳孔及神志等变化，记录中心静脉压及出入液量等。观察应用解毒剂后患儿的反应及其可能产生的不良反应。

4. 健康指导

（1）加强安全教育，提高防范意识　①家庭中一切药品应妥善存放，不让小儿随便取到，切勿擅自给小儿用药，更不可把成人药随便给小儿吃。②不要将外用药物装入内服药瓶中，农村或家庭日常用的灭虫、灭蚊、灭鼠剧毒药物，更要妥善保管，避免小儿接触。③讲解预防中毒的知识，不吃有毒或变质的食品，提高家长的饮食卫生意识，防止食物中毒。

（2）普及防毒知识　结合不同地区居民实际情况进行指导。①北方初冬应预防煤气中毒。②农村使用农药季节宣传预防农药中毒。③南方农村、山区、沿海一带，夏秋季毒蛇较多，夜间外出要穿厚长裤、长袜及鞋子，头戴帽子，手拿木棒和手电筒。④指导小儿急性中毒后简单有效的救治方法，如煤气中毒应立即开窗通风吸入新鲜空气，皮肤接触有机磷农药中毒时，应立即用肥皂水清洗皮肤和毛发。

第七节　溺　水

一、疾病概述

【概念与特点】

溺水是指水淹没面部及上呼吸道，继而引起窒息，导致生命处于危险状态。严重者危及生命或遗留永久性脑损伤。

【临床特点】

（1）呼吸系统　呼吸浅快、不规则，颜面发绀、苍白，咳血性泡沫痰，肺部有啰音等。

（2）循环系统　低血压、心动过速或过缓、心律失常和心跳停止等。

（3）神经系统　谵妄、抽搐、昏迷、瞳孔散大固定、肢体肌张力改变等。

（4）其他　可出现急性胃扩张；低体温；少尿、氮质血症、酸中毒、骨折、内脏损伤。

【辅助检查】

（1）X 线检查　提示肺水肿、肺炎、肺不张等。

（2）血生化检查　①淡水溺水：可出现低钠、低氯、低蛋白血症，血管内溶血及高钾血症等。②海水溺水：可出现高钠、高氯、高钙、高镁等。

（3）动脉血气分析　可出现低氧血症、酸中毒。

【治疗原则】

（1）现场急救　抢救必须争分夺秒。去除口、鼻异物后立即倒水，将患儿腹部抬高，头部下垂，用手平压背部，排除呼吸道积水；同时进行口对口人工呼吸及胸外心脏按压；心跳出现后，继续抢救的同时设法转送附近医院。

（2）医院内救治　高浓度吸氧；保持气道通畅，必要时机械通气；心脏停搏者应用肾上腺素，心室颤动者电除颤；抗休克治疗；治疗肺水肿、脑水肿；抗感染；监测生命体征。

二、主要护理问题

（1）低效性呼吸形态　与呼吸道积水影响气体交换有关。

（2）体温过低　与窒息造成的心功能损害、组织灌注不足有关。

（3）营养失调，低于机体需要量　与溺水、缺氧造成的消化功能损伤有关。

（4）潜在并发症　呼吸心跳停止、休克、脑水肿、电解质紊乱、感染等。

三、护理措施

1. 常规护理

（1）医院内急救　①迅速将患儿安置于抢救室，换下湿衣裤，盖被子保暖。②维持呼吸功能：保持呼吸道通畅，对呼吸未恢复者，继续进行有效的人工通气，及时行血气监测。对使用皮囊加压呼吸无效者应行气管内插管进行正压通气，必要时给予气管切开，机械辅助呼吸。污水淹溺者除进行常规抢救外，应尽早实施经支气管镜下灌洗。③维持循环功能：对无心跳者，继续胸外心脏按压，可静脉及气管内给予肾上腺素。心跳已恢复者，做好心电、血压、脉搏、呼吸等监测，观察有无心室颤动存在，如有心室纤颤，可采用电除颤或药物除颤。按医嘱给血管活性药物，以维持血压稳定。④对症治疗：纠正血容量；处理肺水肿；防止脑水肿；纠正酸中毒及水、电解质紊乱；防止感染；注意其他并发症，如骨折等。⑤严格准确执行医嘱，正确控制输液滴速，观察药物的作用及不良反应。

（2）救治后护理　①休息：制定适合患儿活动的生活制度，轻度无症状者与正常儿童一样生活，但要避免剧烈活动；有症状患儿应限制活动，避免情绪激动和剧烈哭闹；重症患儿应卧床休息，给予妥善的生活照顾。②饮食护理：给予高蛋白、高热量、富含维生素的饮食，适当限制食盐摄入，并给予适量的蔬菜类粗纤维食品，以保证排便通畅。重症患儿喂养困难，应有耐心，少食多餐，以免导致呛咳、气促、呼吸困难等，必要时从静脉补充营养。③预防感染：病室空气清新，穿着衣服冷热要适中，防止受寒，应避免与感染性疾病患儿接触。

（3）治疗过程中可能出现的情况及应急措施　①密切观察病情。②并发症表现：部分患儿可继发出现吸入性肺炎、呼吸衰竭、ARDS、缺氧缺血性脑病、溶血、心律失常、休克、急性肾衰竭及DIC等。

2. 病情观察　评估患儿的一般情况，生长发育是否正常，皮肤发绀程度，有无气急、缺氧、杵状指（趾），有无哭声嘶哑，有无蹲踞现象，胸廓有无畸形。听诊心脏杂音位置、性质、程度，尤其要注意肺动脉瓣听诊区第二心音的变化。评估有无肺部啰音及心力衰竭的表现。

（1）严密观察患儿的神志、呼吸频率、深度，判断呼吸困难程度。观察有无咳痰，注意痰的颜色、性质，听诊肺部啰音及心率、心律情况，测量血压、脉搏、经皮血氧饱和度。观察瞳孔反射、角膜反射及肌张力的变化，如有异常及时报告医生。

（2）注意监测尿的颜色、量、性质，准确记录尿量，了解血气分析及电解质报告。

3. 健康指导

（1）心理支持　向患儿及家长解释治疗措施和目的，使其能积极配合治疗。对自杀淹溺的患儿应尊重患儿的隐私权，注意引导其正确对待人生。同时做好其家长、同学等的思想工作，以协助护理人员帮助患儿消除自杀念头。

（2）加强安全教育　提高小儿及家长对意外伤害的认识。在夏秋季，尽量避免去江河、湖泊玩耍。游泳时要做好安全措施。如在大人监护下游泳，不要空腹下水平，下水前做适量的运动，备好应急的物品，如救生圈等。